新编医学检验技术与临床应用

XIN BIAN YIXUE JIANYAN JISHU
YU LINCHUANG YINGYONG

主　编　陈增华　牛焕付　杨发达　等

河南大学出版社
HENAN UNIVERSITY PRESS
·郑州·

图书在版编目（CIP）数据

新编医学检验技术与临床应用 / 陈增华等主编 .— 郑州 ：河南大学出版社，2019.6
ISBN 978-7-5649-3767-6

Ⅰ．①新… Ⅱ．①陈… Ⅲ．①临床医学 – 医学检验 Ⅳ．① R446.1

中国版本图书馆 CIP 数据核字（2019）第 106653 号

责任编辑：张雪彩
责任校对：付会娟
封面设计：卓弘文化

出版发行：河南大学出版社
地址：郑州市郑东新区商务外环中华大厦 2401 号
邮编：450046
电话：0371-86059750（高等教育与职业教育出版分社）
0371-86059701（营销部）
网址：www.hupress.com
印　　刷：北京虎彩文化传播有限公司
版　　次：2019 年 6 月第 1 版
印　　次：2019 年 6 月第 1 次印刷
开　　本：880 mm × 1230 mm　1/16
印　　张：9
字　　数：292 千
定　　价：54.00 元

编　委　会

主　编　陈增华　牛焕付　杨发达　孟　峻　任　历　张红梅

副主编　郝　芳　刘　新　陈　艳　李晓冰　张　然

编　委　（按姓氏笔画排序）

牛焕付　济宁医学院附属医院
任　历　锦州医科大学
刘　新　长春中医药大学附属医院
李俊洁　新疆维吾尔自治区昌吉州人民医院
李晓冰　中国人民解放军联勤保障部队第九八九医院
杨发达　佛山市南海区妇幼保健院
张　然　中国人民解放军联勤保障部队第九八〇医院
张红梅　石河子大学医学院第一附属医院
陈　艳　襄阳市中医医院（襄阳市中医药研究所）
陈增华　衡水市第四人民医院
孟　峻　内蒙古医科大学附属医院
郝　芳　山西中医学院附属医院

前 言

医学检验是运用现代物理、化学方法为临床医学诊断、治疗提供依据的一门综合性学科。随着医疗事业的高速发展，医学检验的许多新仪器和新技术在临床得以引进和推广应用，这不仅提高了实验结果的精密度和准确度，而且为疾病的诊断、鉴别诊断和疗效观察提供了更多的实验指标，大大提高了临床医师对疾病的诊断与治疗。为适应我国检验医学事业变化及临床诊治的发展的需要，检验技术人员在提高实验技能的同时，又要不断加强临床知识的学习和掌握检验项目的临床意义，便于分析后进行治疗管理及咨询工作。所以，检验人员的职责不应只停留在“辅助”的层面上，而应增强自信心和责任心，勇于参与或主导临床的诊断及治疗。

本书重点介绍了临床血液一般检验、贫血检验、血脂检验、细菌检验、病毒检验、螺旋体检验、支原体检验、免疫荧光技术、免疫学检验与自身免疫疾病、免疫学检验与免疫缺陷疾病等内容，力求系统完整，突出科学性、启发性、多样性等特点，适用于各级医疗部门从事医学检验的专业人员，也可作为临床医生的参考书。

国内检验科的医务者在临床检验诊断应用和推广检验科学新进展等方面做了大量的工作，出版或发表了很多高水平的著作，检验科学的诊断应用也在不停地向规范化和精细化方向发展，对我国的检验科学的诊断应用和科研水平做出了卓越的贡献。本书编者们还广泛参阅了国内同类文献资料，在结合检验科相关专家的临床工作经验的基础上，编写了此书。

由于编写内容较多，编者水平有限，尽管在编写的过程中反复校对、多次审核，但书中难免有不足和疏漏之处，望各位读者不吝赐教，提出宝贵意见，以便再版时修订，谢谢。

编 者

2019 年 6 月

目　录

第一章

临床血液一般检验

第一节　血液标本采集与处理

一、静脉采血法

（一）普通采血法

1. 试剂与器材　如下所述。

（1）30g/L 碘酊。

（2）75% 乙醇。

（3）其他：一次性注射器、压脉带、垫枕、试管、消毒棉签。

2. 操作　如下所述。

（1）取试管 1 支（需抗凝者应加相应抗凝剂）。

（2）打开一次性注射器包装，取下针头无菌帽，将针头与针筒连接，针头斜面对准针筒刻度，抽拉针栓检查有无阻塞和漏气，排尽注射器内的空气，套上针头无菌帽，备用。

（3）受检者取坐位，前臂水平伸直置于桌面枕垫上，选择容易固定、明显可见的肘前静脉或手背静脉，幼儿可用颈外静脉采血。

（4）用 30g/L 碘酊自所选静脉穿刺处从内向外、顺时针方向消毒皮肤，待碘酊挥发后，再用 75% 乙醇以同样方式脱碘，待干。

（5）在穿刺点上方约 6cm 处系紧压脉带，嘱受检者紧握拳头，使静脉充盈显露。

（6）取下针头无菌帽，以左手拇指固定静脉穿刺部位下端，右手拇指和中指持注射器针筒，示指固定针头下座，针头斜面和针筒刻度向上，沿静脉走向使针头与皮肤成 30° 角，快速刺入皮肤，然后成 5° 角向前刺破静脉壁进入静脉腔。见回血后，将针头顺势深入少许。穿刺成功后右手固定注射器，左手松压脉带后，再缓缓抽动注射器针栓至所需血量。受检者松拳，消毒干棉球压住穿刺孔，拔出针头。

受检者继续按压针孔数分钟。

（7）取下注射器针头，将血液沿试管壁缓缓注入试管中。抗凝血需立即轻轻混匀，盖紧试管塞，及时送检。

3. 附注　如下所述。

（1）采血部位通常选择肘前静脉，如此处静脉不明显，可采用手背、手腕、腘窝和外踝部静脉。幼儿可采用颈外静脉。

（2）采血一般取坐位或卧位：体位影响水分在血管内外的分布，从而影响被测血液成分浓度。

（3）压脉带捆扎时间不应超过 1min，否则会使血液成分浓度发生改变。

（4）血液注入试管前应先取下注射器针头，然后将血液沿试管壁缓缓注入试管中，防止溶血和泡沫产生。需要抗凝时应与抗凝剂轻轻颠倒混匀，切忌用力振荡试管。

（5）如遇受检者发生晕针，应立即拔出针头，让其平卧。必要时可用拇指压掐或针刺人中、合谷等穴位，或嗅吸芳香酊等药物。

（二）真空采血管采血法

1. 原理　将有头盖胶塞的采血试管预先抽成不同的真空度，利用其负压自动定量采集静脉血样。

2. 试剂与器材　目前真空采血器有软接式双向采血针系统（头皮静脉双向采血式）和硬接式双向采血针系统（套筒双向采血式）两种，都是一端为穿刺针，另一端为刺塞针。另附不同用途的一次性真空采血管，有的加有不同抗凝剂，或其他添加剂，均用不同颜色头盖标记便于识别。真空采血法符合生物安全措施。

3. 操作　如下所述。

（1）消毒：为受检者选静脉与消毒。

（2）采血：①软接式双向采血针系统采血：拔除采血穿刺针的护套，以左手固定受检者前臂，右手拇指和示指持穿刺针，沿静脉走向使针头与皮肤成 30° 角，快速刺入皮肤，然后成 5° 角向前刺破静脉壁进入静脉腔，见回血后将刺塞针端（用橡胶管套上的）直接刺穿真空采血管盖中央的胶塞，血液自动流入试管内，如需多管血样，将刺塞端拔出，刺入另一真空采血管即可。达到采血量后，松压脉带，嘱受检者松拳，拔下刺塞端的采血试管。将消毒干棉球压住穿刺孔，立即拔除穿刺针，嘱受检者继续按压针孔数分钟。②硬连接式双向采血针系统采血：静脉穿刺如上，采血时将真空采血试管拧入硬连接式双向采血针的刺塞针端中，静脉血就会自动流入采血试管中，拔下采血试管后，再拔出穿刺针头。

（3）抗凝血：需立即轻轻颠倒混匀。

4. 附注　如下所述。

（1）使用真空采血器前应仔细阅读厂家说明书，严格按说明书要求操作。

（2）尽量选粗大的静脉进行穿刺。

（3）刺塞针端的乳胶套能防止拔除采血试管后继续流血污染周围，达到封闭采血防止污染环境的作用，因此不可取下乳胶套。

（4）带乳胶套的刺塞端须从真空采血试管的胶塞中心垂直穿刺。

（5）采血完毕后，先拔下刺塞端的采血试管，后拔穿刺针端。

（6）使用前勿松动一次性真空采血试管盖塞，以防采血量不准。

（7）如果一次采血要求采取几个标本时，应按以下顺序采血：血培养管，无抗凝剂及添加剂管，凝血象管，有抗凝剂（添加剂）管。

二、毛细血管采血法

1. 试剂与器材　如下所述。

（1）一次性采血针。

（2）消毒干棉球。

（3）75% 乙醇棉球。

（4）经过校正的 20μL 吸管。

2. 操作　如下所述。

（1）采血部位：成人以左手无名指为宜，1 岁以下婴幼儿通常用大拇指或足跟部两侧采血。

（2）轻轻按摩采血部位，使其自然充血，用 75% 乙醇棉球消毒局部皮肤，待干。

（3）操作者用左手拇指和示指紧捏刺血部位两侧，右手持无菌采血针，自指尖内侧迅速穿刺。

（4）用消毒干棉球擦去第一滴血，按需要依次采血。

（5）采血完毕，用消毒干棉球压住伤口，止血。

3. 附注　如下所述。

（1）除特殊情况外，不要在耳垂采血。应避免在冻疮、炎症、水肿等部位采血。

（2）皮肤消毒后一定要待乙醇挥发，干燥后采血，否则血液会四处扩散而不成滴。

（3）穿刺深度一般以 2.0 ~ 2.5mm 为宜，稍加挤压血液能流出。

（4）进行多项检验时，采集标本次序为：血小板计数、红细胞计数、血红蛋白测定、白细胞计数及涂血片等。

三、抗凝剂的选用

临床血液学检验中常用的抗凝剂有以下 3 种。

1. 枸橼酸钠（柠檬酸钠）　枸橼酸能与血液中的钙离子结合形成螯合物，从而阻止血液凝固。市售枸橼酸钠多含 2 分子结晶水，相对分子质量为 294. 12，常用浓度为 10^9mmol/L（32g/L）。枸橼酸钠与血液的比例多采用1 ∶ 9(V ∶ V),常用于凝血象和红细胞沉降率测定(魏氏法血沉测定时抗凝剂为1 ∶ 4，即抗凝剂 0.4mL 加血 1.6mL）。

2. 乙二胺四乙酸二钾（EDTA · K_2 · $2H_2O$，MW404. 47）　抗凝机制与枸橼酸钠相同。全血细胞分析用 EDTA · $K_2$1.5 ~ 2.2mg 可阻止 1mL 血液凝固。适用于全血细胞分析，尤其适用于血小板计数。但由于其影响血小板聚集及凝血因子检测，故不适合做凝血象和血小板功能检查。

3. 肝素　是一种含有硫酸基团的黏多糖，相对分子质量为 15 000，与抗凝血酶Ⅲ（AT- Ⅲ）结合，促进其对凝血因子Ⅻ、Ⅺ、Ⅸ、X 和凝血酶活性的抑制，抑制血小板聚集从而达到抗凝。通常用肝素钠盐或锂盐粉剂（125U=1mg）配成 1g/L 肝素水溶液，即每毫升含肝素 1mg。取 0.5mL 置小瓶中，37 ~ 50℃烘干后，能抗凝 5mL 血液。适用于红细胞比容测定，不适合凝血象和血液学一般检查，因其可使白细胞聚集，并使血涂片染色后产生蓝色背景。

四、血涂片制备

1. 器材　清洁、干燥、无尘、无油脂的载玻片（25mm × 75mm，厚度为 0.8 ~ 12mm）。

2. 操作　血涂片制备方法很多，目前临床实验室普遍采用的是手工推片法，在玻片近一端 1/3 处，加一滴(约0.05 mL)充分混匀的血液,握住另一张边缘光滑的推片,以30° ~ 45°角使血滴沿推片迅速散开，快速、平稳地推动推片至载玻片的另一端。

3. 附注　如下所述。

（1）血涂片通常呈舌状或楔形，分头、体、尾三部分。

（2）推好的血涂片应在空气中晃动，使其尽快干燥。天气寒冷或潮湿时，应于 37℃恒温箱中保温促干，以免细胞变形缩小。

（3）涂片的厚薄、长度与血滴的大小、推片与载玻片之间的角度、推片时的速度及红细胞比容有关。一般认为血滴大、角度大、速度快则血膜厚，反之则血膜薄。红细胞比容高于正常时，血液黏度较高，保持较小的角度，可得满意结果；相反，红细胞比容低于正常时，血液较稀，则应用较大角度、推片速度应较快。

（4）血涂片应在 1h 内染色或在 1h 内用无水甲醇（含水量 <3%）固定后染色。

（5）新购置的载玻片常带有游离碱质，必须用浓度约 1mol/L HCl 浸泡 24h 后，再用清水彻底冲洗，擦干后备用。用过的载玻片可放入含适量肥皂或其他洗涤剂的清水中煮沸 20min，洗净，再用清水反复冲洗，蒸馏水最后浸洗，擦干备用。使用时，切勿用手触及玻片表面。

（6）血液涂片既可直接用非抗凝的静脉血或毛细血管血，也可用 EDTA 抗凝血制备。由于 EDTA 能阻止血小板聚集，故在显微镜下观察血小板形态时非常合适。

（7）使用 EDTA · K_2 抗凝血液样本时，应充分混匀后再涂片。抗凝血样本应在采集后 4h 内制备血涂片，时间过长可引起中性粒细胞和单核细胞的形态改变。注意制片前，样本不宜冷藏。

五、血涂片染色

（一）瑞氏（Wright）染色法

1. 原理　瑞氏染色法使细胞着色既有化学亲和反应，又有物理吸附作用。各种细胞由于其所含化学成分不同，对染料的亲和力也不一样，因此，染色后各种细胞呈现出各自的染色特点。

2. 试剂　如下所述。

（1）瑞氏染液：

瑞氏染料　0.1g

甲醇（AR）　60.0mL

瑞氏染料由酸性染料伊红和碱性染料亚甲蓝的氧化物（天青）组成。将瑞氏染料放入清洁干燥的研钵里，先加少量甲醇，充分研磨使染料溶解，将已溶解的染料倒入棕色试剂瓶中，未溶解的再加少量甲醇研磨，直至染料完全溶解，甲醇全部用完为止。配好后放于室温下，一周后即可使用。新配染液效果较差，放置时间越长，染色效果越好。久置应密封，以免甲醇挥发或氧化成甲酸。染液中也可加中性甘油 2 ~ 3mL，除可防止甲醇过早挥发外，也可使细胞着色清晰。

（2）pH6.8 磷酸盐缓冲液：

磷酸二氢钾（KH_2PO_4）　0.3g

磷酸氢二钠（Na_2HPO_4）　0.2g

加少量蒸馏水溶解，再加至 1000mL。

3. 操作　如下所述。

（1）采血后推制厚薄适宜的血涂片（见“血涂片制备”）。

（2）用蜡笔在血膜两头画线，然后将血涂片平放在染色架上。

（3）加瑞氏染液数滴，以覆盖整个血膜为宜，固定血膜约 1min。

（4）滴加约等量的缓冲液与染液混合，室温下染色 5 ~ 10min。

（5）用流水冲去染液，待干燥后镜检。

4. 附注　如下所述。

（1）pH 对细胞染色有影响：由于细胞中各种蛋白质均为两性电解质，所带电荷随溶液 pH 而定。对某一蛋白质而言，如环境 pH< pI（蛋白质的等电点），则该蛋白质带正电荷，即在酸性环境中正电荷增多，易与酸性伊红结合，染色偏红；相反，则易与美蓝天青结合，染色偏蓝。为此，应使用清洁中性的载玻片，稀释染液必须用 pH6.8 缓冲液。冲洗玻片必须用流水。

（2）未干透的血膜不能染色，否则染色时血膜易脱落。

（3）染色时间与染液浓度、染色时温度成反比，而与细胞数量成正比。

（4）冲洗时不能先倒掉染液，应用流水冲去，以防染料沉淀在血膜上。

（5）如血膜上有染料颗粒沉积，可加少许甲醇溶解，但需立即用水冲掉甲醇，以免脱色。

（6）染色过淡，可以复染。复染时应先加缓冲液，创造良好的染色环境，而后加染液，或加染液与缓冲液的混合液，不可先加染液。

（7）染色过深可用水冲洗或浸泡水中一定时间，也可用甲醇脱色。

（8）染色偏酸或偏碱时，均应更换缓冲液再重染。

（9）瑞氏染液的质量好坏除用血涂片实际染色效果评价外，还可采用吸光度比值（ratio of absorption，RA）评价。瑞氏染液的成熟指数以 RA（A650nm/A525nm）=1.3 ± 0.1 为宜。

（10）目前已有商品化瑞氏染液及缓冲液供应。

（二）瑞氏 – 姬姆萨（Wright-Giemsa）复合染色法

姬姆萨染色原理与瑞氏染色相同，但提高了噻嗪染料的质量，加强了天青的作用，对细胞核着色效果较好，但对中性颗粒着色较瑞氏染色差。因此，瑞氏 – 姬姆萨复合染色法可取长补短，使血细胞的颗粒及胞核均能获得满意的染色效果。

1. 试剂　瑞氏－姬姆萨复合染色液。

Ⅰ液：取瑞氏染料 1g、姬姆萨染料 0.3g，置洁净研钵中，加少量甲醇（分析纯），研磨片刻，吸出上层染液。再加少量甲醇继续研磨，再吸出上层染液。如此连续几次，共用甲醇 500mL。收集于棕色玻璃瓶中，每天早、晚各振摇 3min，共 5 天，以后存放一周即能使用。

Ⅱ液：pH6.4 ~ 6.8 磷酸盐缓冲液。

磷酸二氢钾（无水）　6.64g

磷酸氢二钠（无水）　2.56g

加少量蒸馏水溶解，用磷酸盐调整 pH，加水至 1 000mL。

2. 操作　瑞氏－姬姆萨染色法与瑞氏染色法相同。

第二节　血红蛋白测定

一、氰化高铁血红蛋白（HiCN）测定法

（一）原理

血红蛋白（除硫化血红蛋白外）中的亚铁离子（Fe^{2+}）被高铁氰化钾氧化成高铁离子（Fe^{3+}），血红蛋白转化成高铁血红蛋白。高铁血红蛋白与氰离子（CN^-）结合，生成稳定的氰化高铁血红蛋白（hemiglobin cyanide，HiCN）。氰化高铁血红蛋白在波长 540nm 处有一个较宽的吸收峰，它在 540nm 处的吸光度同它在溶液中的浓度成正比。常规测定可从 HiCN 参考液制作的标准曲线上读取结果。

（二）试剂

HiCN 试剂：

氰化钾（KCN）　0.050g

高铁氰化钾［$K_3Fe(CN)_6$］　0.200g

无水磷酸二氢钾（KH_2PO_4）　0.140g

非离子表面活性剂［Triton X-100，Saponic218 等］　0.5 ~ 1.0mL

上述成分分别溶于蒸馏水中，混合，再加蒸馏水至 1 000mL，混匀。试剂为淡黄色透明溶液，pH 值在 7.0 ~ 7.4。血红蛋白应在 5min 内完全转化为高铁血红蛋白。

（三）操作

1. 标准曲线制备　将市售氰化高铁血红蛋白（HiCN）参考液稀释为四种浓度（200g/L，100g/L，50g/L，25g/L），然后以 HiCN 试剂调零，分别测定各自在 540nm 处的吸光度。以血红蛋白浓度（g/L）为横坐标，其对应的吸光度为纵坐标，在坐标纸上描点，绘制标准曲线。

2. 常规检测血红蛋白　先将 20μL 血用 5.0mL HiCN 试剂稀释，混匀，静置 5min 后，测定待检标本在 540nm 下的吸光度，查标准曲线求得血红蛋白含量。

（四）附注

（1）血红蛋白测定方法很多，但无论采用何种方法，都必须溯源至 HiCN 的结果。

（2）试剂应贮存在棕色硼硅有塞玻璃瓶中，不能贮存于塑料瓶中，否则会使 CN^- 丢失，造成测定结果偏低。

（3）试剂应置于 4 ~ 10℃保存，不能放 0℃以下保存，因为结冰可引起试剂失效。

（4）试剂应保持新鲜，至少一个月配制一次。

（5）氰化钾是剧毒品，配试剂时要严格按剧毒品管理程序操作。

（6）脂血症或标本中存在大量脂质可产生混浊，可引起血红蛋白假性升高。白细胞数 $>20\times10^9$/L、血小板计数 $>700\times10^9$/L 及异常球蛋白增高也可出现混浊，均可使血红蛋白假性升高。煤气中毒或大量吸烟引起血液内碳氧血红蛋白增多，也可使测定值增高。若因白细胞数过多引起的混浊，可离心后取上清液比色；若因球蛋白异常增高（如肝硬化患者）引起的混浊，可向比色液中加入少许固体氯化钠（约 0.25g）

或碳酸钾（约 0.1g），混匀后可使溶液澄清。

（7）测定后的 HiCN 比色液不能与酸性溶液混合（目前大都用流动比色，共用 1 个废液瓶，尤须注意），因为氰化钾遇酸可产生剧毒的氢氰酸气体。

（8）为防止氰化钾污染环境，比色测定后的废液集中于广口瓶中处理：①首先以水稀释废液（1 ∶ 1），再按每升上述稀释废液加次氯酸钠（安替福民）35mL，充分混匀后敞开容器口放置 15h 以上，使 CN^- 氧化成 CO_2 和 N_2 挥发，或水解成 CO_3^{2-} 和 NH_4^+，再排入下水道。②如果没有安替福民，可用“84”消毒液 40mL 代替，除毒效果基本相同。③碱性硫酸亚铁除毒：硫酸亚铁和 KCN 在碱性溶液中反应，生成无毒的亚铁氰化钾，取硫酸亚铁（$FeSO_4 \cdot 7H_2O$）50g，氢氧化钠 50g，加水至 1 000mL，搅匀制成悬液。每升 HiCN 废液，加上述碱性硫酸亚铁悬液 40mL，不时搅匀，置 3h 后排入下水道。但除毒效果不如前两种方法好。

（9）HiCN 参考液的纯度检查：①波长 450 ～ 750nm 的吸收光谱曲线形态应符合文献所述，即峰值在 540nm，谷值在 504nm。② A540nm/A504nm 的吸光度比值应为 1.59 ～ 1.63。③用 HiCN 试剂作空白，波长 710 ～ 800nm 处，比色杯光径 1.000cm 时，吸光度应小于 0.002。

二、十二烷基硫酸钠血红蛋白（SLS-Hb）测定法

由于 HiCN 试剂含剧毒的氰化钾会污染环境，对环境保护不利，为此，各国均相继研发不含 KCN 的测定血红蛋白方法，如 SLS-Hb 现已应用于血细胞分析仪上，但其标准应溯源到 HiCN 量值。

（一）原理

除 SHb 外，血液中各种血红蛋白均可与十二烷基硫酸钠（sodium lauryl sulfate，SLS）作用，生成 SLS-Hb 棕色化合物，SLS-Hb 波峰在 538nm，波谷在 500nm。本法可用 HiCN 法标定的新鲜血，再制备本法的标准曲线。

（二）试剂

1. 60g/L 十二烷基硫酸钠的磷酸盐缓冲液　称取 60g 十二烷基硫酸钠溶解于 33.3mmol/L 磷酸盐缓冲液（pH7.2）中，加 TritonX-100 70mL 于溶液中混匀，再加磷酸盐缓冲液至 1 000mL，混匀。

2. SLS 应用液　将上述 60g/L SLS 原液用蒸馏水稀释 100 倍，SLS 最终浓度为 2.08mmol/L。

（三）操作

1. 准确吸取 SLS 应用液　取 5.0mL 置于试管中，加入待测血 20μL，充分混匀。5min 后置 540nm 下以蒸馏水调零，读取待测管吸光度，查标准曲线即得 SLS-Hb 结果。

2. 标准曲线绘制　取不同浓度血红蛋白的全血标本，分别用 HiCN 法定值。再以这批已定值的全血标本，用 SLS-Hb 测定，获得相应的吸光度，绘制出标准曲线。

（四）参考区间

男　131 ～ 172g/L*

女　113 ～ 15lg/L*

新生儿　180 ～ 190g/L**

婴儿　110 ～ 120g/L**

儿童　120 ～ 140g/L**

* 摘自丛玉隆，金大鸣，王鸿利，等. 中国人群成人静脉血血细胞分析参考范围调查. 中华医学杂志，2003，83（14）：1201-1205.

** 摘自胡亚美，江载芳. 诸福棠实用儿科学（下册）. 第 7 版. 北京：人民卫生出版社，2003：2685.

（五）附注

（1）注意选用 CP 级以上的优质十二烷基硫酸钠［$CH_3(CH_2)_3SO_4Na$，MW288.38］。本法配方溶血力很强，因此不能用同一管测定液同时测定血红蛋白和白细胞计数。

（2）如无 TritonX-100 可用国产乳化剂 OP 或其他非离子表面活性剂替代。

（3）其他环保的血红蛋白测定方法还很多，如间羟血红蛋白等。

（六）临床意义

生理性增加：新生儿、高原地区居住者。

减少：主要见于婴幼儿、老年人及妊娠中晚期等。

病理性增加：真性红细胞增多症、代偿性红细胞增多症，如先天性青紫性心脏病、慢性肺部疾病、脱水。

减少：各种贫血、白血病、产后、手术后、大量失血。

在各种贫血时，由于红细胞内血红蛋白含量不同，红细胞和血红蛋白减少程度可不一致。血红蛋白测定可以用于了解贫血的程度。如需要了解贫血的类型，还需做红细胞计数和红细胞形态学检查及红细胞其他相关的指标测定。

第三节 红细胞检验

一、红细胞计数

（一）原理

用等渗稀释液将血液按一定倍数稀释，充入计数池后显微镜下计数一定体积内红细胞数，换算求出每升血液中红细胞的数量。

（二）试剂与器材

1. 红细胞稀释液 如下所述。

枸橼酸钠 1.0g

36% 甲醛液 1.0mL

氯化钠 0.6g

加蒸馏水至 100mL，混匀、过滤两次后备用。

2. 其他 显微镜、改良 Neubauer 血细胞计数板等。

（三）操作

（1）取中号试管 1 支，加红细胞稀释液 2.0mL。

（2）用清洁干燥微量吸管取末梢血或抗凝血 10μL，擦去管外余血后加至红细胞稀释液底部，再轻吸上层清液清洗吸管 2 ~ 3 次，立即混匀。

（3）混匀后，用干净微量吸管将红细胞悬液充入计数池，不得有空泡或外溢，充池后静置 2 ~ 3min 后计数。

（4）高倍镜下依次计数中央大方格内四角和正中共 5 个中方格内的红细胞。对压线细胞按“数上不数下、数左不数右”的原则进行计数。

（四）计算

红细胞数 /L =5 个中方格内红细胞数 $\times 5 \times 10 \times 200 \times 10^6$

=5 个中方格内红细胞数 $\times 10^{10}$

=5 个中方格内的红细胞数 $\times 10^{12}/100$

式中：

×5 5 个中方格换算成 1 个大方格。

×10 1 个大方格容积为 0.1μL，换算成 1.0μL。

×200 血液的实际稀释倍数应为 201 倍，按 200 是便于计算。

$\times 10^6$ 由 1μL 换算成 1L。

（五）参考区间

男 （4.09 ~ 5.74）$\times 10^{12}$/L*

女 （3.68 ~ 5.13）$\times 10^{12}$/L*

新生儿　（5.2 ~ 6.4）× 10^{12}/L**

婴儿　（4.0 ~ 4.3）× 10^{12}/L**

儿童　（4.0 ~ 4.5）× 10^{12}/L**

* 摘自丛玉隆，金大鸣，王鸿利，等．中国人群成人静脉血血细胞分析参考范围调查．中华医学杂志，2003，83（14）：1201-1205.

** 摘自胡亚美，江载芳．诸福棠实用儿科学（下册）．第 7 版．北京：人民卫生出版社，2003：2685.

（六）附注

（1）采血时不能挤压过甚，因此针刺深度必须适当。

（2）稀释液要过滤，试管、计数板均须清洁，以免杂质、微粒等被误认为红细胞。

（3）参考范围数值内，两次红细胞计数相差不得超过 5%。

（4）不允许以血红蛋白浓度来折算红细胞数。

（七）临床意义

红细胞增加或减少的临床意义与血红蛋白测定相似。一般情况下，红细胞数与血红蛋白浓度之间有一定的比例关系。但在病理情况下，此比例关系会打破，因此，同时测定二者，对贫血诊断和鉴别诊断有帮助。

二、红细胞形态学检查

各种贫血患者红细胞形态和着色有不同程度的改变，观察外周血红细胞形态有助于贫血的诊断和鉴别诊断。外周血红细胞变化有以下几种类型。

（一）大小异常

正常红细胞大小较为一致，直径为 6 ~ 9μm。在各种贫血时，红细胞可出现大小不一。凡直径 >10μm 者称大红细胞，>15μm 者称巨红细胞，常见于巨幼细胞性贫血、肝脏疾病等；直径 <6μm 者称为小红细胞，多见于缺铁性贫血等疾病。

（二）形态异常

1. 球形红细胞（spherocyte）　红细胞直径通常 <6μm，厚度增加通常 >2.6μm，因而红细胞呈小圆球形，细胞中心区血红蛋白含量较正常红细胞多，常见于下列疾病。

（1）遗传性球形细胞增多症。

（2）自身免疫性溶血性贫血。

（3）异常血红蛋白病（HbS 及 HbC 病等）。

2. 椭圆形红细胞（elliptocyte）　红细胞呈椭圆形，横径缩短，长径增大，有时可呈畸形。正常人血液中也可见到，但最多不超过 15%。这种红细胞增多见于以下疾病。

（1）遗传性椭圆形细胞增多症，一般要高于 25% ~ 50% 才有诊断价值。

（2）其他各类贫血都可有不同程度的增多。

3. 靶形红细胞（target cell）　比正常红细胞扁薄，中心有少许血红蛋白，部分可与周围的血红蛋白连接，边缘部染色较中央深，故呈靶状。主要见于以下疾病。

（1）珠蛋白生成障碍性贫血。

（2）严重缺铁性贫血。

（3）一些血红蛋白病（血红蛋白 C、D、E、S 病）。

（4）肝病、脾切除后及阻塞性黄疸等。

4. 镰形红细胞（sickle cell）　细胞狭长似镰刀，也可呈麦粒状或冬青叶样，主要见于遗传性镰形红细胞增多症。

5. 口形红细胞（stomatocyte）　红细胞淡染区呈裂口状狭孔，正常 <4%。增高见于以下疾病。

（1）口形细胞增多症。

（2）急性乙醇中毒。

6. 棘形红细胞（acanthocyte） 棘形红细胞是一种带刺状的红细胞，刺呈针刺状或尖刺状，见于以下疾病。

（1）棘细胞增多症（遗传性血浆 β 脂蛋白缺乏症）时，棘形红细胞可高达 70% ~ 80%。

（2）严重肝病或制片不当。

7. 锯齿细胞（crenated cell） 锯齿细胞也称短棘形细胞（echinocyte），细胞突起较棘细胞短，但分布较均匀。主要见于尿毒症、微血管病性溶血性贫血、丙酮酸激酶缺乏症、阵发性睡眠性血红蛋白尿症等。

8. 裂红细胞（schistocyte） 裂红细胞指红细胞碎片，包括盔形红细胞等，多见于 DIC 和心源性溶血性贫血等。其他也见于化学中毒、肾功能不全、血栓性血小板减少性紫癜等。

（三）染色异常

1. 着色过浅 红细胞中心淡染区扩大，多见于缺铁性贫血、地中海贫血及其他血红蛋白病。

2. 着色过深 中心淡染区不见，着色较深，多见于溶血性贫血及大细胞性贫血。

3. 嗜多色性红细胞 红细胞经瑞氏染色染成灰蓝色、灰红色、淡灰色，胞体较正常红细胞稍大，这是一种尚未完全成熟的网织红细胞，多染性物质是核糖体，随着细胞的成熟而逐渐消失，主要见于各种增生性贫血。

（四）结构异常

1. 嗜碱性点彩红细胞 用亚甲基蓝染色（或瑞氏染色），成熟红细胞内有散在的深蓝色嗜碱性颗粒，外周血中点彩红细胞增多，表示贫血时骨髓再生旺盛或有紊乱现象，某些重金属中毒时可大量出现。

2. 卡波环（cabot ring） 成熟红细胞内有染成紫红色的细线状环，呈圆形或 8 字形，可能是残留核膜所致，见于恶性贫血、溶血性贫血、铅中毒等。

3. 染色质小体（howell-Jolly body） 成熟红细胞中含有紫红色圆形小体，大小不等，数量不一，可能是残留的核染色质微粒。见于增生性贫血、脾切除后、巨幼细胞性贫血、恶性贫血等。

4. 有核红细胞 正常成人血片中不会出现，新生儿出生一周内可能有少量有核红细胞出现。溶血性贫血、急、慢性白血病、红白血病、髓外造血及严重缺氧等在外周血片中常见到有核红细胞。

第四节 白细胞计数

一、白细胞计数

（一）原理

血液经白细胞稀释液稀释，成熟红细胞全部被溶解，充入计数池后，在显微镜下计数一定体积内白细胞数，换算出每升血液中白细胞数量。

（二）试剂

白细胞稀释液：

冰乙酸 2mL

蒸馏水 98mL

10g/L 亚甲蓝溶液 3 滴

混匀过滤后备用。

（三）操作

（1）取小试管 1 支，加白细胞稀释液 0.38mL。

（2）用微量吸管准确吸取末梢血 20μL，擦去管外余血，将吸管插入小试管中稀释液的底部，轻轻将血放出，并吸取上清液清洗吸管 2 次，混匀。

（3）待红细胞完全破坏，液体变为棕褐色后，再次混匀后充池，静置 2 ~ 3min，待白细胞下沉。

（4）用低倍镜计数四角4个大方格内的白细胞数，对压线细胞按“数上不数下、数左不数右”的原则进行计数。

（四）计算

白细胞数/L= $N/4\times10\times20\times10^6$= $N/20\times10^9$

式中：

N　4个大方格内白细胞总数。

÷4　为每个大方格（即0.1μL）内白细胞平均数。

×10　1个大方格容积为0.1μL，换算成1.0μL。

×20　血液稀释倍数。

$\times10^6$　由1μL换算成1L。

（五）参考区间

成人男　（3.97～9.15）$\times10^9$/L*

女　（3.69～9.16）$\times10^9$/L*

儿童　（8～10）$\times10^9$/L**

婴儿　（11～12）$\times10^9$/L**

新生儿 20×10^9/L**

*摘自丛玉隆，金大鸣，王鸿利，等. 中国人群成人静脉血血细胞分析参考范围调查. 中华医学杂志，2003，83（14）：1201-1205.

**摘自胡亚美，江载芳. 诸福棠实用儿科学（下册）. 第7版，北京：人民卫生出版社，2003：2685.

（六）附注

（1）采血时不能挤压过甚，因此针刺深度必须适当。

（2）小试管、计数板均须清洁，以免杂质、微粒等被误认为细胞。

（3）白细胞总数在参考范围内，大方格间的细胞数不得相差8个以上，两次重复计数误差不得超过10%。

（4）白细胞数量过高时，可加大稀释倍数；白细胞数量过低时，可计数8个大方格的白细胞数或加大取血量。

（5）一些贫血患者血液中有核红细胞增多，会当作白细胞计数，应予校正除去。

校正公式：

白细胞校正数/L=$X\times100/(100+Y)$

式中：

X：未校正前白细胞数。

Y：在白细胞分类计数时，计数100个白细胞的同时计数到的有核红细胞数。

（七）临床意义

1. 增加　如下所述。

（1）生理性增加：新生儿、妊娠晚期、分娩期、月经期、饭后、剧烈运动后、冷水浴后及极度恐惧与疼痛等。

（2）病理性增加：大部分化脓性细菌所引起的炎症、尿毒症、严重烧伤、传染性单核细胞增多症、急性出血、组织损伤、手术创伤后、白血病等。

2. 病理性减少　病毒感染、伤寒、副伤寒、黑热病、疟疾、再生障碍性贫血、极度严重感染、X线照射、肿瘤化疗后和非白血性白血病等。

二、白细胞分类计数

（一）原理

把血液制成细胞分布均匀的薄膜涂片，用瑞氏或瑞氏－姬姆萨复合染料染色，根据各类白细胞形态特征予以分类计数，得出各类白细胞相对比值（百分数），同时应观察白细胞的形态变化。

（二）试剂

见第一节血涂片染色。

（三）操作

（1）见本章第一节血涂片染色，操作步骤（1）～（5）。

（2）先在低倍镜下浏览全片，了解染色好坏和细胞分布情况，观察有无异常细胞。

（3）选择涂片体尾交界处染色良好的区域，在油镜下计数 100 个白细胞，按其形态特征进行分类计数。求出各类细胞所占百分数和绝对值。

（四）参考区间

见表 1-1 及表 1-2。

表 1-1　成人白细胞分类计数参考范围

细胞类别	百分数（%）	绝对数（$\times 10^9$/L）
中性粒细胞		
杆状核	1 ～ 36	0.04 ～ 0.6
分叶核	50 ～ 70	2 ～ 7
嗜酸性粒细胞	0.5 ～ 5	0.02 ～ 0.5
嗜碱性粒细胞	0 ～ 1	0 ～ 1
淋巴细胞	20 ～ 40	0.8 ～ 4
单核细胞	3 ～ 10	0.12 ～ 1

表 1-2　儿童白细胞分类计数参考范围 **

细胞类别	百分数（%）
中性粒细胞	50 ～ 70（新生儿至婴儿 31 ～ 40）
嗜酸性粒细胞	5 ～ 50
嗜碱性粒细胞	0 ～ 7
淋巴细胞	20 ～ 40（新生儿至婴儿 40 ～ 60）
大单核细胞	1 ～ 8（出生后 2 ～ 7 天 12）
未成熟细胞	0 ～ 8（出生后 2 ～ 7 天 12）

注：** 摘自胡亚美，江载芳. 诸福棠实用儿科学（下册）. 第 7 版. 北京：人民卫生出版社，2003：2685.

（五）附注

（1）分类时应从血膜体尾交界处边缘向中央依次上下呈城垛状迂回移动，计数时不能重复和遗漏。

（2）白细胞数明显减少的血片，应检查多张血片。

（3）分类见有核红细胞，不计入 100 个白细胞内，以分类 100 个白细胞过程中见到多少有核红细胞报告，并注明所属阶段。

（4）除某些病理情况（如慢性淋巴细胞白血病）外，破碎细胞或不能识别细胞的数量不超过白细胞总数的 2%。若破碎细胞仍能明确鉴别，如破碎的嗜酸性粒细胞，应包括在分类计数中。在结果报告中应对破碎细胞或不能识别细胞作适当描述。

（5）分类中应注意观察成熟红细胞、血小板的形态、染色及分布情况，注意有无寄生虫和其他异常所见。

（6）白细胞形态变化较大，遇有疑问应请示上级主管或主任进行核实，以减少错误。

（六）临床意义

1. 病理性增多　如下所述。

（1）中性粒细胞：急性化脓感染、粒细胞白血病、急性出血、溶血、尿毒症、急性汞中毒、急性铅中毒等。

（2）嗜酸性粒细胞：过敏性疾病如支气管哮喘、寄生虫病，某些传染病如猩红热，某些皮肤病如湿疹，某些血液病如嗜酸性粒细胞性白血病及慢性粒细胞白血病等。

（3）嗜碱性粒细胞：慢性粒细胞白血病、转移癌及骨髓纤维化等。

（4）淋巴细胞：百日咳、传染性单核细胞增多症、慢性淋巴细胞白血病、麻疹、腮腺炎、结核、传染性肝炎等。

（5）单核细胞：结核、伤寒、亚急性感染性心内膜炎、疟疾、黑热病、单核细胞白血病、急性传染病的恢复期等。

2. 病理性减少　如下所述。

（1）中性粒细胞：伤寒、副伤寒、疟疾、流感、化学药物中毒、X 线和镭照射、抗癌药物化疗、极度严重感染、再生障碍性贫血、粒细胞缺乏等。

（2）嗜酸性粒细胞：伤寒、副伤寒以及应用肾上腺皮质激素后。

（3）淋巴细胞：多见于传染病急性期、放射病、细胞免疫缺陷等。

第五节　血小板计数

（一）原理

将血液用适当的稀释液作一定量稀释，混匀后充入计数池内，在显微镜下计数一定体积内的血小板数量，经过换算出每升血液中血小板数。

（二）试剂

1% 草酸铵稀释液，分别用少量蒸馏水溶解草酸铵 1.0g 及 EDTA · Na_2 0.012g，合并后加蒸馏水至 100mL，混匀，过滤后备用。

（三）操作

（1）取清洁小试管 1 支加入血小板稀释液 0.38mL。

（2）准确吸取毛细血管血 20μL，擦去管外余血，置于血小板稀释液内，吸取上清液洗三次，立即充分混匀。待完全溶血后再次混匀 1min。

（3）取上述均匀的血小板悬液 1 滴，充入计数池内，静置 10 ~ 15min，使血小板下沉。

（4）用高倍镜计数中央大方格内四角和中央共五个中方格内血小板数。

（四）计算

血小板数 /L =5 个中方格内血小板数 $\times 10^9$/L

（五）参考区间

成人男　（85 ~ 303）$\times 10^9$/L*

女　（101 ~ 320）$\times 10^9$/L*

新生儿　（100 ~ 300）$\times 10^9$/L**

儿童　（100 ~ 300）$\times 10^9$/L**

* 摘自丛玉隆，金大鸣，王鸿利，等. 中华检验医学杂志，2004，27（6）：368-370.

** 摘自胡亚美，江载芳. 诸福棠实用儿科学（下册）. 第 7 版. 北京：人民卫生出版社，2003：2685.

（六）附注

（1）血小板稀释液应防止微粒和细菌污染，配成后应过滤。试管及吸管也应清洁、干净。

（2）针刺应稍深，使血流通畅。拭去第一滴血后，首先采血作血小板计数。操作应迅速，防止血小板聚集。采取标本后应在 1h 内计数完毕，以免影响结果。

（3）血液加入稀释液内要充分混匀，充入计数池后一定要静置 10 ~ 15min。室温高时注意保持计数池周围的湿度，以免水分蒸发而影响计数结果。

（4）计数时光线要适中，不可太强，应注意有折光性的血小板和杂质、灰尘相区别。附在血细胞旁边的血小板也要注意，不要漏数。

（5）用位相显微镜计数，效果更佳，计数更准确。

（七）临床意义

1. 血小板减少（$<100\times10^9/L$） 见于：①血小板生成障碍：再生障碍性贫血、急性白血病、急性放射病等。②血小板破坏增多：原发性血小板减少性紫癜（ITP）、脾功能亢进。③血小板消耗过多：如 DIC 等。

2. 血小板增多（$>400\times10^9/L$） 见于：①骨髓增生综合征、慢性粒细胞性白血病、真性红细胞增多症等；②急性感染、急性失血、急性溶血等；③其他：脾切除术后。

第二章

贫血检验

第一节　贫血实验室诊断概论

红细胞疾病相当复杂，它包含着许多种疾病，其原因即不同，其表现也多种多样，不过，其中最多的表现是贫血。

一、贫血的概念

贫血是症状，不是一种病，它可以发生于许多种疾病，例如：恶性肿瘤可引起贫血，心脏手术置换瓣膜可引起溶血性贫血，消化道溃疡慢性失血可引起缺铁性贫血，肝肾的慢性疾病可引起肝性或肾性贫血，妇女妊娠期、哺乳期可引起营养性贫血，妇女生殖器疾病慢性失血可引起缺铁性贫血；内分泌疾病如甲状腺、肾上腺疾病可引起贫血，代谢中毒、放射损伤、外科急性创伤、儿童生长发育期间都可引起贫血。贫血就是全身循环血液中红细胞的总容量减少至正常范围以下，但红细胞总容量测定比较复杂、费时，故这一定义虽然正确，但不大切合实际。从临床实际工作出发，通常都以测定血液的浓度来决定贫血之有无和程度。凡是循环血液单位体积中红细胞总数、血红蛋白和（或）红细胞比容低于正常值时即称为贫血（anemia）。

在某些病理情况下，血红蛋白和红细胞的浓度不一定能正确反映全身红细胞总容量的多少。当血液总容量或血浆容量发生改变时，检查血浓度以估计贫血，要防止得出错误的结论。大量失血时，在有足够液体补充入循环血液前，最主要的变化是血容量的缩小，但此时血浓度变化很少，以致从血红蛋白浓度等数值来看，很难反映出贫血的存在。当体内发生水潴留时，血浆容量增大，此时即使红细胞容量是正常的，但血液浓度低，因此从表面看来，似乎有贫血存在。相反，失水时，血浆容量缩小，血液浓度偏高，红细胞容量即使是减少的，但根据血红蛋白浓度等数值，贫血可以不明显；本来是正常的，可以产生假性红细胞增多症的现象。

二、贫血的分类

正常情况下红细胞的生成与破坏维持平衡，单位体积血中的红细胞才能恒定，一旦平衡打破，或由于红细胞生成减少或由于破坏过多，或两者兼有，就会引起贫血。由于引起贫血的病因十分广泛，因此诊断有时比较困难。学者们从多个角度进行分类，现在进行分类的角度有5种：①按产生贫血的原因分类；②按骨髓的病理形态分类；③按红细胞系统生成的过程分类；④按红细胞系统的病理变化分类；⑤按血循环中成熟红细胞的大小分类。当然，由于分类角度不同，同一种贫血可有多种不同的名称。

（一）按产生贫血的原因分类

1. 红细胞生成不足

（1）造血原料的缺乏：①铁或维生素 B_6 缺乏；②缺乏叶酸、维生素 B_{12} 等。

（2）骨髓造血功能衰竭：①原发性再生障碍性贫血；②继发性再生障碍性贫血，由物理、化学、生物等因素所致。

（3）继发性贫血：①慢性肝脏疾病；②慢性肾脏疾病，如肾性贫血、缺乏红细胞生成素（EPO）的贫血；③恶性肿瘤，如各种白血病、恶性肿瘤有（或）无骨髓转移；④内分泌疾病，如垂体、肾上腺、甲状腺等疾病；⑤慢性感染、炎症等。

2. 红细胞消耗过多

（1）丢失过多：①急性失血，血容量减少；②慢性失血，多为缺铁性贫血。

（2）破坏过多：又称溶血性贫血（hemolytic anemia），包括：①红细胞内在缺陷：如遗传性球形红细胞增多症，红细胞酶缺乏的贫血、珠蛋白生成障碍性贫血、异常血红蛋白病、阵发性睡眠性血红蛋白尿症等。②红细胞外来因素：如免疫性溶血性贫血、机械性溶血性贫血，其他因素引起的溶血性贫血等。

（二）按骨髓的病理形态分类

1. 增生性贫血　如缺铁性贫血、急慢性失血性贫血、溶血性贫血、继发性贫血。

2. 巨幼细胞贫血　如缺乏叶酸、维生素 B_{12}，某些无效性红细胞生成伴有巨幼样红细胞贫血。

3. 增生不良性贫血　如原发及继发再生障碍性贫血。

（三）按红细胞的病理变化分类

1. 红细胞膜异常　多为溶血性贫血，多有形态的异常，如遗传性球形红细胞增多症、遗传性椭圆形红细胞增多症。

2. 红细胞胞质异常

（1）铁代谢异常，如缺铁性贫血。

（2）血红蛋白的异常，如高铁血红蛋白血症、硫化血红蛋白血症。

（3）珠蛋白合成异常，如珠蛋白生成障碍性贫血、异常血红蛋白病。

（4）酶的异常，如丙酮酸激酶缺乏症、葡萄糖 6- 磷酸脱氢酶缺乏症，多为溶血性贫血。

3. 红细胞核的异常

（1）叶酸、维生素 B_{12} 缺乏，导致巨幼细胞贫血。

（2）病态红细胞生成，多核红细胞，且为奇数核，一个红细胞内的多个核大小不均，成熟程度不同，巨大红细胞等，表明 DNA 复制紊乱，多见于恶性疾病，如骨髓增生异常综合征（MDS）、各种白血病。

（四）按血循环中成熟红细胞的大小与形态分类

现代血细胞分析仪可以同时给出红细胞平均体积（MCV）、红细胞平均血红蛋白（MCH）、红细胞平均血红蛋白浓度（MCHC）及红细胞分布宽度（RDW），按这几个指标及红细胞的形态可以将贫血分为不同的类型。

1. 根据红细胞大小分类　如表 2–1。

表 2–1　根据成熟红细胞的大小的贫血分类

贫血的类型	MCV（fl）	MCH（pg）	MCHC（%）	病因
正细胞贫血	80 ~ 94	26 ~ 32		失血、急性溶血、再生障碍性贫血、白血病
小细胞低色素贫血	<80	<26	<31	缺铁性贫血、慢性失血
单纯小细胞贫血	<80	<26	31 ~ 35	感染、中毒、尿毒症
大细胞贫血	>94	>32	32 ~ 36	维生素 B_{12}、叶酸缺乏

2. 用 MCV 和 RDW 来确定贫血的类型　见表 2–2。

表 2-2 根据 MCV 和 RDW 的贫血分类

RDW（参考值 11.5% ~ 14.5%）	MCV（fl）		
	[增高、大细胞（>94）]	正常（80 ~ 94）	[降低、小细胞（<80）]
增加	巨幼细胞贫血 铁粒幼细胞贫血 骨髓增生异常综合征 化疗后	早期缺铁 免疫性溶血 骨髓病性贫血 混合型贫血	缺铁性贫血 红细胞碎片
正常	骨髓增生异常综合征 再生障碍性贫血 肝脏病	急性失血 酶缺陷 急性溶血	骨髓增生低下 珠蛋白生成障碍性贫血

3. 根据红细胞的形态确定贫血的类型　制备完整的染色良好的血涂片，镜下认真观察红细胞的形态，并做相应的计数，可判断出贫血的类型，见表 2–3。

表 2–3 根据红细胞的形态确定贫血的类型

形态异常	主病	其他疾病
小细胞低色素红细胞	缺铁、珠蛋白生成障碍性贫血	慢性病贫血、铁粒幼细胞贫血
大红细胞	叶酸及维生素 B_{12} 缺乏	骨髓纤维化、自身免疫性溶血
粒细胞分叶过多症	叶酸及维生素 B_{12} 缺乏	肾功能衰竭、缺铁、慢性粒细胞、先天性粒细胞分叶过多症
泪滴状红细胞（有核）	骨髓纤维化	肿瘤骨髓转移、巨幼细胞贫血、重型珠蛋白生成障碍性贫血
小球形红细胞	自身免疫性溶血、遗传性球形红细胞增多症	微血管性溶血性贫血、低磷酸盐血症
靶形红细胞	珠蛋白生成障碍性贫血、HbC 病、肝脏病	缺铁、脾切除术后
椭圆形红细胞	遗传性椭圆形红细胞增多症	缺铁、骨髓纤维化、巨幼细胞性贫血
棘形红细胞	肾功能衰竭	丙酮酸激酶缺陷

三、贫血的病理生理

红细胞是携氧的工具，其功能是将肺毛细血管内的氧输送至全身组织的毛细血管，并将组织中代谢产生的二氧化碳输送至肺。故贫血可视为血液输送氧能力的减低。贫血造成的直接后果是组织缺氧，但有不少症状、体征是身体对缺氧的代偿功能的表现。身体对缺氧状态有如下多种代偿作用。

1. 组织增加氧的摄取　在组织缺氧时，组织增加氧的摄取，并非简单地直接多吸收一些氧。在大多数贫血时，血红蛋白的氧解离曲线右移，表示血红蛋白与氧的亲和力减低，这样使得组织在氧分压降低的情况下能摄取更多的氧。贫血时在促使氧合血红蛋白解离方面起重要调节作用的是红细胞内的 2，3–二磷酸甘油酸（2，3–DPG），它是红细胞能量代谢的中间产物。血氧张力的降低是使红细胞内 2，3–DPG 增加的主要原因，它与脱氧血红蛋白的珠蛋白链结合时能减低血红蛋白对氧的亲和力，使血红蛋白在不增加氧分压的条件下能释放出更多的氧供组织摄取利用。慢性贫血患者之所以能耐受较重程度的贫血，主要就是依靠红细胞中该物质的浓度增高而增强这一代偿功能。

2. 器官、组织中血液的重新分布　除了急性大失血后的短时间内，一般贫血时血液总量并无多大改变。慢性贫血时，为了保证氧需要量高的重要器官的血液供应，身体能自动减少氧需要量较低的器官或组织的血液供应。

3. 心血管的代偿功能　贫血时心跳加速、心排血量增加使血液循环加速，因而组织能有更多的机会得到氧。不过这种代偿功能本身要消耗能量，因而消耗更多的氧。正常的心肌能耐受较长时间持续的过高活动，但如贫血太严重，持续时间过久或本来就有冠状动脉病变的，以致冠状动脉供氧不足，则可以出现高排血量的心力衰竭及心绞痛。心力衰竭时，血浆量增加，这又加重心脏的负担而使心力衰竭更加严重。此时，心血管已经失去了上述的代偿功能。

4. 肺的代偿功能　贫血患者在体力活动时常有呼吸加快加深的现象，但增加呼吸并不能使患者得到更多的氧。呼吸增强一方面是对组织缺氧不适应的反应，在某些情况下，可能与潜在的充血性心力衰竭有关。

5. 红细胞生成功能的增强　EPO有促进骨髓生成红细胞的作用，主要由肾脏分泌。除肾脏有病变者外，一般贫血患者的红细胞生成素的产生和释放都是增多的，其释放量常与红细胞总量和血红蛋白浓度成反比。红细胞生成素分泌和释放的增多大概与肾组织缺氧有关。如果骨髓功能本来是正常的，则在这种激素的作用之下，骨髓能加速红细胞的生成，这是身体对贫血最直接而适宜的代偿作用。

四、贫血的临床表现

贫血症状的有无及其轻重决定于：①产生贫血的原因及原发病；②贫血发生的快慢；③血容量有无减少；④血红蛋白减少的程度；⑤心血管代偿的能力（老年人心血管功能不好，症状比年轻人重）等。

1. 一般表现　如皮肤、黏膜、指甲苍白。有的患者毛发干燥、脱落，自觉全身无力。严重贫血时患者有低热，体温一般不超过38℃，输血后可使体温降至正常。

2. 呼吸循环系统　呼吸加速加深，心率加快，患者感觉心悸、气短，活动时尤甚。

3. 神经系统　头痛、眩晕、晕厥、耳鸣及眼前闪金花，尤以体位变换时为甚；思想不易集中且易激怒。

4. 消化系统　食欲缺乏、恶心、呕吐、腹胀、消化不良、腹泻或便秘。营养不良性贫血时患者舌乳头萎缩，发炎且觉舌痛；缺铁性贫血者吞咽时可沿食管疼痛。

5. 泌尿生殖系统　患者尿中偶有蛋白，女性月经出血过多或过少，不规则，或停经。

6. 不同类型贫血临床表现　缺铁性贫血时有反甲，指甲干燥、脆裂；营养不良性贫血时皮肤有水肿；溶血性贫血时常有黄疸、脾肿大，急性溶血性贫血时可有高热、循环衰竭、急性肾功能不全、黄疸、血红蛋白血症、血红蛋白尿等。

五、贫血的诊断原则

贫血诊断的过程中，必须遵循：①确定有无贫血；②贫血的严重程度；③确定贫血的类型和原因。因为贫血是许多疾病的一种症状，原因较为复杂。因此，对任何贫血患者的诊断，病因学诊断尤为重要，只有纠正或治疗引起贫血的基本疾病，才能解决根本问题。贫血的严重性主要决定于引起贫血的基本疾病，其重要意义远超过贫血的程度。早期的结肠癌或白血病患者的贫血可能是轻度的，钩虫病或痔出血引起的贫血可能是重度的，但对患者来说，前者的严重性远远超过后者。

1. 确定有无贫血　通常根据RBC、Hb和Hct以确定有无贫血，其中又以Hb和Hct最常用，并应参照公认的贫血诊断标准。

成人诊断标准：男性成人Hb<120g/L或125 g/L；女性成人Hb<100g/L或110g/L，孕妇Hb<100g/L或105 g/L。同时，成年男性Hct< 41%，成年女性Hct< 35%，可作为诊断贫血的标准。

小儿诊断标准：因为出生10d内新生儿Hb<145 g/L，10d至3个月婴儿因生理贫血等因素影响，贫血难以确定，建议暂以3个月至6岁小儿Hb< 110g/L，6 ~ 14岁<120g/L，作为诊断贫血的标准。

2. 确定贫血的严重程度

（1）成人贫血严重程度标准：极重度Hb< 30g/L，重度Hb 30 ~ 60g/L，中度Hb 60 ~ 90g/L，轻度90 ~ 120g/L。

（2）小儿贫血严重程度的标准：极重度Hb<30g/L，红细胞 $<1\times10^{12}$；重度Hb 30 ~ 60g/L，红细胞（2 ~ 1）$\times10^{12}$/L；中度Hb 60 ~ 90g/L，红细胞（2 ~ 3）$\times10^{12}$/L；轻度Hb 90 ~ 120g/L（6岁以上）。

3. 确定贫血的类型　根据RBC计数、Hct、Hb计算出红细胞指数MCV，MCH及MCHC，结合RDW及红细胞形态确定贫血的类型。

4. 寻找贫血的病因

（1）深入了解病史和仔细体格检查：包括饮食习惯史、药物史、血红蛋白尿史、输血史、家庭成员贫血史、地区流行性疾病（甲状腺功能低下、蚕豆病、疟疾史）等，体征中注意肝、脾、淋巴结肿大、紫癜、黄疸等。

（2）根据 MCV、MCH、MCHC 和 RDW 等指数，结合血涂片中血细胞的形态学改变，可得出诊断的线索。结合病史，多数贫血诊断并不困难。

（3）骨髓检验对了解贫血发生的原因和机制很有必要：如骨髓造血功能状况是增生或下降，各系统有核细胞百分率、粒红比例是否正常，有核细胞是否减少，淋巴细胞、组织细胞、浆细胞、嗜酸或嗜碱性粒细胞百分率正常与否，有无异常细胞出现等。除骨小粒涂片外，最好从骨髓不同部位同时取病理活检，并根据需要做特殊组织化学染色。

（4）特殊检测：根据需要选择某些确诊试验，如了解铁的储存，血清铁蛋白检测和骨髓涂片做铁粒染色较为重要。诊断珠蛋白生成障碍性贫血可选用 Hb 电泳检测，但要分析病理基因，则应选择分子生物学方法；怀疑自身免疫性溶血性贫血应选择抗人球蛋白试验等。

（5）其他检查：贫血常可有非血液系统疾病，如消化系统或泌尿系统肿瘤，虽然贫血不重，但病情可能很严重，需要慎重采用其他检查。

第二节　缺铁性贫血

缺铁性贫血（iron deficiency anemia，IDA）是由于多种原因造成人体铁的缺乏，发展到一定程度时就会影响血红蛋白的合成，使红细胞生成障碍而导致的一种小细胞、低色素性贫血。贫血早期可以没有症状或症状很轻，当缺铁严重或病情进展很快时，可出现一般慢性贫血症状，如皮肤和黏膜苍白、头晕、乏力等。另外由于组织缺铁、含铁酶的缺乏，临床上可出现消化系统症状如食欲缺乏、舌乳头萎缩、胃酸缺乏及神经系统症状，严重者可出现反甲。缺铁性贫血是贫血疾病中最常见的一种，可发生于各年龄组，女性患者多于男性，在婴幼儿、孕妇及育龄妇女中尤为多见。

一、病因及发病机制

1. 病因

（1）铁摄入不足或需求量增加：见于哺乳期婴儿、生长发育期儿童和青少年，妊娠妇女及由于月经失血过多的青年妇女，如果长期食物中含铁不足，亦可发病。

（2）铁吸收不良：见于胃肠切除手术、胃酸缺乏或长期严重腹泻者。因肠道对铁吸收障碍而发生缺铁性贫血者，最多见于胃切除患者包括胃全部切除、胃次全切除及伴迷走神经切断的胃肠吻合术。其原因是手术后食物进入空肠过速，铁吸收的主要场所十二指肠直接进入空肠，此外胃酸过低也可影响铁的吸收。

（3）铁丢失过多：失血，尤其是长期慢性失血是缺铁性贫血最多见、最重要的原因，见于各种原因造成的消化道慢性失血、月经过多及血红蛋白尿等。

胃肠道出血是成年男性缺铁性贫血最常见病因，月经量过多是月经期妇女引起缺铁性贫血最主要原因。血红蛋白尿可造成慢性失铁，如阵发性睡眠性血红蛋白尿症患者。铁以血红蛋白、含铁血黄素和铁蛋白形式从尿中排出，这种患者常同时存在缺铁性贫血。

2. 发病机制　缺铁性贫血是体内慢性渐进性缺铁的发展结果。体内的这种慢性缺铁称为铁缺乏症，按病程可以分为 3 个阶段：①缺铁初期：此时仅有储存铁减少，血红蛋白和血清铁正常。②缺铁潜伏期：随着缺铁加重，骨髓、肝、脾等储铁器官中的铁蛋白和含铁血黄素消失，血清铁开始下降，转铁蛋白饱和度降低，但无贫血。③缺铁性贫血：骨髓幼红细胞可利用铁减少，红细胞数下降，开始多呈正细胞正色素性贫血，表现为轻度贫血，为早期缺铁性贫血。随着骨髓幼红细胞可利用铁缺乏，红细胞及血红蛋白进一步下降，各种细胞含铁酶亦渐减少或缺乏，同时骨髓代偿性增生，出现明显的小细胞低色素性贫血，即典型的缺铁性贫血，此时血清铁明显降低，甚至缺如，转铁蛋白饱和度也明显下降。

二、临床表现

缺铁性贫血患者的症状可因引起缺铁和贫血的原发性疾病、贫血本身引起的症状、组织中含铁酶和铁依赖酶活性降低引起的细胞功能紊乱所致。

有些患者就医的原因是原发疾病的表现，就诊时经检查发现有缺铁性贫血；也有不少患者是因贫血出现症状前来就医。因此，早期缺铁性贫血常无症状或有一些非特异性症状如容易疲劳、乏力，这些非特异性症状不一定和贫血程度相平行。

三、实验室检查

（一）血象

患者贫血的程度不一，轻者为正细胞正色素性贫血，即平均红细胞体积（MCV）、平均红细胞血红蛋白（MCH）、平均红细胞血红蛋白浓度（MCHC）正常；重者呈典型的小细胞低色素性贫血，MCV、MCH、MCHC 均下降，且血红蛋白浓度的减少较之红细胞计数的减少更为明显。血涂片染色检查，红细胞体积偏小，大小不均，着色较浅，中心浅染区扩大，贫血严重者仅见红细胞胞质边缘一圈红色，呈环形；可以见到椭圆形红细胞、靶形红细胞及形状不规则的红细胞。引起小细胞低色素性贫血的机制有人认为是血红蛋白合成减少和幼红细胞的异常额外分裂所致，而红细胞大小不均及形态异常在缺铁性贫血早期正细胞正色素性贫血时即可出现。需要注意的是所用玻片不清洁或制片技术或染色原因等可能造成人为的中心浅染区扩大，其特点是中心浅染或空白区与边缘粉红色之间有明显的界线，像刀切一般；而缺铁性贫血中心浅染区扩大是从细胞中央向边缘逐渐加深，无明显界线可分。网织红细胞值正常或减低，急性失血造成的缺铁性贫血可轻度升高；铁剂治疗有效，网织红细胞计数可迅速升高，常于 1 星期左右达高峰，平均升高 6% ~ 8%，一般 <6%，这种反应只出现于 IDA 患者。

红细胞容积分布宽度（RDW）是反映红细胞的大小不均一性的指标，可以用于缺铁性贫血的诊断、鉴别诊断及疗效观察。绝大多数缺铁性贫血患者的 RDW 结果异常，一般认为，小细胞低色素性贫血而 RDW 正常的患者，缺铁性贫血诊断成立的可能性很小，发病率较低的小珠蛋白生成障碍性贫血也表现为小细胞低色素性，但 RDW 基本正常，有人认为这可以作为与缺铁性贫血相鉴别的指标。在对缺铁性贫血患者进行铁剂治疗过程中，RDW 先增高，而后逐渐下降至正常水平，并且增高早于 MCV、MCH、MCHC 的变化，下降至正常则晚于后者，与储存铁恢复正常的时间基本一致。所以 RDW 对缺铁性贫血患者诊断和疗效观察均敏感于 MCV、MCH、MCHC。RDW 可以较客观、定量地反映红细胞大小不均的程度，可以排除肉眼观察的主观性，但也应注意到 RDW 是一项非特异性的指标。另外红细胞分布直方图可以直观地显示红细胞大小分布情况，与 MCV 临床意义相似。可根据 RDW 结合 MCV 诊断缺铁性贫血。

患者白细胞和血小板一般无特殊改变，少数患者可略偏低。钩虫病引起的缺铁性贫血嗜酸粒细胞增高。在缺铁性贫血铁剂治疗过程中，白细胞和血小板可发生一过性减少。

（二）骨髓检查

缺铁性贫血患者呈增生性贫血骨髓象，红细胞系统增生活跃，幼红细胞体积偏小，边缘不整，核浆“发育不平行”呈“核老质幼”型，以中晚幼阶段为主。白细胞系统、巨核细胞系统形态及各阶段比例大致正常。

（三）铁代谢检查

1. 骨髓铁染色　缺铁性贫血患者骨髓单核 - 吞噬系统细胞的含铁血黄素多少可表明储存铁的状况，骨髓穿刺后的骨髓渣（骨髓小粒）经普鲁士蓝染色染成蓝色颗粒，为细胞外铁，一般认为它是判断铁缺乏症的上佳标准。缺铁性贫血患者绝大多数细胞外铁表现为阴性，有核红细胞内蓝色铁颗粒为细胞内铁，缺铁性贫血患者细胞内铁明显减少或缺如，这种含铁颗粒的铁粒幼红细胞内铁颗粒数目甚少，体积较小。骨髓铁染色是诊断缺铁性贫血的一种直接而可靠的实验室检查方法。

研究认为铁染色用未经脱钙处理的骨髓活检切片标本比涂片更客观地反映患者缺铁情况，因为有少部分缺铁性贫血患者涂片显示铁染色正常，而切片则显示缺铁。

（1）原理：细胞外含铁血黄素和幼红细胞内的铁与酸性亚铁氰化钾发生普鲁士蓝反应，形成蓝色的亚铁氰化铁沉淀，定位于含铁的部位。①细胞外铁：细胞外铁呈蓝色的颗粒状、小珠状或团块状，主要存在于巨噬细胞的胞质内，有时也见于巨噬细胞外。②细胞内铁：胞质内出现蓝色颗粒的幼红细胞称为铁粒幼红细胞；当幼红细胞质内的蓝色铁颗粒 6 个以上，并围绕于核周排列成环形者称为环铁粒幼细胞。③铁粒红细胞：含有蓝色铁颗粒的成熟红细胞称为铁粒红细胞。

（2）参考值：①细胞外铁：（+）~（++），大多为（++）。②细胞内铁：铁粒幼红细胞 19% ~ 44%。

由于各实验室的实验条件不同，参考值也可有差异，应建立本实验室的正常值。

（3）临床意义：①缺铁性贫血时，骨髓细胞外铁明显减低，甚至消失；铁粒幼红细胞的百分率减低。经有效铁剂治疗后，细胞外铁增多。因此铁染色可作为诊断缺铁性贫血及指导铁剂治疗的重要方法，有人认为骨髓铁染色是缺铁性贫血诊断的金标准。②铁粒幼细胞性贫血时，出现较多环铁粒幼红细胞，铁粒幼红细胞也增多，其所含铁颗粒的数目也较多，颗粒也粗大，有时还可见铁粒红细胞。因此铁染色可作为诊断铁粒幼细胞性贫血的重要方法。③骨髓增生异常综合征时，铁粒幼红细胞的百分比可增高，其所含铁颗粒的数目可增多，环铁粒幼红细胞常见。在铁粒幼细胞难治性贫血，环铁粒幼红细胞在 15% 以上。④非缺铁性贫血如溶血性贫血、营养性巨幼细胞性贫血、再生障碍性贫血和白血病，细胞外铁正常或增高，细胞内铁正常或增高。⑤感染、肝硬化、慢性肾炎或尿毒症、血色病及多次输血后，骨髓细胞外铁增加。

2. 血清铁蛋白（SF） SF 含量也能准确反映体内储存铁情况，与骨髓细胞外铁染色具有良好的相关性，甚至 SF 反映体内储存铁可能比后者更准确。SF 减少只发生于铁缺乏症，单纯缺铁性贫血患者的 SF 一般在 10 ~ 20pg/mL 或以下，而伴有慢性感染、活动性肝病、恶性肿瘤、组织破坏、甲状腺功能亢进或铁剂治疗后 SF 可正常或增高。SF 的测定是诊断缺铁性贫血最敏感、可靠的方法。临床测定 SF 常用的方法是竞争的放射免疫法，SF 商品试剂盒的质量是测定结果准确性的关键。

（1）原理：铁蛋白的检测常采用固相放射免疫法，利用兔抗人铁蛋白抗体与铁蛋白相结合，再用 ^{125}I 标记兔抗人铁蛋白抗体与固相上结合的铁蛋白相结合，除去未结合的过多的放免标记物，洗脱结合放免标记的铁蛋白，用 γ 计数器与标准曲线比较。

（2）参考值：正常成人为 14 ~ 300μg/L，小儿低于成人，青春期至中年，男性高于女性。

（3）临床意义：①降低见于缺铁性贫血早期、失血、营养缺乏和慢性贫血等；②增高见于肝脏疾病、血色病、急性感染和恶性肿瘤等。

3. 红细胞碱性铁蛋白（EF） EF 是幼红细胞合成血红蛋白后残留的微量的铁蛋白，与铁粒幼红细胞数量呈良好的平行关系。EF 对缺铁性贫血敏感性低于血清铁蛋白，但 EF 较少受某些疾病因素的影响。缺铁性贫血患者伴发慢性感染时血清铁蛋白正常或增高，而 EF 则明显降低。EF 测定方法与血清铁蛋白类似，但测定影响因素相对较多，临床应用受到限制。

4. 血清铁（SI）、总铁结合力（TIBC）及转铁蛋白饱和度（TS） 缺铁性贫血患者的 SI 明显减少，总铁结合力增高，TS 减低。SI、TS 受生理、病理因素影响较大，其敏感性、特异性均低于血清铁蛋白；总铁结合力较为稳定，但反映储存铁变化的敏感性也低于血清铁蛋白。临床上这 3 项指标同时检测，对鉴别缺铁性贫血、慢性疾病引起的贫血和其他储铁增多的贫血仍有价值。

（1）血清铁测定：

1）原理：ICSH 推荐的血清铁检测方法是在三氯醋酸存在的条件下，加少量硫脲，通过抗坏血酸的还原作用，与转铁蛋白结合的 Fe^{3+} 变为 Fe^{2+}，并与显色剂如菲咯嗪生成红色化合物，同时作标准对照，于 562nm 比色，计算出血清铁量。

2）参考值：成年男性为 11 ~ 30μmol/L，女性为 9 ~ 27μmol/L。

3）临床意义：①血清铁均值为 20μmol/L，上限为 32μmol/L。出生 1 个月为 22μmol/L，比成人略高；1 岁后小儿时期约 12μmol/L。血清铁经常在变化，单项测定意义不大。②血清铁降低见于缺铁性贫血、失血、营养缺乏、发炎、感染和慢性病。③血清铁增高见于肝脏疾病、造血不良、无效性增生、慢性溶血、反复输血和铁负荷过重。

（2）血清总铁结合力检测：

1）原理：总铁结合力（total iron binding capacity，TIBC）需先测血清铁，再于血清内加入已知过量铁溶液，使其与未饱和的转铁蛋白结合，再加入吸附剂如轻质碳酸镁除去多余的铁。按此法检测总铁结合力，再减血清铁，则为未饱和铁结合力（UIBC）。

2）参考值：血清总铁结合力 48.3 ~ 68.0μmol/L。

3）临床意义：①增高见于缺铁性贫血、红细胞增多症；②降低或正常见于肝脏疾病、恶性肿瘤、感染性贫血、血色病和溶血性贫血，显著降低者见于肾病综合征。

（3）转铁蛋白饱和度检测：

1）原理：转铁蛋白饱和度简称铁饱和度，可由计算得出。

2）计算：转铁蛋白饱和度（TS）（%）=（血清铁 / 总铁结合力）×100。

3）参考值：20% ~ 55%（均值男性 34%，女性 33%）。

4）临床意义：①降低见于缺铁性贫血（TS 小于 15%），炎症等。②增高见于铁利用障碍，如铁粒幼细胞贫血、再生障碍性贫血；铁负荷过重，如血色病早期，储存铁增加不显著，但血清铁已增加。

（4）转铁蛋白检测：

1）原理：转铁蛋白（serum transferrin）检测可采用多种方法，如免疫散射比浊测定法、放射免疫测定法和电泳免疫扩散法。免疫散射比浊测定法利用抗人转铁蛋白血清与待检测的转铁蛋白结合形成抗原抗体复合物，其光吸收和散射浊度增加，与标准曲线比较，可计算出转铁蛋白值。

2）参考值：免疫比浊法 28.6 ~ 51 μmol/L。

3）临床意义：①增高见于缺铁性贫血、妊娠；②降低见于肾病综合征、肝硬化、恶性肿瘤、炎症等。

5. 红细胞游离原卟啉（FEP）　缺铁性贫血患者由于铁缺乏，血红蛋白合成减少，造成红细胞内 FEP 的蓄积，所以 FEP 可以间接反映铁的缺乏。FEP 对缺铁性贫血敏感性仅次于血清铁蛋白和 EF，但是铅中毒、红细胞生成性卟啉病、骨髓增生异常综合征（MDS）等可见 FEP 增高，而红细胞游离原卟啉 / 血红蛋白的比值变化对诊断缺铁性贫血的敏感性比红细胞游离原卟啉高。

红细胞游离原卟啉与锌离子结合生成锌原卟啉（ZPP），缺铁性贫血患者锌原卟啉增高。

（1）原理：红细胞内的原卟啉络合铁形成血红素，选用抗凝血分离红细胞，用酸提取原卟啉。利用荧光光度计检测其所发荧光峰值，与标准品比较，计算出红细胞内游离原卟啉（FEP）含量。红细胞内绝大部分原卟啉与锌离子络合成锌原卟啉（ZPP），测定时 ZPP 可变成 FEP，两者意义相同。

（2）参考值：①男性：FEP（0.78±0.22）μmol/L 红细胞。②女性：（1.0±0.32）μmol/L 红细胞。

（3）临床意义：① FEP 或 ZPP 增高见于缺铁性贫血、铁粒幼细胞性贫血，特别是铅中毒时增高显著，可能与铁络合酶被抑制、阻滞了铁的转运有关。另见于先天性铁络合酶缺陷症、无效造血和吡多醇缺乏症。② FEP/Hb 比值更敏感，可作为鉴别参考。缺铁性贫血时 FEP/Hb 大于 4.5μg/gHb，铅中毒时 FEP/Hb 更高。

6. 红细胞寿命测定　本实验测定较为烦琐，且影响因素较多，故实际应用较少。缺铁性贫血患者的红细胞寿命缩短。

四、诊断标准

缺铁性贫血的诊断应包括确定贫血是否是因缺铁引起的和查找缺铁的原因。根据病史、临床症状、体征及相关的检验，缺铁性贫血诊断并不困难。但除小儿缺铁性贫血患者外，目前国内还没有完全统一的诊断标准。在临床工作中形成的一系列比较完备的诊断方法，总的一条原则就是患者为小细胞低色素性贫血，又有铁缺乏的证据，即可诊断缺铁性贫血。

1. 国内诊断标准　以患者存在缺铁因素和临床小细胞低色素贫血为主。

（1）小细胞低色素性贫血：男性 Hb<120g/L，女性 Hb<110g/L，孕妇 Hb<100g/L；MCV< 80fl，MCH< 26pg，MCHC<0. 31；红细胞形态可有明显小细胞低色素性的表现。

（2）铁缺乏因素：患者铁摄入量不足，主要是乳制品、动物蛋白和蛋类食品的缺乏；铁需要量增加，主要发生在学龄前儿童、孕妇、哺乳期妇女；铁吸收障碍，消化道慢性炎症和转铁蛋白异常；铁丢失过多，常发生于消化道慢性失血患者和月经量过多的妇女。

（3）临床表现：患者一般仅有乏力、食欲缺乏、吞咽困难、舌萎缩；较严重的患者可出现反甲、头晕，儿童患者则可能出现精神症状或智力发育迟缓。

（4）铁代谢检查异常：患者主要呈现骨髓细胞外铁阴性，细胞内铁明显减少；血清铁蛋白<14μg/L（女性<10g/L）；血清铁<10μmol/L（女性<8μmol/L）；血清总铁结合力>70μmol/L（女性>80μmol/L）；转铁蛋白饱和度<15%；游离原卟啉>0.9μmol/L。

（5）铁剂治疗有效：临床上对怀疑为缺铁性贫血的患者可用硫酸亚铁诊断性治疗，一般为每次0.2 ~ 0.3g，每日3次口服，3d后网织红细胞计数百分比即可上升，治疗5 ~ 10d时，网织红细胞百分比最高，平均为6% ~ 8%，但很快网织红细胞计数又可降至正常水平。这是缺铁性贫血的特异性反应，对缺铁性贫血的诊断是可靠且简便的方法。

符合上述（1）和（2）~（5）中任2条以上者可诊断为缺铁性贫血。临床工作中常采用血象、骨髓、两种以上铁指标联合检查，以提高诊断的准确率。

2. 国外诊断标准　患者为低色素性贫血，且伴有缺铁因素和符合下述铁代谢指标中的任何3项者即可诊断为缺铁性贫血：①血清铁<8.95μmol/L；②转铁蛋白饱和度<0.15；③血清铁蛋白<12U/L；④红细胞游离原卟啉>1.26μmol/L；⑤RDW ≥ 0.14，MCV< 80fl。

五、鉴别诊断

缺铁性贫血需与下列疾病相鉴别。

1. 慢性感染性贫血　患者多为小细胞正色素性贫血，骨髓或血涂片粒细胞有感染中毒改变，骨髓铁染色增高，血清铁蛋白正常或增高，血清铁、转铁蛋白饱和度降低，总铁结合力正常或降低。

2. 铁粒幼细胞性贫血　因患者血红素不能正常合成导致铁利用障碍，血涂片中可见特征性的双形红细胞，骨髓内见多量环铁粒幼红细胞。血清铁蛋白升高，血清铁升高，总铁结合力降低。

3. 珠蛋白生成障碍性贫血　患者血红蛋白电泳异常，血涂片中可见多量靶形红细胞，RDW多在正常水平，骨髓铁染色增高。

4. 巨幼细胞性贫血　缺铁性贫血患者同时有叶酸或维生素B_{12}缺乏者，可合并巨幼细胞贫血，此时具有两种贫血的特点，可掩盖缺铁性贫血的血涂片和骨髓片细胞典型形态，可借助骨髓铁染色和血清铁蛋白鉴别之。

六、疗效标准

1. 治疗反应　患者铁剂治疗后血红蛋白升高15g/L，认为治疗有效；上升20g/L以上则更可靠。

2. 符合下面标准者为治愈　①临床症状完全消失；②血象恢复，血红蛋白升至正常值以上；③铁指标均恢复至正常，血红蛋白恢复以后要继续补充铁剂，直至储存铁的量也恢复正常；④引起缺铁的原发病治愈，病因消除，否则疗效不能持久。

第三节　巨幼细胞性贫血

巨幼细胞性贫血（megaloblastic anemia，MgA）是指叶酸、维生素B_{12}缺乏或其他原因引起DNA合成障碍所致的一类贫血。该病以患者骨髓中出现巨幼细胞为共同特点，外周血表现为大细胞性贫血，平均红细胞体积（MCV）及平均红细胞血红蛋白（MCH）均高于正常。国内以叶酸缺乏的巨幼细胞性贫血为多见。

一、病因及发病机制

叶酸必须由食物中获得，在小肠中被吸收，在肝脏内被还原为四氢叶酸等形式储存或到各组织发挥作用。维生素B_{12}也主要是从食物中获取，其吸收有赖于胃底壁细胞分泌的内因子和回肠特异性受体，食物中的维生素B_{12}与内因子结合后在回肠下端与内因子特异性受体接触后，维生素B_{12}分离出来并被吸收入血，随血液循环被运送到各组织，或储存于肝脏。二者均为DNA合成的必需物质。

1. 病因

（1）叶酸缺乏的巨幼细胞贫血：叶酸缺乏的原因有：①摄入量不足，多与营养不良、偏食、婴儿喂养不当、食物热处理过度等有关，这是最主要的原因；②需要量增加或消耗过多，如妊娠、哺乳期妇女、婴幼儿、慢性溶血性贫血、恶性肿瘤；③吸收不良，胃、小肠切除术后及乳糜泻；④药物原因，如叶酸拮抗剂、抗惊厥药物、抗疟药，抗结核药物等。

（2）维生素B_{12}缺乏的巨幼细胞贫血：维生素B_{12}的缺乏多与胃肠道功能紊乱有关，其原因为：①内因子缺乏，如恶性贫血、胃切除术后；②肠黏膜吸收功能障碍；③寄生虫或细菌的竞争。此外长期素食者偶尔也可发生本病。

（3）叶酸及维生素B_{12}治疗无效的巨幼细胞贫血：一部分巨幼细胞性贫血对叶酸及维生素B_{12}治疗均不发生反应，血清中叶酸及维生素B_{12}水平正常或偏高，患者巨幼细胞形态也不像叶酸、维生素B_{12}缺乏者典型，有人称之为“类巨幼样变”。大致分三类：①抗代谢药物诱发的巨幼细胞增生症，如巯基嘌呤、5-氟-2’去氧尿嘧啶、阿糖胞苷、羟基脲等；②骨髓增生异常综合征和红白血病、红血病；③先天性代谢障碍，如遗传性乳清酸尿症。

2. 发病机制　四氢叶酸和维生素B_{12}都是DNA合成过程中的辅酶，叶酸缺乏使脱氧胸腺嘧啶核苷酸（dTMP）生成减少，而dTMP是DNA合成的必需物质，这样就使DNA合成受阻；维生素B_{12}缺乏使四氢叶酸生成不足，还影响甲基丙二酰辅酶A转变为琥珀酰辅酶A，这两种物质的缺乏引起贫血的机制，是因为减慢了DNA合成速度，细胞增殖的S期延长，细胞核内DNA的含量虽多于正常，但未能达到倍增程度，导致细胞核增大而不能迅速分裂，核内更多的DNA加上其自身合成的修复机制，使链呈松螺旋及解链状态，表现为光镜下的疏松网状结构。因蛋白质及RNA合成相对较好，致使核质发育不平衡，呈“核幼质老”型。这种改变几乎发生在人体所有细胞和组织，但以造血组织最为严重，骨髓中出现典型改变的巨幼红细胞。由于叶酸、维生素B_{12}缺乏时合成的DNA存在结构上的缺陷，重螺旋化时易受机械性损伤和酶的破坏，进而染色体断裂，使细胞未能成熟就已被破坏，造成无效性造血，所以部分患者可发生轻度溶血、黄疸。类似情况也发生于粒细胞系统细胞和巨核细胞，但不如红细胞系统严重。维生素B_{12}缺乏时，血中甲基丙二酸大量聚积，可形成异常脂肪酸，进入髓磷脂使神经系统受累，引起后侧束亚急性联合病变，出现神经、精神症状。

叶酸、维生素B_{12}治疗无效的巨幼细胞贫血，虽然不是由于两者的缺乏造成，但其基本原因也是影响DNA合成。

二、临床表现

1. 血液系统表现　起病一般缓慢，逐渐发生贫血的症状。由于无效性造血及成熟的红细胞寿命缩短，可有黄染，因此皮肤、黏膜常呈柠檬色。叶酸缺乏的患者，如未能及时诊治，后期病情将发展迅速。这是由于消化道黏膜上皮细胞的DNA合成障碍，发生巨幼变及萎缩后发生的一系列消化道症状，使叶酸的摄入及吸收均锐减，叶酸缺乏迅速加重，症状日趋严重，可出现全血细胞的减少。由于血小板的减少，可有紫癜、鼻出血及月经过多等出血的表现。

2. 消化道表现　如上所述，DNA合成的障碍也影响到增生旺盛的上皮细胞，如口腔黏膜、舌乳突及胃肠道的黏膜上皮细胞，使之发生萎缩，出现一系列的表现，如舌乳突萎缩，舌面呈苍白光滑或红而光滑称为“牛肉样舌”，急性者可有舌痛；食欲下降、恶心，严重者甚至呕吐。叶酸缺乏者常有腹胀、腹泻，粪便量多稀糊状，为吸收不良的表现。维生素B_{12}缺乏时可有便秘。脾脏可轻度增大，经B超探测肿大者约占1/3，但临床仅约10%脾可触及。

3. 神经、精神的异常表现

（1）叶酸缺乏时可有易激动、易怒、精神不振，缺乏程度严重时，甚至出现妄想狂等精神症状。

（2）维生素B_{12}缺乏时由于髓鞘质合成障碍，末梢神经、脊髓以及脑部均可遭到损害。侵及脊髓后索及侧索即称为脊髓联合变，患者可发生下列神经系异常：对称性的感觉异常并有本体感觉（尤其是振动感）、触觉及痛觉的障碍，以及味觉、嗅觉障碍，共济失调，步态不稳。肌腱反射初可减低，当肌痉挛、肌张力增加时，肌腱反射即亢进，肌力减弱。可有大、小便失禁，视力可下降，视神经萎缩。精神状态的异常可有以下的表现：易倦，善忘，举止迟钝，定向力障碍，精神抑郁、忧心忡忡、躁动不安、失眠，喜怒无常、谵妄、幻觉症、迫害狂、躁狂、妄想痴呆，恐慌症。维生素 B_{12} 缺乏时所发生的神经精神的异常可发生在贫血的症状出现之前，而易导致延误诊断。经注射维生素 B_{12} 后，精神症状好转快，但神经损伤的恢复则较慢，因为髓鞘质合成障碍后神经元轴突遭到破坏，其恢复很慢，尤其在疾病晚期，神经已遭到严重的损伤，其恢复更慢，甚至不能完全恢复而终身致残。

4. 其他　免疫力下降，易患感染。叶酸缺乏时常有明显的体重下降，维生素 B_{12} 缺乏时可有皮肤色素改变等。

三、实验室检查

1. 血象　患者贫血程度不等，多较严重。属大细胞正色素型贫血，平均红细胞体积（MCV）大，平均红细胞血红蛋白（MCH）升高，而平均红细胞血红蛋白浓度（MCHC）可正常；血涂片红细胞大小明显不均，且形态不规则，以椭圆形大细胞居多，着色较深，嗜多色性、嗜碱点彩红细胞增多，可见少量有核红细胞及 Howell-Jolly 小体。网织红细胞绝对值减少，百分率偏低，但亦可正常或略偏高。白细胞及血小板常有轻度减少。中性分叶核粒细胞胞体偏大，分叶过多，5 叶以上者 >3%，多者可达 6 ~ 9 叶或以上，偶见中、晚幼粒细胞。血小板亦可轻度减少，可见巨大血小板。

2. 骨髓象　骨髓增生明显活跃，幼红细胞大小不等，以大为主，核浆“发育不平行”，呈“老浆幼核”现象，细胞形态呈典型的巨幼改变，粒细胞系统、巨核细胞系统形态呈巨幼性改变。成熟红细胞、粒细胞、血小板形态变化与血常规相同。

3. 叶酸及维生素 B_{12} 的检验

（1）叶酸测定：对巨幼细胞贫血患者的叶酸测定方法有生物学法和放射免疫法，后者操作简便，时间短，影响因素少，更适合临床应用。有专门的叶酸测定试剂盒，其原理为用 ^{125}I 标记的叶酸及叶酸抗体与标本中叶酸共同作用，即用竞争法测定叶酸含量。一般认为血清叶酸 <6.8nmol/L，红细胞叶酸 <2 227nmol/L 为叶酸减少。标本溶血对血清叶酸的结果影响较大。

必须注意的是要同时测定血清和红细胞的叶酸，因为红细胞叶酸不受当时叶酸摄入情况的影响，能反映机体叶酸的总体水平及组织的叶酸水平。

血清（红细胞）叶酸检测：

1）原理：放射免疫法用核素与叶酸结合，产生 γ 放射碘叶酸化合物，放射活性与受检血清（红细胞）叶酸含量成反比，与已知标准管对照，换算出叶酸含量。

2）参考值：血清叶酸 6 ~ 21ng/mL，红细胞叶酸 100 ~ 600ng/mL。

3）临床意义：①患者血清和红细胞的叶酸水平下降，红细胞与血清的叶酸浓度相差几十倍。身体组织内叶酸已缺乏但尚未发生巨幼红细胞贫血时，红细胞叶酸测定对于判断叶酸缺乏与否，尤其有价值。②在维生素 B_{12} 缺乏时，红细胞叶酸亦降低。

（2）维生素 B_{12} 测定：维生素 B_{12} 测定方法与叶酸相似，常用竞争放射免疫法。血清维生素 B_{12} 测定影响因素较多，其特异性不及叶酸测定，应结合临床及其他检查综合分析判断是否巨幼细胞贫血。

血清维生素 B_{12} 检测：

1）原理：放射免疫法用已知量有放射活性的维生素 B_{12}，加受检者无放射活性 B_{12} 血清稀释，与结合蛋白结合，检测其放射活性，其量与受检血清 B_{12} 含量成反比，与标准管做对照，换算出维生素血清 B_{12} 的含量。

2）参考值：100 ~ 1 000pg/mL。

3）临床意义：血清维生素 B_{12} 小于 100 ~ 140pg/mL，见于巨幼细胞性贫血、脊髓侧束变性、髓鞘障碍症。

（3）诊断性治疗试验：本法简单易行，准确性较高，对不具备进行叶酸、维生素 B_{12} 测定的单位可用以判断叶酸或维生素 B_{12} 的缺乏情况，从而达到诊断巨幼细胞贫血的目的。方法是给患者小剂量叶酸或维生素 B_{12} 使用 7 ~ 10d，观察疗效反应，若 4 ~ 6d 后网织红细胞上升，应考虑为相应的物质缺乏。本试验须注意饮食的影响。

小剂量叶酸对维生素 B_{12} 缺乏的巨幼细胞性贫血无效，而用药理剂量的叶酸亦可有效，但同时可加重患者神经系统症状，因为此时增加了造血系统对维生素 B_{12} 的利用，使维生素 B_{12} 更加缺乏。因此本实验不仅可用于诊断叶酸缺乏，还可与维生素 B_{12} 缺乏作鉴别。

（4）叶酸或维生素 B_{12} 吸收试验：用于检测患者对叶酸或维生素 B_{12} 的吸收功能。

1）原理：本试验目的是测定叶酸、维生素 B_{12} 吸收是否正常。用核素 ^{3}H 标记的叶酸 40μg/kg，一次口服后肌内注射无标记叶酸 15mg，测定尿粪中的放射性反映叶酸的吸收；给患者口服核素 ^{57}Co 标记的维生素 B_{12}0.5g，2h 后肌内注射未标记的维生素 B_{12}1mg，收集 24h 尿测定 ^{57}Co 排出量反映维生素 B_{12} 的吸收。

2）参考值：正常人从尿中排出口服叶酸剂量的 32% ~ 41%，排出维生素 B_{12} 大于 7%。

3）临床意义：叶酸吸收障碍者从尿中排出小于 26%，粪中排出大于 60%。巨幼细胞性贫血维生素 B_{12} 排出小于 7%，恶性贫血患者小于 5%。

（5）甲基丙二酸测定：维生素 B_{12} 缺乏患者，血清和尿内该物质水平增高。

1）原理：D- 甲基丙二酰辅酶 A 转变为琥珀酰辅酶 A 的异构化过程中需要辅酶维生素 B_{12}，当维生素 B_{12} 缺乏时，D- 甲基丙二酰辅酶 A 增高，水解后成为甲基丙二酸。口服缬氨酸 10g，收集 24h 尿测定甲基丙二酸盐的排出量。

2）参考值：正常人 0 ~ 3.4mg/24h。

3）临床意义：在维生素 B_{12} 缺乏早期，骨髓细胞出现巨幼变之前，本试验可出现阳性，甲基丙二酸盐的排出量增高，可达 300mg/24h。

（6）组氨酸负荷试验：

1）原理：叶酸缺乏时，组氨酸转变为谷氨酸的过程受阻，代谢中间产物亚氨甲基谷氨酸（formiminoglutamate，FIGlu）产生增加，大量从尿中排出。受检查者口服组氨酸 20g，测定 24h 尿中 FIGlu。

2）参考值：正常人约 5 mg/24h。

3）临床意义：叶酸缺乏的巨幼细胞贫血者尿中有大量 FIGlu 排出，大于 1g/24h。

4. 胆红素测定　巨幼细胞性贫血可因无效造血伴发溶血，血清间接胆红素可轻度增高。

其他还有胃液分析，胃液量减少，游离酸减少，组氨酸负荷试验、血清半脱氨酸测定水平升高；血清内因子阻断抗体试验呈阳性；内因子测定水平下降等。

四、诊断标准

巨幼细胞性贫血的诊断一般并不困难，根据典型的血象和骨髓中的巨幼细胞，诊断即可成立。然后要明确其原因，是叶酸的缺乏还是维生素 B_{12} 的缺乏所致，是单纯的营养缺乏还是继发于其他基础疾病，这些都与治疗及预后有关。单纯用形态学检验是无从区分的，若根据病史、体征及某些实验室检查及小剂量诊断性治疗试验的结果，加以综合分析，两者是可以鉴别的，其中叶酸、维生素 B_{12} 测定有重要鉴别价值，而小剂量诊断性治疗试验因其方便实用，即便对具有叶酸、维生素 B_{12} 测定条件的单位，也是一种常用方法。

1. 国内诊断标准

（1）临床表现：①一般有慢性贫血症状。②有消化道症状，食欲缺乏或消化不良，舌痛、舌红、舌乳头萎缩较常见。③神经系统症状：多见于维生素 B_{12} 缺乏者，恶性贫血者本症状典型。

（2）实验室检查：①大细胞性贫血，平均红细胞体积（MCV）>100fl，多数红细胞为大的椭圆形。②白细胞和血小板可减少，中性分叶核分叶过多。③骨髓呈巨幼细胞贫血形态改变。④叶酸测定，血清叶酸 <6. 91nmol/L，红细胞叶酸 <227nmol/L。⑤血清维生素 B_{12} 测定 <74 ~ 103pmol/L，红细胞叶酸 <227nmol/L。⑥血清维生素 B_{12} 测定 <19.6pmol/L。⑦血清内因子阻断抗体阳性。⑧放射性维生素 B_{12} 吸收试验，24h 尿中排出量 <4%，加内因子后可恢复正常（>7%）；用放射性核素双标记维生素 B_{12} 进行吸收试验，24h 维生素 B_{12} 排出量 <10%。

具备上述（1）的①或②，和（2）的①、③或②、④者诊断为叶酸缺乏的巨幼细胞性贫血；具备上述（1）的①或②，和（2）的①、③或②、⑤者诊断为维生素 B_{12} 缺乏的巨幼细胞性贫血；具备上述（1）的①、②、③，和（2）的①、③、⑥、⑦者怀疑有恶性贫血，⑧为确诊试验。

2. 国外诊断标准　国外标准与国内标准基本相同，另外增加一些特殊试验。

（1）叶酸缺乏的巨幼细胞性贫血：①红细胞叶酸测定 <317.8 ~ 363. 2nmol/L；②血清半胱氨酸增高；③脱氧尿嘧啶核苷抑制试验异常，可被叶酸纠正；④叶酸诊断性治疗有效。

（2）维生素 B_{12} 缺乏的巨幼细胞性贫血：①血清维生素 B_{12} 测定 <111 ~ 148pmol/L；②血清甲基丙二酸增高；③脱氧尿嘧啶核苷抑制试验异常，可被维生素 B_{12} 纠正；④维生素 B_{12} 诊断性治疗有效。

（3）恶性贫血：胃液内因子测定 <200U/h。

五、鉴别诊断

由于巨幼细胞性贫血是 DNA 合成障碍所致，骨髓可有两系统血细胞或三系统血细胞受累，全身其他系统亦可出现相应临床症状，所以本病常需与下列有相似特征的疾病相鉴别。

1. 全血细胞减少性疾病　部分巨幼细胞性贫血患者可表现有明显的全血细胞减少，应与再生障碍性贫血等病相鉴别，骨髓常规检查两者有明显区别。

2. 消化系统疾病　消化道症状明显的或继发于消化系统疾病的巨幼细胞性贫血应与消化系统疾病相鉴别，如胃及十二指肠溃疡、胃癌、肝脾疾病等，鉴别方法主要是骨髓检查。

3. 神经系统疾病　维生素 B_{12} 缺乏的巨幼细胞性贫血因有明显的神经症状，易误诊为神经系统疾病，可以血清维生素 B_{12} 水平测定相鉴别。

4. 骨髓增生异常综合征（MDS）及急性红白血病（AML-M6）　这两种疾病患者细胞也可出现巨幼样变，分叶核细胞分叶过多等特征，但其红细胞巨幼样改变一般没有巨幼细胞性贫血的明显；骨髓增生异常综合征和急性红白血病还有髓系原始细胞增多、细胞形态畸形等改变，对叶酸、维生素 B_{12} 治疗无效等特征。

5. 无巨幼细胞增多的大细胞性贫血　如网织红细胞增多症、部分肝脏疾病、酒精中毒、骨髓增殖性疾病、部分骨髓增生异常综合征等，这些疾病除有其自身特点外，大红细胞一般不如巨幼细胞贫血明显，且呈圆形而非卵圆形，中性粒细胞无分叶过多现象，也不累及其他血细胞。

6. 溶血性贫血　巨幼细胞性贫血因无效造血出现溶血黄疸等症状，但溶血性贫血一般黄疸较重，网织红细胞升高明显，骨髓检查及其他溶血试验可与巨幼细胞性贫血相鉴别。

六、疗效标准

1. 国内标准

（1）有效：经过治疗后患者的临床贫血及消化系统症状消失；血常规恢复正常，粒细胞分叶过多现象消失；骨髓象恢复正常。

（2）部分有效：经过治疗后患者的临床症状明显改善；血红蛋白可上升 30g/L；骨髓细胞形态基本正常。

（3）无效：经过治疗后患者的临床、血常规、骨髓象均无改变。

2. 国外标准　对巨幼细胞性贫血患者的疗效标准只有无效和有效之分，认为经相应治疗后，临床症状得到改善，出现网织红细胞的典型反应，血红蛋白随之上升，血常规逐渐恢复，即为治疗有效。

第四节　再生障碍性贫血

再生障碍性贫血（aplastic anemia，AA），简称再障，是由多种原因引起的骨髓造血干细胞及造血微环境的损伤，以致骨髓造血组织被脂肪代替引起造血功能衰竭的一类贫血。其特征是全血细胞减少，进行性贫血、出血和继发感染，患者以青壮年居多，男性多于女性。

一、病因

再生障碍性贫血是表示骨髓造血功能衰竭的一组综合征，按其发病原因，可分为体质性（先天性）再生障碍性贫血和获得性再生障碍性贫血。通常所说的再生障碍性贫血是指后者，又可分为原发性再生障碍性贫血（未能查明原因的再生障碍性贫血或现在还未被人们认识到），继发性再生障碍性贫血指有某些化学物质和药物，如（氯霉素、苯等）、电离辐射、生物因素（如病毒性肝炎、结核等）以及妊娠、阵发性睡眠性血红蛋白尿症（PNH）等。统计资料表明，原发性再生障碍性贫血所占比例逐渐下降，继发性再生障碍性贫血有增多趋势。

二、发病机制

再生障碍性贫血是再生障碍性贫血致病因素作用于人体而导致的，其机制复杂，往往是多方面作用的结果，目前公认的有造血干细胞缺乏、造血微环境的缺陷、免疫机制异常等。

1. 造血干细胞受损　再生障碍性贫血患者的造血干细胞数量减少，或者有分化成熟障碍。用培养的方法证明再生障碍性贫血患者骨髓和血中粒细胞 - 单核细胞集落生成单位（CFU-GM）、红细胞集落生成单位（CFU-E）、巨核细胞集落生成单位（CFU-Meg）都减少；再生障碍性贫血的骨髓增生减低及淋巴组织萎缩，全身的淋巴细胞系也是减少的，这也很可能是由于多能干细胞的减少之故。从治疗的角度看，输入同种异基因骨髓亦即输入干细胞可使患者造血功能恢复，也证实再生障碍性贫血时干细胞的缺乏。

2. 造血微环境的缺陷　少数再生障碍性贫血患者骨髓体外细胞培养生长良好，但移植得到的干细胞却不能很好增殖，对这种患者进行骨髓基质移植能使患者骨髓生长，据此认为这些患者有造血微环境的缺陷。

3. 体液因素调节异常　再生障碍性贫血患者血清中造血调节因子活性增加，如集落刺激因子、红细胞生成素，有学者认为这些因子不能被运输至骨髓，而有学者认为这是患者的继发性代偿反应。少数患者造血负调控因子水平增高，如干扰素（INF）、白介素 -2（IL-2）、前列腺素（PGE）等。

4. 细胞免疫机制异常　部分患者存在 T 淋巴细胞介导的免疫抑制。一部分患者抑制性 T 淋巴细胞活性增强，抑制自身或正常人骨髓造血细胞的增殖，有人认为再生障碍性贫血患者 CD47CD8 细胞比例无明显失衡，其骨髓抑制作用主要与活化的细胞毒性 T 淋巴细胞（TCL）有关。用免疫抑制药或 ATG 治疗可取得较好疗效。

其他如单核细胞抑制作用，第二信使 cAMP 水平下降，也被认为与再生障碍性贫血发病有关。

三、病理生理

再生障碍性贫血的主要病变包括造血功能障碍、止血机制异常及免疫功能降低 3 个方面。

1. 造血功能障碍

（1）造血组织的病变：骨髓增生减低，长管状骨多完全变为脂肪髓而呈蜡黄色油胨状，严重病例扁平骨亦变为脂肪髓。有的在脂肪髓中散在一些造血灶，造血灶中包括不同比例的造血细胞成分，但仍可见有较多的淋巴细胞及浆细胞，其增生程度可接近或超过正常。

（2）无效性红细胞生成和无效性血红素合成：慢性再生障碍性贫血骨髓虽有代偿性增生的部位，但此部位可能有无效性红细胞生成。

（3）其他：如肾上腺皮质萎缩，重量减轻，皮质细胞内的脂肪、脂质及胆固醇含量均较多。肾上腺皮质分泌增加，但储备能力降低。患者血浆及血细胞的 cAMP 含量降低。男性患者睾丸萎缩，血清睾酮减低，雌二醇增加，这更不利于造血。

2. 止血机制异常　部分患者凝血时间延长，凝血活酶生成障碍，少数患者血中出现类肝素抗凝物质。蛋白 C 含量及抗凝血酶活性增高。血小板除数量减少外，其体积变小，形态不规则，突起少，胞质透明，颗粒减少或消失，其黏附性、聚集性及血小板因子Ⅲ明显低于正常。微血管功能方面有不同程度改变。因此可出现广泛出血。

3. 免疫功能降低　患者的粒细胞减少，其碱性磷酸酶阳性率和阳性指数增加，可能和细胞衰老有关。淋巴细胞绝对值减少，T细胞、B细胞均减少，T_8增加，T_4/T_8减少，甚至倒置。血清总蛋白与白蛋白含量均较正常减低，淋巴因子IL-2、IL-2受体、干扰素γ及肿瘤坏死因子增加（这些都对骨髓造血有抑制作用），自然杀伤细胞减少。表明患者的体液及细胞免疫功能都有异常。

四、临床表现及分型

再生障碍性贫血的主要的临床表现为贫血、出血、发热和感染。由于这些症状发生的快慢、严重性以及病变的广泛程度不同，临床表现亦各异。国外根据病程分为急性再生障碍性贫血（<6个月）、亚急性再生障碍性贫血（6个月至1年）、慢性再生障碍性贫血（长于1年）3类，后又提出重型再生障碍性贫血（SAA）。我国根据其发病原因、病程、病情、血常规、骨髓象、转归等方面特点，将再生障碍性贫血分为慢性再生障碍性贫血（SAA）和急性再生障碍性贫血（AAA）（表2-4）。

表2-4　急、慢性再生障碍性贫血的主要区别

区别点	急性	慢性
起病	多急骤，贫血进行性加剧	多缓渐
出血症状	部位多，程度重，内脏出血多见	部位少，程度较多限于体表
感染	多见，且较严重，多合并败血症	少见，且较轻
血常规	全血细胞减少严重，网织红细胞<1%，中性粒细胞<0.5×10⁹/L，血小板降低	白血细胞减少较轻，网织红细胞>1%，中性粒细胞，血小板较高
骨髓象	多部位增生减低，非造血细胞增加	有的部位增生活跃，有的部位增生减低，非造血细胞增加不明显
预后	病程短，经多种治疗，约半数病例缓解，少数病例存在较长	病程较长，早期治疗者可治愈或缓解，部分病例进程慢，部分迁延不愈，少数死亡

1. 急性再生障碍性贫血　发病年龄4～47岁，多小于12岁，但各种年龄、性别都可发病。约50%病例发病急骤，50%病例发病缓渐。约50%病例以贫血发病，50%病例以出血发病，少数病例以发热发病，出血趋势十分严重，不仅有皮肤、黏膜等外部出血，且有多处内脏出血，包括消化道（便血）、泌尿生殖器（血尿、子宫出血）及中枢神经系出血。失血量较多。有的患者眼底出血致影响视力。发热及感染也较严重，体温多在39℃以上，除呼吸道感染和口腔黏膜感染外，也可有肺炎、蜂窝织炎、皮肤化脓及败血症等。严重的感染常加重出血趋势，出血又易继发感染，而出血及感染都可加重贫血。

（1）血常规：全血细胞减少，程度十分严重，血红蛋白可降至30g/L左右，白细胞降至1.0×10^9/L左右，中性粒细胞极度减少可至10%，血小板可少于10×10^9/L，网织红细胞大多少于1%，可降为0%。红细胞、粒细胞形态大致正常。

（2）骨髓象：绝大多数病例多部位骨髓穿刺示增生不良，分类计数示粒、红系细胞减少，淋巴细胞、浆细胞、组织嗜碱性细胞及网状细胞增多，骨髓涂片中不易找到巨核细胞。可见非造血细胞团。

此型相当于国外的重型再生障碍性贫血（SAA），为与重型慢性再生障碍性贫血区别，称之为SAA-Ⅰ。

2. 慢性再生障碍性贫血　发病年龄2～46岁，但以50～60岁发病率高，男多于女。发病多缓渐，多以贫血发病，以出血或发热发病者甚为少见。出血趋势很轻，常见的出血为皮肤出血点或轻微的牙龈出血，很少有内脏出血，但青年女性可有不同程度的子宫出血。合并严重感染者甚少见，如有感染，亦常为感冒，体温多在38℃以内。

（1）血常规：全血细胞减少程度较轻，血红蛋白多在50g/L左右，白细胞多在2×10^9/L左右，中性粒细胞多在25%左右，血小板降至（10～20）$\times10^9$/L，网织红细胞多大于1%。

（2）骨髓象：胸骨和脊突增生活跃，骨骼多增生减低。分类计数：增生活跃的部位红细胞系增多，且晚幼红细胞增多，巨核细胞减少；增生减低部位粒细胞、红细胞系都减少，多找不到巨核细胞，淋巴细胞百分率增多，片尾有较多脂肪细胞，骨髓小粒造血细胞所占的面积比率少于50%。肉眼观察骨髓液有较多油滴。

如病程中病情恶化，临床、血常规及骨髓象与急性型相似，称重型再生障碍性贫血Ⅱ型（SAA-Ⅱ）。

五、检验项目

1. 血常规　再生障碍性贫血全血细胞减少为最主要特点，但早期红细胞、血细胞、血小板三者不一定同时出现减少，并且减少的程度也不一定呈平行关系。急性再生障碍性贫血属正色素正细胞性贫血，Hb、网织红细胞明显减低，白细胞减少，主要为中性粒细胞减少，而淋巴细胞比例相对增高。血小板减少，体积偏小，突起和颗粒减少，形态可不规则。慢性再生障碍性贫血各指标均要好于急性再生障碍性贫血。全血细胞减少程度较轻，血红蛋白多在50g/L左右，白细胞多在$2 \times 10^9/L$左右，中性粒细胞多在25%左右，血小板降至（10 ~ 20）$\times 10^9/L$，网织红细胞多大于1%。

2. 骨髓象　再生障碍性贫血患者的骨髓象特点为增生低下，造血细胞减少，脂肪多，穿刺涂片时见较多量的油滴，以致片膜不易干燥。必要时需结合骨髓活检考虑。急性型绝大多数病例多部位骨髓穿刺示增生不良，分类计数示粒、红系细胞减少，淋巴细胞、浆细胞、组织嗜碱性细胞及网状细胞增多，骨髓涂片中不易找到巨核细胞，可见非造血细胞团。慢性型胸骨和脊突增生活跃，骨骼多增生减低。分类计数：增生活跃的部位红细胞系增多，且晚幼红细胞增多，巨核细胞减少；增生减低部位粒细胞、红细胞系都减少，多找不到巨核细胞，淋巴细胞百分率增多，片尾有较多脂肪细胞，骨髓小粒造血细胞所占的面积比率少于50%。肉眼观察骨髓液有较多油滴，如病程中病情恶化，临床、血常规及骨髓象与急性型相似，称重型再生障碍性贫血Ⅱ型（SAA-Ⅱ）。

3. 细胞化学染色　常用于再生障碍性贫血检验的化学染色是中性粒细胞碱性磷酸酶（NAP），再生障碍性贫血患者NAP值升高，随病情改善而下降。另外过碘酸-雪夫反应（PAS）、骨髓铁染色也可用于再生障碍性贫血的检验，再生障碍性贫血患者中性粒细胞PAS反应比正常人显著增强，骨髓铁染色显示铁储存量偏高，常在++ ~ +++以上。

中性粒细胞碱性磷酸酶染色：

原理：显示碱性磷酸酶的方法有钙-钴法和偶氮偶联法两种。血细胞的碱性磷酸酶（alkaline phosphatase，ALP）在pH9.6左右的碱性条件下将基质液中的β甘油磷酸钠水解，产生磷酸钠，磷酸钠与硝酸钙发生反应，形成不溶性磷酸钙。磷酸钙与硝酸钴发生反应，形成磷酸钴，磷酸钴与硫化氨发生反应，形成不溶性棕黑色的硫化钴沉淀，定位于酶活性之处。

参考值：正常情况下碱性磷酸酶主要存在于成熟中性粒细胞，除巨噬细胞可呈阳性反应外，其他血细胞均呈阴性反应。成熟中性粒细胞碱性磷酸酶（NAP）的积分值为7 ~ 51分。

临床意义：NAP有年龄、性别以及月经周期、妊娠期、应激状态等生理变化。在临床中NAP染色主要用于：细菌性感染升高，而病毒性感染时一般无明显变化，因而可有助于鉴别感染；慢性粒细胞白血病的诊断与鉴别诊断，CML的NAP明显降低，甚至到0；再生障碍性贫血的NAP积分值增高。

4. 造血髓总容量　用放射性核素扫描技术，放射性核素进入患者体内，被骨髓单核-吞噬系统细胞吞噬而成像，证实再生障碍性贫血患者的造血髓总容量减少。

5. 骨髓细胞培养　再生障碍性贫血属于造血干细胞异常疾病，通过粒细胞、巨噬细胞集落形成单位（CFU-GM）、红细胞集落形成单位（CFU-E、BFU-E）、T淋巴细胞集落形成单位（CFU-TL）等培养来观察干细胞的异常。

（1）再生障碍性贫血患者的CFU-GM集落数明显减少或为零，丛形成亦减少，但丛/集落比值明显高于正常。暴式红细胞集落形成单位BFU-E和CFU-E培养集落形成都减少甚至为零。所以细胞培养可作为诊断再生障碍性贫血的重要方法。

（2）再生障碍性贫血集落数减少的程度与病情严重性较一致，病情好转时集落数上升，因此细胞培养可作为病情判断和疗效观察的重要方法。

（3）CFU-TL 的培养有助于研究再生障碍性贫血发病的免疫机制。若上述培养生长为正常的再生障碍性贫血患者理论上应属造血诱导微环境（HIM）缺陷，可通过成纤维细胞培养 CFU-F 来证实。再生障碍性贫血的发病机制不同，细胞培养的结果也不同，因此细胞培养对研究再生障碍性贫血的发病机制和指导临床治疗有重要价值。

6. 免疫功能检验

（1）T 细胞检验：对再生障碍性贫血患者的免疫功能检验有 E 玫瑰花环形成试验、淋巴细胞转化试验、T 细胞亚群测定，淋巴因子 γ IFN、IL-2 可增高，IL-1 减少等。

（2）B 细胞检验：患者 B 细胞膜表面免疫球蛋白（SmIg）标记明显减低，血清免疫球蛋白可减低，循环免疫复合物（CIC）可增高等。

随着流式细胞仪的广泛应用，利用单克隆抗体直接分析再生障碍性贫血患者血液或骨髓的淋巴细胞各亚群的数量和功能。

（3）单核细胞减少：再生障碍性贫血患者外周血单核细胞比例减低或仍维持正常范围，但绝对数一定减少。

7. 其他检验

（1）染色体：再生障碍性贫血患者淋巴细胞姐妹染色单体互换（sister chromatid exchange，SCE）率可用于了解细胞 DNA 的损伤和修复。正常人 SCE 率较低，而再生障碍性贫血患者 SCE 率增高，提示染色体 DNA 的损伤。

（2）红细胞生成素（EPO）：慢性再生障碍性患者红细胞生成素显著升高，但多数贫血患者红细胞生成素也升高。

（3）血小板平均容积（MPV）：正常人血小板数与 MPV 呈非线性负相关，血小板数愈低，MPV 愈大，而再生障碍性贫血患者血小板数越低，MPV 越小。在再生障碍性贫血患者治疗过程中 MPV 明显增大，待病情稳定后 MPW 又逐渐变小，并且 MPV 增大的出现比骨髓及血象恢复早。所以 MPV 是预示骨髓恢复的指标，MPV 大小还可以预示有无出血倾向。

（4）血红蛋白 F 测定：慢性再生障碍性贫血贫血患者血红蛋白 F 升高，一般认为血红蛋白 F 升高的再生障碍性贫血患者预后较好。

六、诊断标准

当患者血液表现为全血细胞减少，特别是伴有出血、发热、感染时，而脾不大，均应考虑再生障碍性贫血的可能。再生障碍性贫血的诊断要考虑：①全血细胞减少，有一些不典型的再生障碍性贫血有一、两系统血细胞先后或同时减少，最后发展为全血细胞减少。②骨髓多增生低下，慢性再生障碍性贫血或不典型再生障碍性贫血的增生灶处可呈骨髓增生活跃。疑为再生障碍性贫血患者，应做骨髓活检，有条件的可以做全身放射性核素扫描。③确诊再生障碍性贫血后，通过全面实验室检查可进一步确定其类型，并尽可能查明原因。

1. 国内标准　1987 年第四届全国再生障碍性贫血学术会议修订再生障碍性贫血诊断标准为：①全血细胞减少，网织红细胞绝对值减少；②一般无肝脾肿大；③骨髓至少有一个部位增生减少或不良，非造血细胞增多；④排除其他伴有全血细胞减少的疾病；⑤一般抗贫血治疗无效。

2. 急性再生障碍性贫血诊断标准　综合国内外文献，做如下总结。

（1）有急性再生障碍性贫血临床表现：发病急，贫血进行性加剧，常伴有严重感染、内脏出血。

（2）血常规：血红蛋白下降较快，并具备下述两条：①网织红细胞 <0.01，绝对值 $<15\times10^9/L$；②白细胞数明显减少，中性粒细胞绝对值 $<0.5\times10^9/L$；③血小板 $<20\times10^9/L$。

（3）有急性再生障碍性贫血骨髓象表现：①多部位增生减低，三系造血细胞明显减少；②非造血细胞增多，淋巴细胞比例明显增高。

3. 慢性再生障碍性贫血诊断标准　须符合下述 3 项标准。

（1）有慢性再生障碍性贫血临床表现：发病慢，贫血、感染、出血较轻，可出现病情恶化。

（2）血常规：慢性再生障碍性贫血患者血红蛋白下降较慢，网织红细胞、白细胞数及血小板比急性再生障碍性贫血高。

（3）骨髓象：慢性再生障碍性贫血患者骨髓有三系或两系血细胞减少，至少一个部位增生不良，可见有核红细胞，巨核细胞明显减少，非造血细胞增加。

4. 国外标准　参照美国标准，并结合近年的国外文献做如下综述。

（1）标准型再生障碍性贫血：①粒细胞 $<0.5 \times 10^9/L$；②血小板计数 $<20 \times 10^9/L$；③网织红细胞 <0.01（以上 3 项中符合 2 项）；④骨髓增生中至重度减低，非造血细胞 >0.70；⑤除外其他全血细胞减少性疾病。

（2）轻型再生障碍性贫血：①骨髓增生减低；②全血细胞减少。

七、鉴别诊断

多种疾病具有与再生障碍性贫血相似的全血细胞减少，故需与再生障碍性贫血相鉴别。

1. 阵发性睡眠性血红蛋白尿症（PNH）　该症是再生障碍性贫血患者首要鉴别的疾病。此症伴全血细胞减少，且再生障碍性贫血患者中偶尔也可出现对补体敏感的红细胞，因此这两种病可混淆。但 PNH 是溶血性贫血，患者有黄疸，网织红细胞轻度增高，酸溶血试验阳性，发作时有血红蛋白尿，骨髓红系增生活跃等，再生障碍性贫血患者多没有这些特点。

再生障碍性贫血与 PNH 均属于造血干细胞发育异常疾病，少数病例可相互转化，即先表现为再生障碍性贫血后出现 PNH 的实验室检查特征，或先表现为 PNH 后出现慢性骨髓造血功能低下，称为 AA-PNH 综合征。有人认为一部分再生障碍性贫血的本质是 PNH 前期状态，而 AA-PNH 综合征只是这些病例的发展过程。

2. 骨髓增生异常综合征（MDS）　MDS 的血常规和临床症状，有时与再生障碍性贫血很相似。临床工作中常遇到的情况是增生度较活跃的患者，是 MDS 无效造血，还是再生障碍性贫血增生灶或再生障碍性贫血对治疗的反应；还有低增生的 MDS 也要与再生障碍性贫血相鉴别。MDS 患者除可有原始细胞不同程度的增多，主要是其细胞形态的畸形，巨核细胞多不减少，可有小巨核细胞，骨髓病理检查有助于鉴别。此外 NAP 也有助于鉴别。

有人认为某些再生障碍性贫血病程中可出现细胞的异常克隆，因此可以向 MDS 或急性白血病转化。

3. 急性白血病　低增生性白血病可表现为全血细胞减少，尤其外周血中原始细胞很少时，容易与再生障碍性贫血混淆，骨髓检查即可鉴别。但有些低增生性白血病与再生障碍性贫血鉴别就较为困难，此时应多部位复查或做骨髓活检。

4. 肝炎后再生障碍性贫血　肝炎患者可有一过性血细胞减少，一般可恢复；少数患者可发生严重的再生障碍性贫血，预后较差。

5. 其他　还要与营养性巨幼细胞贫血、原发性血小板减少性紫癜（ITP）、脾功能亢进、粒细胞缺乏症、骨髓病性贫血等相鉴别。

八、疗效标准

1. 基本治愈　患者血常规恢复，男性血红蛋白 > 120g/L，女性血红蛋白 >10g/L，WBC $>4 \times 10^9/L$，血小板计数 $> 80 \times 10^9/L$，临床症状消失，一年以上未复发。

2. 缓解　男性血红蛋白 > 120g/L，女性血红蛋白 >100/L，WBC$>3.5 \times 10^9/L$，血小板也有一定程度的增加，临床症状消失，随访 3 个月病情稳定或继续恢复。

3. 明显进步　患者贫血和出血症状明显好转，不输血，血红蛋白比治疗前 1 个月内上升 30g/L 以上且能维持 3 个月。

以上标准均须 3 个月内不输血。

4. 无效　经充分治疗后，血常规、症状均未达到明显进步。

九、其他造血功能障碍性贫血

1. 先天性再生障碍性贫血（congenital aplastic anemia） 又名先天性全血细胞减少综合征或范科尼贫血（Fanconi's anemia）。本病有家族性，呈常染色体隐性遗传，遗传基因易受到外界多因素而变异，淋巴细胞或成纤维细胞培养出较多的断裂。男女发病约为 2 ∶ 1。临床上常见自幼贫血，智力低下，常伴先天畸形（包括指、趾、尺桡骨、眼、肾及生殖器官发育畸形）和先天性心脏病。

该病血常规呈正细胞正色素性贫血，可见靶形和巨幼红细胞，全血细胞减少，中性粒细胞有中毒颗粒，HbF 常增加。骨髓象主要呈现再生障碍或不良，造血细胞减少，脂肪细胞增多。

2. 急性造血停滞（acute arrest of hemopoiesis，AAH） 也称急性再生障碍危象（acute aplasia crisis）。本病常在原有慢性贫血病或其他疾病的基础上，在某些诱因作用下，促使造血功能紊乱和代偿失调，血细胞暂时性减少或缺如，一旦诱因除去，危象可随之消失。

常见的原发病有各种遗传性慢性溶血性贫血、营养性贫血，或在其他原发病基础上，又患感染（如某些病毒或细菌感染）、多种营养素缺乏和免疫调节紊乱。也可因服用某些直接损害血细胞膜的药物，影响 DNA 合成而致发病。

该病的贫血比原有疾病严重，Hb 常低至 15 ~ 20g/L，网织红细胞减低，淋巴细胞占绝对多数，中性粒细胞有中毒颗粒。除去诱因后，血常规可逐渐恢复，先是网织红细胞和粒细胞上升，Hb 则恢复较慢。骨髓象多数增生活跃，但有的减低，尤其红细胞系受到抑制，粒红比例增大。在涂片周边部位出现巨大原始红细胞是本病的突出特点，胞体呈圆形或椭圆形，20 ~ 50μm，有少量灰蓝色胞质内含天青胺蓝色颗粒，出现空泡及中毒颗粒，胞核圆形或多核分裂型，核仁 1 ~ 2 个，核染色质呈疏网状。部分患者有粒系和巨核细胞系成熟障碍。治疗后各系的成熟障碍会逐渐恢复。

第三章

血脂检验

第一节　血清总胆固醇检验

TC 测定方法据其准确度与精密度不同分为 3 级：①决定性方法：放射性核素稀释 – 气相色谱 – 质谱法（ID–GC–MS），此法最准确，测定结果符合“真值”，但需特殊仪器与试剂，技术要求高、费用贵。用于发展和评价参考方法及鉴定纯胆固醇标准。②参考方法：目前国际上公认的是 Abell、Levy、Brodie 及 Kendall 等（1952）设计的方法，称为 AL–BK 法，是目前化学分析法中最准确的方法。③常规方法：化学方法大都用有机溶剂提取血清中的胆固醇，然后用特殊试剂显色，比色测定。显色剂主要有 2 类，即醋酸 – 醋酸酐 – 硫酸反应（简称 L–B 反应）和高铁硫酸反应，这些反应须用腐蚀性的强酸试剂，特异性差，干扰因素多，准确性差，应予淘汰。现在已广泛应用酶法，这类方法特异性高、精密、灵敏，用单一试剂直接测定，既便于手工操作，也适用于自动分析仪测大批标本，既可作终点法，也可作速率法。

一、酶法测定胆固醇

1. 原理　血清中的胆固醇酯（CE）被胆固醇酯水解酶（CEH）水解成游离胆固醇（Chol），后者被胆固醇氧化酶（CHOD）氧化成Δ^4– 胆甾烯酮并产生过氧化氢，过氧化氢再经过氧化物酶（POD）催化 4– 氨基安替比林与酚（三者合称 PAP），生成红色醌亚胺色素（Trinder 反应）。醌亚胺的最大吸收光波长值在 500nm 左右，吸光度与标本中 TC 含量成正比。反应式如下：

胆固醇酯 +H_2O→胆固醇 + 脂肪

胆固醇 +$O_2 \xrightarrow{CHOD} \Delta^4$- 胆甾烯酮

$2H_2O_2$+4- 氨基安替比林 + 酚$\xrightarrow{POD}$醌亚胺 +$4H_2O$

2. 参考区间　人群血脂水平主要决定于生活因素，特别是饮食营养，所以各地区调查所得参考区间高低不一，以致各地区有各自的高 TC 划分标准。现在国际上以显著增加冠心病危险的 TC 水平作为划分界限，在方法学标准化的基础上，采用共同的划分标准，有助于避免混乱。

（1）我国《血脂异常防治建议》提出的标准（1997，6）为：① TC 水平理想范围 <5.2mmol/L（<200mg/dL）。②边缘升高：5.23 ~ 5. 69mmol/L（201 ~ 219mg/dL）。③升高：≥ 5. 72mmol/L（≥ 220mg/dL）。

（2）美国胆固醇教育计划（NCEP），成年人治疗组（Adult Treatment Panel）1994 年提出的医学决定水平：TC 水平理想范围 <5.1mmol/L（<200mg/dL），边缘升高 5.2 ~ 6.2mmol/L（200 ~ 239mg/dL），升高≥ 6. 21mmol/L（≥ 240mg/dL）。

3. 临床意义　如下所述。

（1）影响TC水平的因素：①年龄与性别：TC水平往往随年龄上升。②长期的高胆固醇、高饱和脂肪和高热量饮食可使TC增高。③遗传因素。④其他：如缺少运动、脑力劳动、精神紧张等可能使TC升高。

（2）高TC血症是冠心病的主要危险因素之一，病理状态下高TC有原发性的与继发性的2类。

原发性的如家族性高胆固醇血症（低密度脂蛋白受体缺陷）、家族性apoB缺陷症、多源性高TC、混合性高脂蛋白血症。继发的见于肾病综合征、甲状腺功能减退症、糖尿病、妊娠等。

（3）低TC血症也有原发性的与继发性的，前者如家族性的无或低β-脂蛋白血症，后者如甲状腺功能亢进症、营养不良、慢性消耗性疾病等。

二、正己烷抽提L-B反应显色法测定胆固醇

此法原为Abell等（1952）设计，由美国疾病控制中心（CDC）的脂类标准化实验室协同有关学术组织作了评价和实验条件的最适化，称为AL-BK法，已被公认为参考方法。

1. 原理　本法用氢氧化钾乙醇溶液使血清蛋白变性，并水解血清中的胆固醇酯，加水后用正己烷分溶抽提，可以从碱性乙醇液中定量地提取胆固醇（达99.7%），分溶抽提达到抽提与纯化的双重目的。提取的胆固醇溶液中除少量其他甾醇（人血清中约占总胆固醇的1%）以外，基本上不含干扰物，故测定结果与放射性核素-稀释-气相色谱-质谱法（决定性方法）接近。

抽提液挥发干后，以Lieberman-Bur-Chard（L-B）试剂与胆固醇显色，试剂中醋酸与醋酸酐作为胆固醇的溶剂与脱水剂，浓硫酸既是脱水剂又是氧化剂，所生成的绿色产物主要是五烯胆甾醇正离子，最大吸收光波长值为620nm，但随后可变成黄色产物，故应该严格控制显色条件。

本法是目前化学分析法中最准确的方法，已被公认为参考方法。

2. 临床意义　同酶法。

第二节　血清三酰甘油检验

血清三酰甘油（TG）测定的决定性方法为放射性核素-稀释-质谱法，参考方法为二氯甲烷抽提、变色酸显色法。常规方法为酶法（GPO-PAP法），作为临床测定，国内外均推荐GPO-PAP法。

一、酶法测定三酰甘油

1. 原理　用高效的微生物脂蛋白脂肪酶（LPL）使血清中TG水解成甘油与脂肪酸，将生成的甘油用甘油激酶（GK）及三磷腺苷（ATP）磷酸化，以磷酸甘油氧化酶（GPO）氧化3-磷酸甘油（G-3-P），然后以过氧化物酶（POD）、4-氨基比林（4-AAP）与4-氯酚（三者合称PAP）显色，测定所生成的H_2O_2，故本法简称GPO-PAP法，反应如下：

$TG+3H_2O \xrightarrow{LPL}$ 甘油+3-脂肪酸

甘油+ATP $\xrightarrow{GK, Mg^{2+}}$ 3-磷酸甘油+ADP

3-磷酸甘油+$O_2+2H_2O \xrightarrow{GPO}$ 磷酸二氧丙酮+$2H_2O$

H_2O_2+4-氨基安替比林+4-氯酚 $\xrightarrow{POD}$ 苯醌亚胺+$2H_2O$+HCl

分光光度波长500nm，测定吸光度（A），对照标准可计算出TG含量。

2. 参考区间　正常人TG水平高低受生活环境的影响，中国人低于欧美人，成年以后随年龄上升。TG水平的个体内与个体间差异都比TC大，人群调查的数据比较分散，呈明显正偏态分布。营养良好的中、青年TG水平的平均值去除游离甘油（free glycerol，FG）为0.90～1.00mmol/L（80～90mg/dL），老年前期与老年人平均超过1.13mmol/L（100mg/dL），95%中青年约1.69mmol/L（150mg/dL），老年约为2.26mmol/L（200mg/dL）。

美国国家胆固醇教育计划对空腹TG水平划分界限的修订意见（1993）是：TG正常<2.3mmol/L（<200mg/dL），TG增高的边缘为2.3～4.5mmol/L（200～400mg/dL），高TG血症>4.5mmol/L（>400mg/dL），胰腺炎高危>11.3mmol/L（>100mg/dL）。

3. 临床意义 高 TG 血症也有原发性的与继发性的 2 类，其中包括家族性高 TG 血症与家族性混合型高脂（蛋白）血症等。继发的见于糖尿病、糖原累积病、甲状腺功能减退症、肾病综合征、妊娠、口服避孕药、酗酒等，但不易分辨原发或继发。高血压、脑血管病、冠心病、糖尿病、肥胖与高脂蛋白血症等往往有家族性集聚现象，其间可能有因果关系，但也可能仅仅是伴发现象；例如糖尿病患者胰岛素与糖代谢异常可继发 TG（或同时有 TC）升高，但也可能同时有糖尿病与高 TG 2 种遗传因素。冠心病患者 TG 偏高的比一般人群多见，但这种患者 LDL-C 偏高与 HDL-C 偏低也多见。一般认为单独有高 TG 不是冠心病的独立危险因素，只有伴以高 TC、高 LDL-C、低 HDL-C 等情况时才有病理意义。

通常将高脂蛋白血症分为Ⅰ、Ⅱ a、Ⅱ b、Ⅲ、Ⅳ、Ⅴ等 6 型，除Ⅱ a 型以外都有高 TG。

（1）Ⅰ型是极为罕见的高 CM 血症，原因有二，一为家族性 LPL 缺乏症，一为遗传性的 apoC Ⅱ缺乏症。

（2）最常见的是Ⅳ型，其次是Ⅱ b 型，后者同时有 TC 与 TG 增高，即混合型高脂蛋白血症；Ⅳ型只有 TG 增高，反映 VLDL 增高，但是 VLDL 很高时也会有 TC 轻度升高，所以Ⅳ型与Ⅱ b 型有时难于区分，主要根据 LDL-C 水平做出判断。家族性高 TG 血症属于Ⅳ型。

（3）Ⅲ型又称为异常 β-脂蛋白血症，TC 与 TG 都高，其比例近于 1 ∶ 1（以 mg/dL 计），但无乳糜微粒血症。诊断还有赖于脂蛋白电泳显示宽 β 带；血清在密度 1.006g/mL 下超速离心后，其顶部（VLDL）做电泳分析证明有漂浮的 β-脂蛋白或电泳迁移在 β 位的 VLDL 存在，化学分析示 VLDL-C/ 血清（或浆）TG >0.3 或 VLDL-C/VLDL-TG>0.35；apoE 分型多为 E_2/E_2 纯合子。

（4）Ⅴ型为乳糜微粒和 VLDL 都增多，TG 有高达 10g/L 以上的，这种情况可以发生在原有的家族性高 TG 血症的基础上，继发因素有糖尿病、妊娠、肾病综合征、巨球蛋白血症等，易引发胰腺炎。

二、变色酸显色法测定三酰甘油

原理：变色酸显色法为 CDC 参考方法。其原理是用二氯甲烷抽提血清 TG，同时加入硅酸去除磷脂、游离甘油、一酰甘油、部分二酰甘油及蛋白。TG 经氢氧化钾皂化生成甘油，酯化后以过碘酸氧化甘油产生甲醛，用亚砷酸还原过剩的过碘酸后，甲醛与变色酸在硫酸溶液中加热产生反应，产生紫红色物质，然后比色测定。

本法根据 Van Handel 等（1957）及 Carlson 法（1963）改进而来。

第三节 血清高密度脂蛋白胆固醇检验

高密度脂蛋白（HDL）是血清中颗粒数最多而且很不均一的一组脂蛋白，按其密度高低主要分为 HDL_2 与 HDL_3 2 个亚组分，临床一般只测定总 HDL，也可以分别测定其亚类。因为 HDL 组成中含蛋白质与脂质各半，脂质中主要是胆固醇与磷脂，磷脂测定比较麻烦，通常以测定胆固醇含量（HDL-C）代表 HDL 水平。HDL-C 测定参考方法为用超速离心分离 HDL，然后用化学法（ALBK 法）或酶法测定其胆固醇含量。20 世纪 70 年代出现不少多聚阴离子沉淀法，称直接测定法，有肝素 -Mn 法、磷钨酸（PTA）-镁离子法、硫酸葡聚糖（DS）- 镁离子法和聚乙二醇（PEG）6000 法等。此类方法操作相对简便，被临床实验室用作常规测定。其中硫酸葡聚糖（DS）- 镁离子法和聚乙二醇（PEG）6000 法应用最为广泛。但此类方法的缺点是标本需预处理，不能直接上机测定，且高 TG 的标本由于 VLDL 沉淀不完全，会影响测定结果，新近中华医学检验学会血脂专题委员会推荐匀相测定法作为临床实验室测定 HDL-C 的常规方法。匀相法免去了标本预处理步骤，可直接上机测定，在自动分析仪普及的基础上，很快被临床实验室接受。

一、磷钨酸 - 镁沉淀法

1. 原理 血清 HDL 不含 apoB，临床检验中大都用大分子多聚阴离子化合物与两价阳离子沉淀含 apoB 的脂蛋白［包括 LDL、VLDL、Lp（a）］，本法中用磷钨酸与镁离子作沉淀剂，其上清液中只含 HDL，其胆固醇含量用酶法测定（同酶法测 TC）。

2. 临床意义 如下所述。

（1）流行病学与临床研究证明，HDL-C 与冠心病发病成负相关，HDL-C 低于 0.9mmol/L 是冠心病危险因素，HDL-C 增高（>1.55mmol/L，即 60mg/dL）被认为是冠心病的“负”危险因素。HDL-C 下降也多见于脑血管病、糖尿病、肝炎、肝硬化等。肥胖者 HDL-C 也多偏低。吸烟可使 HDL-C 下降，饮酒及长期体力活动会使 HDL-C 升高。

（2）在生理与病理情况下，HDL-C 水平的变动往往由于 HDL_2-C 的变化，而 HDL_3-C 的变化较小。多数报道认为冠心病患者 HDL_2-C 下降比 HDL_3-C 明显，但也有不同的报道。肝病患者 HDL-C 下降主要是 HDL_3-C 部分下降。

二、硫酸葡聚糖 -Mg 沉淀法

原理：硫酸葡聚糖 -Mg 沉淀法为 CDC 指定的比较方法。其原理是，以硫酸葡聚糖 DS50（MW 50 000 ±5 000）与 Mg^{2+} 沉淀血清中含 apoB 的脂蛋白［LDL、VLDL、LP（a）］，测定上清液中的 HDL-C。

HDL 主要包括 HDL_2、HDL_3 亚组分（HDL，很少），适量增加 DS50 和 Mg^{2+} 浓度，可使血清中的 HDL_2 含 apoB 的脂蛋白同时沉淀，离心后上清液中只含 HDL_3，故可测出 HDL_3-C。总 HDL-C 与 HDL_3-C 之差即为 HDL_2-C。

三、匀相测定法

1. 原理 基本原理有以下几类。

（1）PEG 修饰酶法（PEG 法）：① CM、VLDL、LDL + α-环状葡聚糖硫酸盐 +Mg^{2+} → CM、VLDL、LDL 和 α-环状葡聚糖硫酸盐的可溶性聚合物；② HDL-C + PEG 修饰的 CEH 和 COD →胆甾烯酮 + H_2O_2；③ H_2O_2 + 酚衍生物 + 4-AAP + POD →苯醌亚胺色素。

（2）选择性抑制法（SPD 法）：① CM、VLDL 和 LDL + 多聚体阴离子 + 多聚体→ CM、VLDL、LDL 和多聚阴离子生成聚合物并被多聚体掩蔽；② HDL-C + 表面活性剂 + CEH 和 COD →胆甾烯酮 + H_2O_2；③同（1）③。

（3）抗体法（AB 法）：① CM、VLDL 和 LDL + 抗 apoB 抗体→ CM、VLDL、LDL 和抗 apoB 抗体聚合物；② HDL-C + CEH 和 COD →胆甾烯酮 +H_2O_2；③同（1）③。

（4）过氧化氢酶法（CAT 法）：① CM、VLDL、LDL + 选择性试剂 + CEH 和 COD →胆甾烯酮 + H_2O_2；② H_2O_2 + 过氧化氢酶→ $2H_2O$ + O_2；③ HDL-C + CEH 和 COD + 过氧化酶抑制剂→胆甾烯酮 + H_2O_2；④同 1（3）。

2. 参考区间 如下所述。

（1）男性：1.16 ~ 1.42mmol/L（45 ~ 55mg/dL）。

（2）女性：1.29 ~ 1.55mmol/L（50 ~ 60mg/dL）。

（3）正常人 HDL-C 占 TC 的 25% ~ 30%。

我国《血脂异常防治建议》提出的判断标准：理想范围 >1. 04mmol/L（>40mg/dL），降低 <0. 91mmol/L（35mg/dL）。NCEP，ATP Ⅲ提出的医学决定水平：① <1.03mmol/L（40mg/dL）为降低，CHD 危险增高；②≥ 1.55mmol/L（60mg/dL）为负危险因素。

ATP Ⅲ将 HDL-C 从原来的 <35mg/L（0.9mmol/L）提高到 <40mg/L（1.03mmol/L）是为了让更多的人得到预防性治疗（男性将从原来的 15% 提高到约 40%，女性从原来的 5% 提高到 15% 的人群被划归高危人群）。

3. 临床意义 同磷钨酸 - 镁沉淀法。

第四节　血清低密度脂蛋白胆固醇检验

直接测定血清（或血浆）LDL-C 的经典方法是超速离心分离 LDL，或超速离心（去除 VLDL）结合沉淀法，均非一般实验室所能采用。电泳分离 LDL 的方法也不够简单。10 多年来发展起来的简单方法有 2 类：一类是用化学法分离 VLDL，然后测定 HDL 和 LDL 部分的胆固醇，减去 HDL-C 得 LDL-C；另一类是选择沉淀 LDL 法。该法在 LDL 沉淀后，可测出上清液的 HDL + VLDL 部分的胆固醇然后计算出 LDL-C，或直接取沉淀物测定 LDL-C，这类方法有 3 种沉淀剂：肝素 - 枸橼酸，聚乙烯硫酸（PVS），多环表面活化阴离子。目前多用 PVS 沉淀法，美国 LRC 各实验室也统一采用此法（Boehringer 试剂盒）。但国内还很少用 LDL-C 直接测定，而是用 Friedewald 公式用 TC、TG、HDL-C 3 项测定计算 LDL-C，不如直接测定法可靠。新近，中华医学会检验学会已推荐匀相法作为临床实验室测定 LDL-C 的常规方法。

一、聚乙烯硫酸沉淀法

1. 原理　用聚乙烯硫酸（PVS）选择沉淀血清中 LDL，测出上清液中的胆固醇代表 HDL-C 与 VLDL-C 之和，所以 TC 减去上清液胆固醇即得 LDL-C 值。试剂中含 EDTA 用以除去两价阳离子，避免 VLDL 共同沉淀。适量的中性多聚物（聚乙二醇独甲醚 PEGME）用以加速沉淀。胆固醇测定同 TC 测定。

2. 操作　用早晨空腹血清，如在 4℃存放不得超过 4d，深低温保存只能冻 1 次，融化后即须测定。在小离心管中加入血清 200μL，沉淀剂 100μL，混合，室温放置 15min，离心（3 000r/min，15min）。

混合后，放置 37℃水浴 5min，用分光光度计测吸光度（A），波长 500nm。

3. 计算　如下所述。

（1）TC（mmol/L）= TC 测定管 A/ 标准管 A× 校准管浓度（mmol/L）。

（2）非 LDL-C（mmol/L）=（非 LDL-C 测定管 A）/ 标准管 A× 校准管浓度（mmol/L）。

（3）LDL-C（mmol/L）= TC（mmol/L）- 非 LDL-C（mmol/L）。

4. 临床意义　LDL 增高是动脉粥样硬化发生发展的主要脂类危险因素。过去只测 TC 估计 LDL-C 水平，但 TC 水平也受 HDL-C 水平的影响。故最好采用 LDL-C 代替 TC 作为动脉粥样硬化性疾病的危险因素指标。美国国家胆固醇教育计划成年人治疗专业组规定以 LDL-C 水平作高脂蛋白血症的治疗决策及其需要达到的治疗目标（病理改变参阅 TC 测定的临床意义）。

二、匀相测定法

1. 原理　基本原理有如下几类。

（1）增溶法（Sol 法）：① VLDL、CM 和 HDL 由表面活性剂和糖化合物封闭；② LDL-C 表面活性剂 + CEH 和 COD →胆甾烯酮 + H_2O_2；③ H_2O_2 + 4-AAP + POD + HSDA- 苯醌胺色素。

（2）表面活性剂法（SUR 法）：

1）VLDL、CM 和 HDL + 表面活性剂Ⅰ + CEH 和 COD →胆甾烯酮 + H_2O_2。

H_2O_2 + POD →清除 H_2O_2，无色。

2）LDL-C + 表面活性剂Ⅱ + CEH 和 COD →胆甾烯酮 + H_2O_2。

3）H_2O_2 + 4-AAP + POD + HSDA →苯醌亚胺色素。

（3）保护法（PRO）：

1）LDL + 保护剂，保护 LDL 不被酶反应。

非 LDL-C + CEH 和 COD → H_2O_2 + 过氧化氢酶→ H_2O_2。

2）LDL-C + 去保护剂 CEH 和 COD →胆甾烯酮 + H_2O_2。

3）H_2O_2 + 4-AAP + POD + HDAOS →显色。

（4）过氧化氢酶法（CAT 法）：

1）非 LDL-C + 非离子表面活性剂 + CEH 和 COD →胆甾烯酮 + H_2O_2。

H_2O_2 +过氧化物酶→ H_2O。

2）LDL-C +离子型表面活性剂+ CEH 和 COD →胆甾烯酮+ H_2O_2 过氧化氢酶+ NaN_3 →抑制。

3）H_2O_2 + 4-AAP + POD + HSDA →苯醌亚胺色素。

（5）紫外法（CAL 法）：

1）LDL + Calixarene →可溶聚合物。

非 LDL-C + CE 和 CO +肼→胆甾烯酮腙。

2）LDL-C +去氧胆酸+ β-NAD + CEH 和 CH →胆甾烯酮腙+ β-NADH。

2. 参考区间 LDL-C 水平随年龄上升，中、老年人平均 2.7 ~ 3.1mmol/L（105 ~ 120mg/dL）。

（1）我国《血脂异常防治建议》提出的判断标准：理想范围 <3.12mmol/L（120mg/dL），边缘升高 3.15 ~ 3.61mmol/L（121 ~ 139mg/dL），升高 >3.64mmol/L（>140mg/dL）。

（2）NCEP，ATP Ⅲ 提出的医学决定水平：理想水平 <2.58mmol/L（100mg/dL），接近理想 2.58 ~ 3.33mmol/L（100 ~ 129mg/dL），边缘增高 3.64 ~ 4.11mmol/L（130 ~ 159mg/dL），增高 4.13 ~ 4.88mmol/L（160 ~ 189mg/dL），很高≥ 4.91mmol/L（≥ 190mg/dL）。

三、Friedewald 公式计算法

Friedewald 原公式按 1 日单位（mg/dL）计算，假设血清中 VLDL-C 为血清 TG 量的 1/5（以重量计），则 LDL-C = TC-HDL-C-TG/5。

按法定计量单位（mmol/L）计，则应为：LDL-C = TC-HDL-C-TG/2.2。

第四章

细菌检验

第一节　细菌形态学检查

一、显微镜

显微镜是由一个或几个透镜组合构成的一种光学仪器，主要用于放大微小物体成为人肉眼所能看到的仪器。由于细菌个体微小，观察其形态结构需要借助显微镜。根据所用光源的不同，显微镜可分为光学显微镜与电子显微镜。

光学显微镜通常由光学部分和机械部分组成。目前光学显微镜的种类很多，主要有普通光学显微镜、暗视野显微镜、荧光显微镜、相差显微镜、激光扫描共聚焦显微镜、偏光显微镜、微分干涉差显微镜、倒置显微镜等。

1. 普通光学显微镜（light microscope）　普通光学显微镜主要用于观察细菌菌体染色性、形态、大小，细胞形态学以及寄生虫等。操作基本步骤如下。

（1）取镜和放置：一般右手紧握镜臂，左手托住镜座，将显微镜放于实验台上，距离实验台边缘 5 ~ 10cm，并以自己感觉舒适为宜。

（2）光线调整：低倍镜对准通光孔，打开并调节光栅，根据需要调整至适宜的光线强度。

（3）放置标本：将制备好的玻片放在载物台上，并用弹簧夹卡住玻片，然后调整至最佳位置。

（4）调节焦距：先用粗螺旋调整至能看见物像，再用细螺旋调焦使物像清晰。

（5）物镜的使用：先从低倍镜开始，将位置固定好，放置标本玻片，调节亮度、焦距至成像清晰。显微镜设计一般是共焦点，使用高倍镜时，仅需要调节光线强度即可呈现清晰图像。观察细菌一般使用油镜，从低倍镜、高倍镜到油镜依次转动物镜，滴少许香柏油至载玻片上，先将油镜头浸入香柏油中并轻轻接触到载玻片，注意不要压破载玻片，然后慢慢调节粗、细螺旋升起油镜，直到观察到清晰物像为止。

2. 暗视野显微镜（dark-field microscope）　暗视野显微镜主要用于未染色的活体标本的观察，如观察未染色活螺旋体的形态和动力等。与普通光学显微镜结构相似，不同之处在于以暗视野聚光器取代了明视野聚光器。该聚光器的中央为不透明的黑色遮光板，使照明光线不能直接上升进入物镜内，只有被标本反射或散射的光线进入物镜，因此，视野背景暗而物体的边缘亮。

3. 荧光显微镜（fluorescence microscope）　荧光显微镜用于组织细胞学、微生物学、免疫学、寄生虫学、病理学以及自身免疫病的观察诊断。荧光显微镜按照光路不同分为两种：透射式荧光显微镜和落射式荧光显微镜。透射式荧光显微镜的激发光源是通过聚光器穿过标本材料来激发荧光的，常用暗视野聚光器，也可使用普通聚光器，调节反光镜使激发光转射和旁射到标本上。优点是低倍镜时荧光强，缺点是随放大倍数增加而荧光减弱，所以对观察较大标本材料较好。落射式荧光显微镜是近代发展起来的新式荧光显微镜，与透射式荧光显微镜的不同之处是激发光从物镜向下落射到标本表面。优点是视野照明均匀，成像清晰，放大倍数越大荧光越强。

4. 相差显微镜（phase contrast microscope） 相差显微镜可以观察到透明标本的细节，适用于活体细胞生活状态下的生长、运动、增殖情况以及细微结构的观察。因此，相差显微镜常用于微生物学、细胞和组织培养、细胞工程、杂交瘤技术和细胞生物学等现代生物学方面的研究。

5. 倒置显微镜（inverted microscope） 倒置显微镜用于微生物、细胞、组织培养、悬浮体、沉淀物等的观察，可以连续观察细胞、细菌等在培养液中繁殖分裂的过程，在微生物学、细胞学、寄生虫学、免疫学、遗传工程学等领域广泛应用。倒置显微镜与普通光学显微镜结构相似，均具有机械和光学两大部分，只是某些部件安装位置有所不同，如物镜与照明系统颠倒，前者在载物台之下，后者在载物台之上。

6. 电子显微镜（electron microscope） 电子显微镜简称电镜，是以电子束作为光源来展示物体内部或表面的显微镜。电子显微镜可用于细胞、微生物（细菌、病毒、真菌）等表面及内部结构的观察。在医学、微生物学、细胞学、肿瘤学等领域有广泛应用。电子显微镜按照结构和用途不同分为透射式电子显微镜（transmission electron microscope，TEM）、扫描式电子显微镜（scanning electron microscope，SEM）、反射式电子显微镜和发射式电子显微镜等。透射式电子显微镜常用于观察分辨细微物质的结构，扫描式电子显微镜主要用于观察物体表面的形态、外貌，可以与 X 射线衍射仪或电子能谱仪结合，构成电子微探针，用于物质成分分析。

二、不染色标本检查

形态学检查是认识细菌、鉴定细菌的重要手段。细菌体积微小，需要借助显微镜放大 1 000 倍左右才可识别。由于细菌无色透明，直接镜检只能观察细菌动力，对细菌形态、大小、排列、染色特性以及特殊结构的观察，则需要经过一定染色后再进行镜检。研究超微结构则需要用电子显微镜观察。

不染色标本的检查用于观察标本中的各种有形成分，如观察细菌在生活状态下的形态、动力和运动状况等，可用普通光学显微镜、暗视野显微镜或相差显微镜进行观察。常用的观察方法有悬滴法、湿片法和毛细管法。

1. 悬滴法 取洁净的凹形载玻片以及盖玻片各一张，在凹孔四周的平面上涂布一层薄薄的凡士林，用接种环挑取细菌培养液或细菌生理盐水 1 ~ 2 环放置于盖玻片中央，将凹窝载玻片的凹面向下对准盖玻片上的液滴轻轻按压，然后迅速翻转载玻片，将四周轻轻压实，使凡士林密封紧密，菌液不至于挥发，放于镜下观察。先用低倍镜调成暗光，对准焦距后以高倍镜观察，不可压破盖玻片。有动力的细菌可见其从一处移到另一处，无动力的细菌呈布朗运动而无位置的改变。螺旋体由于菌体纤细、透明，需用暗视野显微镜或相差显微镜观察其形态和动力。

2. 湿片法 湿片法又称压片法。用接种环挑取菌悬液或培养物 2 环，置于洁净载玻片中央，轻轻压上盖玻片，于油镜下观察。制片时菌液要适量以防外溢，并避免产生气泡。

3. 毛细管法 毛细管法主要用于检查厌氧菌的动力。先将待检菌接种在适宜的液体培养基中，经厌氧培养过夜后，以毛细管吸取培养物，菌液进入毛细管后，用火焰密封毛细管两端。将毛细管固定在载玻片上，镜检。

三、染色检查

通过对标本染色，能观察到细菌的大小、形态、排列、染色特性，以及荚膜、鞭毛、芽孢、异染颗粒、细胞壁等结构，有助于细菌的初步识别或诊断。染色标本除能看到细菌形态外，还可按照染色反应将细菌加以分类。如革兰染色分为革兰阳性菌和革兰阴性菌。细菌的等电点（isoelectric point，pI）较低，pI 为 2 ~ 5，在近中性或弱碱性环境中细菌带负电荷，容易被带正电荷的碱性染料（如亚甲蓝、碱性复红，沙黄、结晶紫等）着色。

1. 常用染料 用于细菌染色的染料，多为人工合成的含苯环的有机化合物，在其苯环上带有色基与助色基。带有色基的苯环化合物——色原，虽然本身带色，但与被染物无亲和力而不能使之着色，助色基并不显色，但它本身能解离，解离后的染料可以与被染物结合生成盐类，使之着色。根据助色基解离后的带电情况，可将染料分为碱性和酸性两大类。此外，还有复合染料。

2. 常用的染色方法 在细菌感染标本的检查中，临床上常用的染色方法有革兰染色、抗酸染色和荧光染色。

第二节 培养基的种类和制备

一、常用玻璃器材的准备

微生物实验室内应用的玻璃器材种类很多，如吸管、试管、烧瓶、培养皿、培养瓶、毛细吸管、载玻片、盖玻片等，在采购时应注意各种玻璃器材的规格和质量，一般要求能耐受多次高热灭菌，且以中性为宜。玻璃器皿用前要经过刷洗处理，使之干燥清洁，有的需要无菌处理。对于每个从事微生物工作的人员应熟悉和掌握各种玻璃器皿用前用后的处理。

（一）新购入玻璃器皿的处理

新购玻璃器皿常附有游离碱质，不宜直接使用，应先在2%盐酸溶液中浸泡数小时，以中和碱性，然后用肥皂水及洗衣粉洗刷玻璃器皿内外，再以清水反复冲洗数次，以除去遗留的酸质，最后用蒸馏水冲洗。

（二）用后玻璃器皿的处理

凡被病原微生物污染过的玻璃器皿，在洗涤前必须进行严格的消毒后，再行处理，其方法如下。

（1）一般玻璃器皿（如平皿、试管、烧杯、烧瓶等）均可置高压灭菌器内灭菌（压力103.4kPa，温度121.3℃，时间15 ~ 30min）。随后趁热将内容物倒净，用温水冲洗后，再用5%肥皂水煮沸5min，然后按新购入产品的方法同样处理。

（2）吸管类使用后，投入2%来苏儿或5%石炭酸溶液内浸泡48小时，以使其消毒，但要在盛来苏儿溶液的玻璃器皿底部垫一层棉花，以防投入吸管时损破。吸管洗涤时，先浸在2%肥皂水中1 ~ 2h，取出，用清水冲洗后再用蒸馏水冲洗。

（3）载玻片与盖玻片用过后，可投入2%来苏儿或5%石炭酸溶液，取出煮沸20min，用清水反复冲洗数次，浸入95%酒精中备用。

凡粘有油脂如凡士林、石碏等的玻璃器材，应单独进行消毒及洗涤，以免污染其他的玻璃器皿。这种玻璃器材于未洗刷之前须尽量去油，然后用肥皂水煮沸趁热洗刷，再用清水反复冲洗数次，最后用蒸馏水冲洗。

（三）玻璃器皿的干燥

玻璃器材洗净后，通常倒置于干燥架上，自然干燥，必要时亦可放于干烤箱中50℃左右烘烤，以加速其干燥；烘烤温度不宜过高，以免玻璃器皿碎裂。干燥后以干净的纱布或毛巾拭去余后的水迹，以备做进一步处理应用。

（四）玻璃器皿的包装

玻璃器皿在消毒之前，须包装妥当，以免消毒后又被杂菌污染。

1. 一般玻璃器材的包装 如试管、三角瓶、烧杯等的包装，选用大小适宜的棉塞，将试管或三角烧瓶口塞好，外面再用纸张包扎，烧杯可直接用纸张包扎。

2. 吸管的包装 用细铁丝或长针头塞少许棉花于吸管口端，以免使用时，将病原微生物吸入口中，同时又可滤过从口中吹出的空气。塞进的棉花大小要适度，太松太紧对其使用都有影响。最后，每个吸管均需用纸分别包卷，有时也可用报纸每5 ~ 10支包成一束或装入金属筒内进行干烤灭菌。

3. 培养皿、青霉素瓶的包装　用无油质的纸将其单个或数个包成一包，置于金属盒内或仅包裹瓶口部分直接进行灭菌。

（五）玻璃器材的灭菌

玻璃器材干燥包装后，均置于干热灭菌器内，调节温度至160℃维持1 ~ 2h进行灭菌，灭菌后的玻璃器材，须在1周内用完，过期应重新灭菌，再行使用。必要时，也可将玻璃器材用油纸包装后，用121℃高压蒸汽灭菌20 ~ 30min。

二、培养基的成分与作用

培养基是指用人工方法配制的适合细菌生长繁殖的营养基质。培养基的成分主要可以分为营养物质、水、凝固物质、指示剂和抑制剂五大类。

1. 营养物质　如下所述。

（1）肉浸液：是将新鲜牛肉去除脂肪、肌腱及筋膜后，浸泡、煮沸而制成的肉汁。肉汁中含有可溶性含氮浸出物、非含氮浸出物及一些生长因子。该物质可为细菌提供氮源和碳源。

（2）牛肉膏：由肉浸液经长时间加热浓缩熬制而成。由于糖类物质在加热过程中被破坏，因而其营养价值低于肉浸液，但因无糖可用作肠道鉴别培养基的基础成分。

（3）糖与醇类：为细菌生长提供碳源和能量。制备培养基常用的糖类有单糖（葡萄糖、阿拉伯胶糖等）、双糖（乳糖、蔗糖等）、多糖（淀粉、菊糖等）；常用醇类有甘露醇、卫茅醇等。糖、醇类物质除作为碳源和提供能量外，还用于鉴别细菌。糖类物质不耐热，高温加热时间过长会使糖破坏，因而制备此类培养基时不宜用高温灭菌，而宜用55.46kPa/cm^{2}的压力灭菌。

（4）血液：血液中既含有蛋白质、氨基酸、糖类及无机盐等营养物质，还能提供细菌生长所需的辅酶（如V因子）、血红素（X因子）等特殊生长因子。培养基中加入血液，适用于营养要求较高的细菌的培养。含血液的培养基还可检测细菌的溶血特性。

（5）鸡蛋与动物血清：鸡蛋和血清不是培养基的基本成分，却是某些细菌生长所必需的营养物质，因而可用于制备特殊的培养基，如培养白喉棒状杆菌的吕氏血清培养基、培养结核分枝杆菌用的鸡蛋培养基等。

（6）无机盐类：提供细菌生长所需要的化学元素，如钾、钠、钙、镁、铁、磷、硫等。常用的无机盐有氯化钠和磷酸盐等。氯化钠可维持细菌酶的活性及调节菌体内外渗透压；磷酸盐是细菌生长良好的磷源，并且在培养基中起缓冲作用。

（7）生长因子：是某些细菌生长需要但自身不能合成的物质。主要包括B族维生素、某些氨基酸、嘌呤、嘧啶及特殊生长因子（X因子、V因子）等。在制备培养基时，通常加入肝浸液、酵母浸液、肉浸液及血清等，这些物质中含有细菌生长繁殖所需要的生长因子。

2. 水　水是细菌代谢过程中重要的物质，许多营养物质必须溶于水才能被细菌吸收。制备培养基常用不含杂质的蒸馏水或离子交换水。也可用自来水、井水、河水等，但此类水中常含有钙、磷、镁等，可与蛋白胨或肉浸液中磷酸盐生成不溶性的磷酸钙或磷酸镁，高压灭菌后，可析出沉淀。因而用自来水、井水等制备培养基时应先煮沸，使部分盐类沉淀，过滤后方可使用。

3. 凝固物质　制备固体培养基时，需在培养基中加入凝固物质。最常用的凝固物质为琼脂，特殊情况下亦可使用明胶、卵清蛋白及血清等。

琼脂是从石花菜中提取的一种胶体物质，其成分主要为多糖（硫酸酚醋半乳糖）。该物质在98℃以上时可溶于水，45℃以下时则凝固成凝胶状态，且无营养作用，不被细菌分解利用，是一种理想的固体培养基赋形剂。

4. 指示剂　在培养基中加入指示剂，可观察细菌是否利用或分解培养基中的糖、醇类物质。常用的有酚红（酚磺酞）、溴甲酚紫、溴麝香草酚蓝、中性红、中国蓝等酸碱指示剂及亚甲蓝等氧化还原指示剂。

5. 抑制剂　在培养基中加入某种化学物质，抑制非目的菌的生长而利于目的菌的生长，此类物质称抑制剂。抑制剂必须具有选择性抑制作用，在制备培养基时，根据不同的目的选择不同的抑制剂。常用的有胆盐、煌绿、玫瑰红酸、亚硫酸钠、抗生素等。

三、培养基的种类

1. 按培养基的物理性状可分为3类　如下所述。

（1）液体培养基：在肉浸液中加入1%蛋白胨和0.5% NaCl，调pH至7.4，灭菌后即成为液体培养基。液体培养基常用于增菌培养或纯培养后观察细菌的生长现象。

（2）半固体培养基：在液体培养基中加入0.2%～0.5%的琼脂，琼脂溶化后即成半固体培养基。半固体培养基常用于保存菌种及观察细菌的动力。

（3）固体培养基：在液体培养基中加入2%～3%的琼脂，琼脂溶化后即成固体培养基。该培养基倾注至培养皿中制成平板，用于细菌的分离纯化、鉴定及药敏试验等，注入试管中则可制成斜面而用于菌种的保存。

2. 按培养基的用途可分为下列几类　如下所述。

（1）基础培养基：含有细菌生长所需的基本营养成分，如肉浸液（肉汤）、普通琼脂平板等。基础培养基广泛应用于细菌检验，也是制备其他培养基的基础成分。

（2）营养培养基：包括通用营养培养基和专用营养培养基，前者为基础培养基中添加合适的生长因子或微量元素等，以促使某些特殊细菌生长繁殖，例如链球菌、肺炎链球菌需在含血液或血清的培养基中生长；后者又称为选择性营养培养基，即除固有的营养成分外，再添加特殊抑制剂，有利于目的菌的生长繁殖，如碱性蛋白胨水用于霍乱弧菌的增菌培养。

（3）鉴别培养基：在培养基中加入糖（醇）类、蛋白质、氨基酸等底物及指示剂，用以观察细菌的生化反应，从而鉴定和鉴别细菌，此类培养基称为鉴别培养基。常见的有糖发酵培养基、克氏双糖铁琼脂等。

（4）选择培养基：是根据某一种或某一类细菌的特殊营养要求，在基础培养基中加入抑制剂，抑制非目的菌的生长，选择性促进目的菌生长，此类培养基为选择培养基。常用的有SS琼脂、伊红亚甲蓝琼脂、麦康凯琼脂等。

（5）厌氧培养基：专供厌氧菌的分离、培养和鉴别用的培养基，称为厌氧培养基。这种培养基营养成分丰富，含有特殊生长因子，氧化还原电势低，并加入亚甲蓝作为氧化还原指示剂。其中心、脑浸液和肝块、肉渣含有不饱和脂肪酸，能吸收培养基中的氧；硫乙醇酸盐和半胱氨酸是较强的还原剂；维生素K_1、氯化血红素可以促进某些类杆菌的生长。常用的有庖肉培养基、硫乙醇酸盐肉汤等，并在液体培养基表面加入凡士林或液状石蜡以隔绝空气。

四、培养基的制备

不同培养基的制备程序不尽相同，但配制一般培养基的程序基本相似，分为下列几个步骤。

1. 培养基配方的选定　同一种培养基的配方在不同著作中常会有某些差别。因此，除所用的是标准方法并严格按其规定进行配制外，一般均应尽量收集有关资料加以比较核对，再依据自己的使用目的加以选用，记录其来源。

2. 培养基的制备记录　每次制备培养基均应有记录，包括培养基名称、配方及其来源，最终pH值、消毒的温度和时间、制备的日期和制备者等，记录应复制一份，原记录保存备查，复制记录随制好的培养基一同存放，以防发生混乱。

3. 培养基成分的称取　培养基的各种成分必须精确称取并要注意防止错乱，最好一次完成，不要中断。每称完一种成分即在配方上做出记号，并将所需称取的药品一次取齐，置于左侧，每种称取完毕后，即移放于右侧。完全称取完毕后还应进行一次检查。

4. 培养基各成分的混合和溶化　使用的蒸煮锅不得为铜锅或铁锅，以防有微量铜或铁混入培养基中，使细菌不易生长。最好使用不锈钢锅加热溶化，也可放入大烧杯中再置于高压蒸汽灭菌器或流动蒸汽消毒器中蒸煮溶化。在锅中溶化时，可先用温水加热并随时搅动，以防焦化，如发现有焦化现象，该培养基即不能使用，应重新制备。待大部分固体成分溶化后，再用较小火力使所有成分完全溶化，直至煮沸。如为琼脂培养基，应先用一部分水将琼脂溶化，用另一部分水溶化其他成分，然后将两溶液充分混合。在加热溶化过程中，因蒸发而丢失的水分，最后必须加以补足。

5. 培养基 pH 值的调整　培养基 pH 值即酸碱度，是细菌生长繁殖的重要条件。不同细菌对 pH 值的要求不一样。一般培养基的 pH 值为中性或偏碱性的（嗜碱细菌和嗜酸细菌例外）。所以配制培养基时，都要根据不同细菌的要求将培养基的 pH 调到合适的范围。

在未调 pH 之前，先用精密 pH 试纸测量培养基的原始 pH，如果偏酸，用滴管向培养基中滴加入 1mol/L NaOH，边加边搅拌，并随时用 pH 试纸测其 pH，直至 pH 达到 7.2 ~ 7.6。反之，用 1mol/L HCl 进行调节。注意 pH 值不要调过头，以避免回调，否则将会影响培养基内各离子的浓度。对于有些要求 pH 值较精确的微生物，其 pH 的调节可用酸度计进行（使用方法，可参考有关说明书）。

培养基在加热消毒过程中 pH 会有所变化，例如，牛肉浸液 pH 约可降低 0.2，而肝浸液 pH 却会有显著的升高。因此，对这个步骤，操作者应随时注意探索经验、以期能掌握培养基的最终 pH，保证培养基的质量。pH 调正后，还应将培养基煮沸数分钟，以利培养基沉淀物的析出。

6. 培养基的过滤澄清　液体培养基必须绝对澄清，琼脂培养基也应透明无显著沉淀，因此需要采用过滤或其他澄清方法以达到此项要求。一般液体培养基可用滤纸过滤法，滤纸应折叠成折扇或漏斗形，以避免因压力不均匀而引起滤纸破裂。琼脂培养基可用清洁的白色薄绒布趁热过滤。亦可用中间夹有薄层吸水棉的双层纱布过滤。新制肉、肝、血和土豆等浸液时，则须先用绒布将碎渣滤去，再用滤纸反复过滤。如过滤法不能达到澄清要求，则须用蛋清澄清法。即将冷却至 55 ~ 60℃的培养基放入大的三角烧瓶内，装入量不得超过烧瓶容量的 1/2，每 1 000mL 培养基加入 1 ~ 2 个鸡蛋的蛋白，强力振摇 3 ~ 5 分钟，置高压蒸汽灭菌器中 121℃加热 20min，取出，趁热以绒布过滤即可。若能自行沉淀者，亦可静置冰箱中 1 ~ 2d 吸取其上清液即可。

7. 培养基的分装　如下所述。

（1）基础培养基：基础培养基一般分装于三角烧瓶中，灭菌后备用。

（2）琼脂平板：将溶化的固体培养基（已灭菌）冷却至 50℃左右，按无菌操作倾入无菌平皿内，轻摇平皿，使培养基铺于平皿底部，凝固后备用。一般内径为 90mm 的平皿中倾入培养基的量为 13 ~ 15mL，如为 MH 琼脂则每个平皿倾入培养基的量为 25mL。内径为 70mm 的平皿内，倾入培养基 7 ~ 8mL 较为适宜。

（3）半固体培养基：半固体培养基一般分装于试管内，分装量约为试管长度的 1/3，灭菌后直立凝固待用。

（4）琼脂斜面：制备琼脂斜面应将培养基分装在试管内，分装量为试管长度的 1/5，灭菌后趁热放置斜面凝固，斜面长约为试管长度的 2/3。

（5）液体培养基：液体培养基一般分装在试管内，分装量为试管长度的 1/3，灭菌后备用。

8. 培养基的灭菌　一般培养基经高压蒸汽法灭菌，这是目前最可靠的方法。培养基的灭菌温度和时间因培养基的品种、装量和容器的大小而定，如培养基中含不耐热的成分，灭菌时的压力不可过高。培养基可采用 121℃高压蒸汽灭菌 15min 的方法。在各种培养基制备方法中，如无特殊规定，即可用此法灭菌。某些畏热成分，如糖类应另行配成 20% 或更高的溶液，以过滤或间歇灭菌法消毒，以后再用无菌操作技术定量加入培养基。明胶培养基亦应用较低温度灭菌。血液、体液和抗生素等则应从无菌操作技术抽取和加入已经冷却 50℃左右的培养基中。琼脂斜面培养基应在灭菌后立即取出，待冷至 55 ~ 60℃时，摆置成适当斜面，待其自然凝固。

9. 培养基的质量测试　为确保培养基的使用效果，制备好的培养基应做以下检验，以确定所制的培养基质量是否合格。

（1）一般性状检查：一般性状检查包括培养基的颜色、澄清度、pH 值等是否符合要求。固体培养基还查其软硬度是否适宜。干燥培养基则应测定其水分含量和溶解性等。

（2）无菌检查：无论是经高压蒸汽灭菌或是无菌分装的培养基，均应做无菌试验，合格的方可使用。通常将配制好的培养基于37℃培养，过夜后，观察是否有细菌生长。如果没有细菌生长视为合格。

（3）培养基性能试验：对于细菌生长繁殖、增菌、分离、选择和鉴别等用培养基，均应用已知特性的、稳定标准菌株进行检查，符合规定要求的方可使用。即使市购的干燥培养基商品，也要按照产品说明书规定进行检查。

1）测试菌株选择：测试菌株是具有其代表种的稳定特性并能有效证明实验室特定培养基最佳性能的一套菌株，应来自国际 / 国家标准菌种保藏中心的标准菌株。

2）定量测试方法：测试菌株过夜培养物10倍递增稀释；测试平板和参照平板划分为4个区域并标记；从最高稀释度开始，分别滴一滴稀释液于试验平板和对照平板标记好的区域；将稀释液涂满整个1/4区域，37℃培养18h；对易计数的区域计数，按公式计算生长率（生长率 = 待测培养基平板上得到的菌落总数/参考培养基平板上获得的菌落总数）。非选择性培养基上目标菌的生长率应不低于0.7，该类培养基应易于目标菌生长；选择性培养基上目标菌的生长率应不低于0.1。

3）半定量测试方法：平板分ABCD四区，共划16条线，平行线大概相隔0.5cm，每条有菌落生长的划线记作1分，每个仅一半的线有菌落生长记作0.5分，没有菌落生长或生长量少于划线的一半记作0分，分数加起来得到生长指数G。目标菌在培养基上应呈现典型的生长，而非目标菌的生长应部分或完全被抑制，目标菌的生长指数G大于6时，培养基可接受。

4）定性测试方法：平板接种观察法，用接种环取测试菌培养物，在测试培养基表面划平行直线。按标准中规定的培养时间和温度对接种后的平板进行培养，目标菌应呈现良好生长，并有典型的菌落外观、大小和形态，非目标菌应是微弱生长或无生长。

10. 培养基的保存　新配制的培养基，其保存条件的好坏，对培养基的使用寿命关系很大。如保存不当，加速培养基的物理和化学变化，因为培养基的成分大多是由动物组织提取的大分子肽和植物蛋白质，它们能引起不溶性的沉淀和雾浊。为避免和减慢这些变化，新配制的培养基一般存于2 ~ 8℃冰箱中备用；为防止培养基失水，液体或固体的试管培养基应放在严密的容器中保存；平板培养基应密封于塑料袋中保存。放置时间不宜超过一周，倾注的平板培养基不宜超过3d。

第三节　细菌的接种和培养

一、无菌技术

微生物检验的标本主要来自患者，这些标本具有传染性，有可能导致实验室感染和医院感染。另外，微生物广泛分布于自然界及正常人体，这些微生物可能污染实验环境、实验材料等，因而影响实验结果的判断。因此，微生物检验工作中，工作人员必须牢固树立无菌观念，严格执行无菌操作技术。

（1）无菌室、超净工作台、生物安全柜使用前必须消毒。

（2）微生物检验所用物品在使用前应严格进行灭菌，在使用过程中不得与未灭菌物品接触，如有接触必须更换无菌物品。

（3）接种环（针）在每次使用前、后，均应在火焰上烧灼灭菌。

（4）无菌试管或烧瓶在拔塞后及回塞前，管（瓶）口应通过火焰1 ~ 2次，以杀灭管（瓶）口附着的细菌。

（5）细菌接种、倾注琼脂平板等应在超净工作台或生物安全柜内进行操作。

（6）使用无菌吸管时，吸管上端应塞有棉花，不能用嘴吹出管内余液，以免口腔内杂菌污染，应使用吸耳球轻轻吹吸。

（7）微生物实验室所有感染性废弃物、细菌培养物等不能拿出实验室，亦不能随意倒入水池。须进行严格消毒灭菌处理后，用医用废物袋装好，送医疗废物集中处置部门处置。

（8）临床微生物检验工作人员须加强个人防护：工作时穿工作衣、戴口罩及工作帽，必要时穿防护衣、戴防护镜及手套。离开时更衣、洗手。实验台在工作完毕应进行消毒灭菌。

二、接种工具

接种环和接种针是微生物检验中用以取菌、接种及分离细菌的器具，是细菌学实验必需的工具。接种环可用于划线分离培养、纯菌转种、挑取菌落和菌液以及制备细菌涂片等。接种针主要用以挑取单个细菌、穿刺接种及斜面接种细菌等。

接种针一般用镍合金制成。接种环系由接种针的游离端弯成圆环而成，环部的直径一般为 2 ~ 4mm。接种针的另一端固定于接种杆上，接种杆另一端为接种柄（图 4-1）。使用时右手握持接种环（针）的柄部（握毛笔状），将环（针）部置于酒精灯火焰上或红外接种环灭菌器中灭菌，杀灭环（针）部的细菌，冷却后挑取细菌。接种完毕再灭菌接种环（针）。

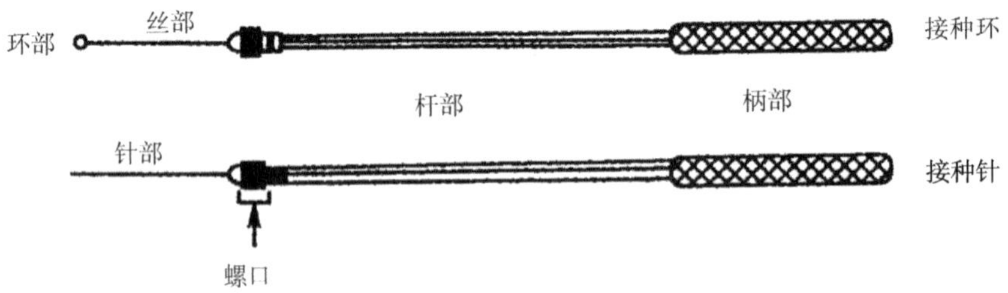

图 4-1　接种环与接种针示意

三、 细菌的一般接种方法

细菌接种时，应根据待检标本的种类、检验目的及所用培养基的类型选择不同的接种方法。常用的细菌接种方法有平板划线分离法、斜面接种法、穿刺接种法、液体和半固体接种法、涂布接种法等。

（一）平板划线分离法

平板划线分离法是指把混杂在一起的微生物或同一微生物群体中的不同细胞用接种环在平板培养基表面，通过分区划线稀释而得到较多独立分布的单个细胞，经培养后生长繁殖成单菌落，通常把这种单菌落当作待分离微生物的纯种。有时这种单菌落并非都由单个细胞繁殖而来，故必须反复分离多次才可得到纯种。

为方便划线，一般培养基不宜太薄，每皿约倾倒 20mL 培养基，培养基应厚薄均匀，平板表面光滑。划线分离主要有分区划线法和连续划线法两种（图 4-2）。分区划线法是将平板分为大小相似的几个区。划线时每次将平板转动 60° ~ 70° 划线，每换一次角度，应烧灼灭菌接种环，再通过上次划线处划线；另一种连续划线法是从平板边缘一点开始，连续作波浪式划线直到平板的另一端为止，当中不需烧灼灭菌接种环。

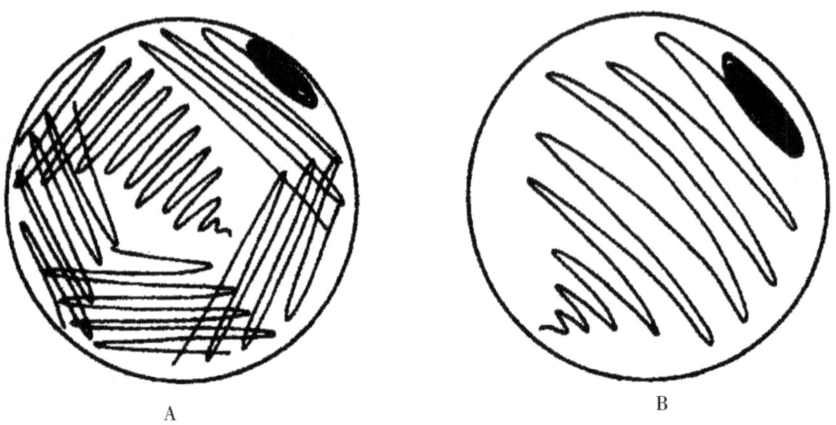

图 4-2　平板划线分离法

1. 连续划线法 轻轻摇匀待接种试管，左手手心托待接种试管底侧部，右手执接种环，右手小指拔下试管塞，灭菌接种环，并于酒精灯附近将接种环伸进试管，稍候，再插入待接接种液中，蘸一下，取满一环，抽出，烧塞，盖盖，放回试管架。或将接种环通过稍打开皿盖的缝隙伸入平板，在平板边缘空白处接触一下使接种环冷却，然后以无菌操作接种环直接取平板上待分离纯化的菌落。

用左手小指和无名指托接种的平皿底部，中指和拇指捏平皿盖，于靠近酒精灯处打开平皿盖约30°，右手将环伸进平皿，将菌种点种在平板边缘一处，轻轻涂布于琼脂培养基边缘，抽出接种环，盖上平皿盖，然后将接种环上多余的培养液在火焰中灼烧，打开平皿盖约30°伸入接种环，待接种环冷却后，再与接种液处轻轻接触，开始在平板表面轻巧滑动划线，接种环不要嵌入培养基内划破培养基，线条要平行密集，充分利用平板表面积，注意勿使前后两条线重叠，划线完毕，关上皿盖。灼烧接种环，待冷却后放置接种架上。培养皿倒置于适温的恒温箱内培养（以免培养过程皿盖冷凝水滴下，冲散已分离的菌落）。

2. 分区划线法 取菌、接种、培养方法与“连续划线法”相似。用接种环挑取细菌标本，将标本沿平板边缘均匀涂布在培养基表面，约占培养基面积的1/5，此为第一区。烧灼灭菌接种环，待冷，转动平板约70°，将接种环通过第一区3 ~ 4次，连续划线，划线面积约占培养基面积的1/5，此为第二区。依次划第三区、第四区、第五区。分区划线法多用于含菌量较多的细菌标本的接种，如粪便、脓汁、痰液等标本。经过分区划线，可将标本中的细菌分散开，从而获得单个菌落。

（二）斜面接种法

该法主要用于单个菌落的纯培养、保存菌种或观察细菌的某些特性。

（1）左手平托两支试管，拇指按住试管的底部。外侧一支试管是斜面上长有菌苔的菌种试管，内侧一支是待接的空白斜面，两支试管的斜面同时向上。用右手将试管塞旋松，以便在接种时容易拔出。

（2）右手拿接种环（如握毛笔一样），在火焰上先将环部烧红灭菌，然后将有可能伸入试管的其余部位也过火灭菌。

（3）将两支试管的上端并齐，靠近火焰，用右手小指和掌心将两支试管的试管塞一并夹住拔出，试管塞仍夹在手中，然后让试管口缓缓过火焰。注意不得将试管塞随意丢于桌上受到沾污，试管口切勿烧得过烫以免炸裂。

（4）将已灼烧的接种环伸入外侧的菌种试管内。先将接种环触及无菌苔的培养基上使其冷却。再根据需要用接种环蘸取一定量的菌苔，注意勿刮破培养基。将沾有菌苔的接种环迅速抽出试管，注意勿使接种环碰到管壁或管口上。

（5）迅速将沾有菌种的接种环伸入另一支待接斜面试管的底部，轻轻向上划线（直线或曲线，根据需要确定），勿划破培养基表面。

（6）接种好的斜面试管口再次过火焰，试管塞底部过火焰后立即塞入试管内。

（7）将沾有菌苔的接种环在火焰上烧红灭菌。先在内焰中烧灼，使其干燥后，再在外焰中烧红，以免菌苔骤热，会使菌体爆溅，造成污染。

（8）放下接种环后，再将试管塞旋紧，在试管外面上方距试管口2 ~ 3cm处贴上标签。

（9）在28 ~ 37℃恒温中培养。

斜面接种方法及无菌操作过程如下具体操作过程（图4–3）。

（三）穿刺接种法

此方法用于半固体培养基或细菌生化反应用鉴别培养基的接种。用接种针挑取菌落或培养物，由培养基中央垂直刺入管底（距管底约0.4cm），再沿穿刺线拔出接种针（图4–4）。

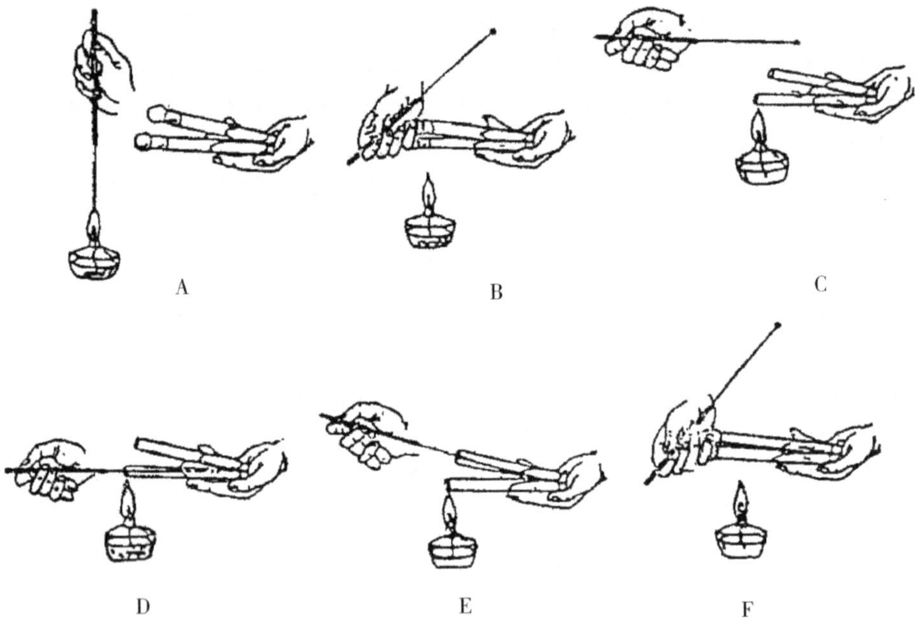

图 4-3 斜面接种无菌操作示意

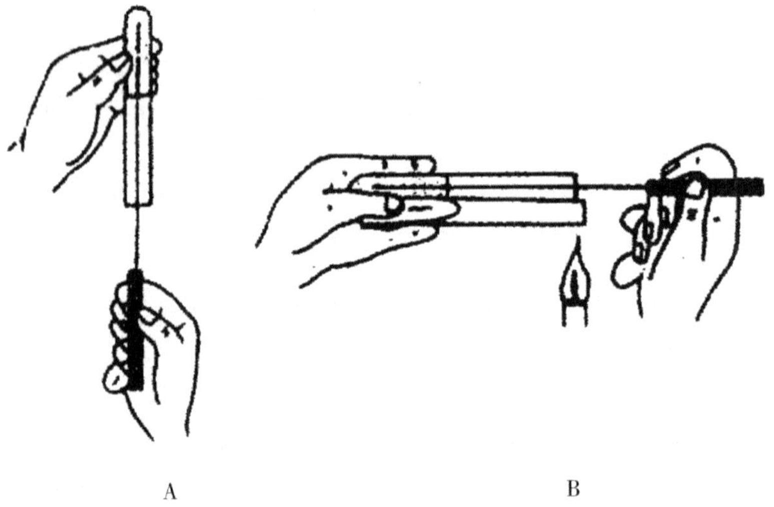

图 4-4 穿刺接种的两种方法

（四）液体和半固体接种法

1. 液体接种法　用接种环（针）挑取细菌，倾斜液体培养管，先在液面与管壁交界处（以试管直立后液体培养基能淹没接种物为准）研磨接种物，并蘸取少许液体培养基与之调和，使细菌均匀分布于培养基中。此方法多用于普通肉汤、蛋白胨水等液体培养基的接种。

2. 半固体培养基接种法　将烧灼过的接种针插入菌种管冷却后，蘸取菌液少许，立即垂直插入半固体培养基的中心至接近于管底处，但不可直刺至管底，然后按原路退出（图 4-5）。管口通过火焰，塞上棉塞，接种针烧灼灭菌后放下。将上述已接种好的培养物，37℃恒温箱内培养，24h后取出观察结果。

（五）涂布接种法

将琼脂平皿半开盖倒置于培养箱内至无冷凝水，用无菌移液管吸取菌悬液 0.1mL，滴加于培养基平板上，右手持无菌玻璃涂棒，左手拿培养皿，并用拇指将皿盖打开一缝，在火焰旁右手持玻璃涂棒与培养皿平板表面将菌液自平板中央均匀向四周涂布扩散，切忌用力过猛将菌液直接推向平板边缘或将培养基划破。接种后，将平板倒置于恒温箱中，培养观察（图 4-6）。

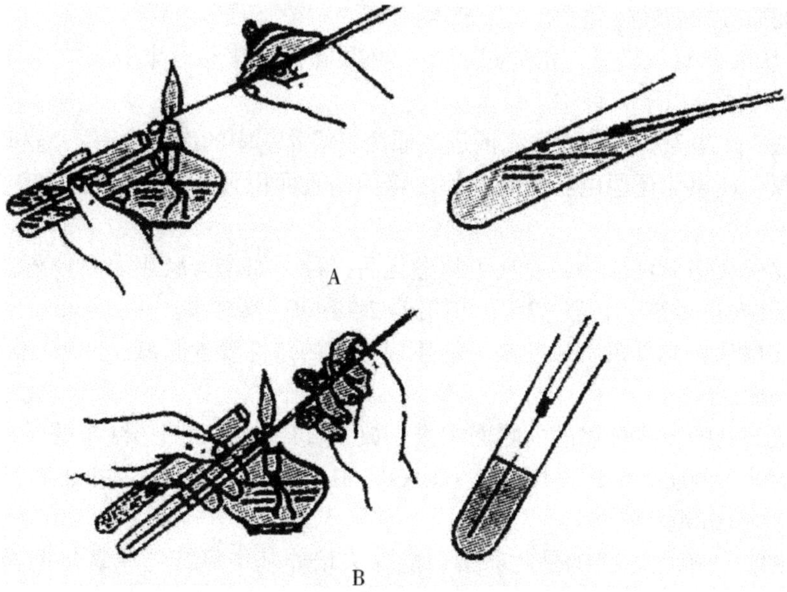

图 4-5　液体和半固体培养基接种法

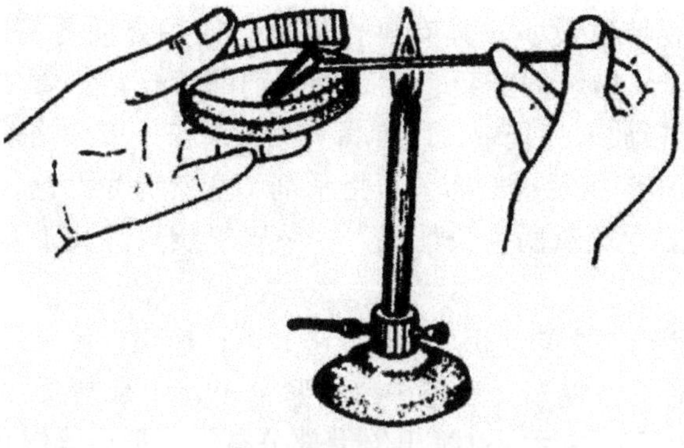

图 4-6　涂布接种操作过程示意

四、细菌的一般培养方法

根据细菌标本的类型、细菌的种类及培养目的，选择适宜的培养方法，对细菌进行培养。常用方法有：普通培养、二氧化碳培养及厌氧培养法等。

1. 普通培养　又称需氧培养法，将已接种好的平板、肉汤管、半固体、斜面置于37℃温箱中，一般的细菌培养 18 ~ 24h 即可生长，但菌量很少或生长较慢的细菌培养 3 ~ 7d，甚至一个月才能生长。注意事项：①箱内不应放过热或过冷物品，取放物品时应随手关闭箱门，以维持恒温。②箱内培养物不宜过挤，以保证培养物受温均匀。③金属孔架上物品不应过重，以免压弯孔架，物品滑脱，打碎培养物。④温箱底层温度较高，培养物不宜与之直接接触。

2. 二氧化碳培养　二氧化碳培养是将细菌置于5% ~ 10% CO_2 环境中进行培养的方法。有的细菌（如脑膜炎奈瑟菌、淋病奈瑟菌、布鲁菌等）初次分离培养时在有 CO_2 环境中生长良好。

（1）二氧化碳培养箱培养法：二氧化碳培养箱能调节箱内 CO_2 的含量、温度和湿度。将已接种好细菌的培养基置于二氧化碳培养箱内，孵育一定时间后，可观察到细菌的生长现象。

（2）烛缸培养法：将接种好细菌的培养基置于标本缸或玻璃干燥器内，把蜡烛点燃后置于缸内，加盖，并用凡士林密封缸口，待蜡烛自行熄灭，缸内可产生 50% ~ 10% 的 CO_2。

（3）化学法：将接种好细菌的培养基置于标本缸内，按标本缸每升容积加碳酸氢钠 0.4g 和浓盐酸 0.35mL 的比例，分别加入此两种化学物质于平皿内，将该平皿放入标本缸内，加盖密封标本缸。使标本缸倾斜，两种化学物质接触后发生化学反应，产生 CO_2。

3. 厌氧培养　厌氧菌对氧敏感，培养过程中，必须降低氧化还原电势，构成无氧环境。厌氧培养的方法很多，常用的方法有以下几种。

（1）庖肉培养法：此法为利用动物组织促进还原法。培养基中的肉渣含有不饱和脂肪酸和谷胱甘肽，能吸收培养基中的氧，使氧化还原电势下降。加之培养基表面用凡士林封闭，使与空气隔绝而造成厌氧条件。

方法：接种时先于火焰上稍加热，使凡士林融化后接种（如作厌氧芽孢菌分离，接种后将肉渣培养基置 80 ~ 85℃水浴 10min 处理），置 37℃温箱培养 2 ~ 4d 观察结果。

（2）焦性没食子酸法：焦性没食子酸与碱能生成棕色的焦性没食子碱，此碱性溶液能迅速吸收空气中的氧，造成厌氧条件。

方法：于接种厌氧菌的血平板盖的外侧面中央，放一直径约 4cm 圆形纱布两层，其上放焦性没食子酸 0. 2g，再盖同样的纱布两层。然后加 100g/L NaOH 0.5mL，迅速将平皿底倒扣在盖上，周围用石蜡密封，置 37℃温箱培养 24 ~ 48h 观察结果。

（3）硫乙醇酸钠法：硫乙醇酸钠是还原剂，能除去培养基中氧或还原氧化型物质，有利于厌氧菌生长。

方法：将厌氧菌接种于含 1g/L 的硫乙醇酸钠液体培养基中，37℃温箱培养 24 ~ 48h，观察结果。培养基内加有亚甲蓝作氧化还原指示剂，无氧时亚甲蓝还原成无色。

（4）气袋法：此法不需要特殊设备，具有操作简便、使用方便等特点。气袋为一透明而密闭的塑料袋，内装有气体发生安瓿、指示剂安瓿、含有催化剂的带孔塑料管各 1 支。

方法：将接种厌氧菌的平板放入气袋中，用弹簧夹夹紧袋口（或用烙铁加热封闭），然后用手指压碎气体发生安瓿。30min 后再压碎指示剂安瓿，若指示剂不变蓝仍为无色，证明袋内达到厌氧状态。可放 37℃温箱培养 18 ~ 24h，观察厌氧菌生长情况。一只厌氧袋只能装 1 ~ 2 个平板，故只适合小量标本的使用。

（5）厌氧罐法：此法适用于一般实验室，具有经济并可迅速建立厌氧环境的特点。

方法：将已接种厌氧菌的平板置于厌氧罐中，拧紧盖子。用真空泵抽出罐中空气，再充入氮气使压力真空表指针回到零，如此反复三次，以排出绝大部分空气。最后当罐内压力为 -79.98kPa 时，充入 80%N_2、10%H_2、10%CO_2。排气过程中厌氧指示剂亚甲蓝呈淡蓝色，待罐内无氧环境建立后，指示剂亚甲蓝则持续无色。

（6）厌氧箱培养法：这是一种较先进的厌氧菌培养装置，适合于处理大量标本。标本接种、分离培养和鉴定等全部检验过程均在箱内进行，有利于厌氧菌检出。装置由手套操作箱和传递箱两个主要部分组成。

传递箱有两个门，一个与操作箱连接，一个与外部相通，起缓冲间的作用，以保持操作箱内的无氧环境不变。由外向内传递物品时，先关闭内侧门，物品由外侧门进入传递箱，然后关闭外侧门。用真空泵排气减压，充入氮气。重复排气一次，其中的氧可排除 99% 以上。再通过手套操作箱打开内侧门，无氧的气体则从操作箱自动流入传递箱，保持无氧环境。手套操作箱内有接种环、灭菌器、标本架和过氧化氢酶等用品。

五、细菌在培养基中的生长现象

将细菌接种到适宜的培养基中，经 35℃培养 18 ~ 24h（生长慢的细菌需数天或数周）后，可观察到细菌的生长现象。不同的细菌在不同的培养基中的生长现象不一样，据此可鉴别细菌。

（一）细菌在液体培养基中的生长现象

细菌在液体培养基中生长可出现 3 种现象。

1. 混浊　大多数细菌在液体培养基中生长后，使培养基呈现均匀混浊。

2. 沉淀　少数呈链状生长的细菌在液体培养基底部形成沉淀，培养液较清亮。如链球菌、炭疽芽孢杆菌等。

3. 菌膜　专性需氧菌多在液体表面生长，形成菌膜。如铜绿假单胞菌等。

（二）细菌在半固体培养基中的生长现象

有鞭毛的细菌在半固体培养基中可沿穿刺线扩散生长，穿刺线四周呈羽毛状或云雾状。无鞭毛的细菌只能沿穿刺线生长，穿刺线四周的培养基透明澄清。

（三）细菌在固体培养基中的生长现象

细菌经分离培养后，在固体培养基上生长可形成菌落。菌落是由单个细菌分裂繁殖形成的肉眼可见的细菌集团。当进行样品活菌计数时，以在琼脂平板上形成的菌落数来确定样品中的活菌数，用菌落形成单位表示。不同细菌在琼脂平板上形成的菌落特征不同，表现在菌落大小、形态、颜色、气味、透明度、表面光滑或粗糙、湿润或干燥、边缘整齐与否等方面各有差异。据细菌菌落表面特征不同，可将菌落分为 3 种类型。

1. 光滑型菌落（S 型菌落）　菌落表面光滑、湿润、边缘整齐。新分离的细菌大多为光滑型菌落。

2. 粗糙型菌落（R 型菌落）　菌落表面粗糙、干燥，呈皱纹或颗粒状，边缘不整齐。R 型菌落多为 S 型细菌变异失去表面多糖或蛋白质而成，其细菌抗原不完整，毒力及抗吞噬能力均比 S 型细菌弱。但也有少数细菌新分离的毒力株为 R 型，如结核分枝杆菌、炭疽芽孢杆菌等。

3. 黏液型菌落（M 型菌落）　菌落表面光滑、湿润、有光泽，似水珠样。多见于有肥厚荚膜或丰富黏液层的细菌，如肺炎克雷伯菌等。

另外，细菌在血琼脂平板上生长可出现不同的溶血现象。如出现 α 溶血（亦称草绿色溶血），菌落周围出现 1 ~ 2mm 的草绿色溶血环，可能为细菌代谢产物使红细胞中的血红蛋白变为高铁血红蛋白所致；β 溶血（又称完全溶血），菌落周围出现一个完全透明的溶血环，系由细菌产生溶血素使红细胞完全溶解所致；γ 溶血（即不溶血），菌落周围培养基无溶血环。

有些细菌在代谢过程中产生水溶性色素，使菌落周围培养基出现颜色变化，如绿脓杆菌产生的绿脓色素使培养基或脓汁呈绿色；有些细菌产生脂溶性色素，使菌落本身出现颜色变化，如金黄色葡萄球菌色素。

此外，有的细菌在琼脂平板上生长繁殖后，可产生特殊气味，如铜绿假单胞菌（生姜气味）、变形杆菌（巧克力烧焦的臭味）、厌氧梭菌（腐败的恶臭味）、白色假丝酵母菌（酵母味）和放线菌（泥土味）等。

第四节　常用染色技术

一、细菌染色的原理

细胞的细胞膜上含有蛋白质，具有兼性离子的性质，其等电点较低，pH 一般为 2 ~ 5，通常情况下细菌带负电荷，易与带正电荷的碱性染料结合着色，所以细菌染色多用碱性染料，常用的有亚甲蓝，碱性复红、沙黄、结晶紫等，但有时也用中性或酸性染料。细菌染色的机制，一方面是由于物理的吸附作用而使细菌着色，另一方面可能是与细菌菌体成分起化学反应。

二、染色的一般步骤

1. 涂片　于洁净载玻片上滴加 1 小滴生理盐水，再用接种环挑取菌落少许，均匀涂布于盐水中。脓汁、痰、分泌物、菌液等直接涂片。有的标本或细菌培养物在载玻片上不易附着，常与少量无菌血清或蛋白溶液一起涂布。涂片应自然干燥或温箱加热使其干燥。

2. 固定　多采用加热法，涂片膜向上以中等速度通过火焰三次也可用乙醇或甲醇固定。其目的是保持细菌原有的形态和结构，杀死细菌，并使染料易于着色，另外使细菌附着于载玻片上，不易被水冲掉。

3. 染色　一般采用低浓度（1% 以下）的染色液。为了促使染料与菌体结合，有的染色液中需加入酚、明矾，有的在染色过程中需滴加碘液进行媒染。

4. 脱色　根据某些细菌具有着色后能耐受醇、丙酮、氯仿、酸或碱而不被脱色的特性，对染色标本进行脱色，有时需复染来作鉴别。70% 的乙醇和无机酸脱色能力强，常用作抗酸染色的脱色剂，95% 的乙醇常用于革兰染色法脱色。

5. 复染　又称对比染色，其反衬作用，如与紫色对比用稀释复红或沙黄，与红色对比用亚甲蓝或苦味酸，与深蓝色对比用黄吡精或俾土麦褐等。

三、常用染色方法

（一）革兰染色法

1. 试剂　如下所述。

（1）初染液：结晶紫（或甲紫）2.0g，95% 乙醇 20.0mL，1% 草酸铵水溶液 80.0mL，先将结晶紫溶于乙醇中，然后与草酸铵溶液混合。

（2）媒染液（碘液）：碘 1.0g，碘化钾 2.0g，蒸馏水 300.0mL，将碘化钾溶于少量蒸馏水中，待其完全溶解后，加入碘，充分振摇溶解后，加蒸馏水至 300mL。

（3）脱色剂：95% 乙醇或乙醇、丙酮（7 ：3）混合液。

（4）复染液：稀释石炭酸复红或沙黄液（2.5% 沙黄乙醇液 10mL 加蒸馏水 90mL 混匀）。

2. 方法　在已固定的细菌染片上，滴加结晶紫染液染 1min，水洗。滴加碘液作用 1 分钟，水洗。将玻片上残水甩掉。用 95% 乙醇脱色，至无明显紫色继续脱落为止（约 10 ~ 30s，依涂片厚薄而定），水洗。滴加复染液，染 30s，水洗，干后镜检。

3. 结果　革兰阳性菌呈紫色，革兰阴性菌呈红色。

4. 注意事项　如下所述。

（1）在同一载玻片上，用已知金黄色葡萄球菌和大肠埃希菌作为革兰阳性和阴性对照，以利判断。

（2）染色的关键在于涂片和脱色：涂片过于浓厚，常呈假阳性。在镜检时应以分散存在的细菌染色反应为准。纯细菌涂片脱色，以 95% 乙醇易于掌握，如涂片上有水分，则脱色力强，易形成假阴性。所以去掉玻片上的残留水或印干后再行脱色很有必要。

（3）涂片干燥和固定过程中应注意：涂片后自然干燥，不可用酒精灯加热，以免因掌握温度不准使菌体变性而影响染色效果。固定时通过火焰三次即可，不可过分。黏稠标本涂片近干时，再行涂抹均匀，以免因表层下不干染色时被冲掉。

（4）初染液以结晶紫为好，因甲紫不是单一成分染料，常不易脱色，出现假阳性。

（5）革兰阳性菌的染色反应，有的受菌龄影响，培养 24 或 48h 以上，则部分或全部转变为阴性反应，此点应特别注意。

（二）稀释复红染色法

1. 染色液　用萋 – 纳二氏石炭酸复红溶液做 10 倍稀释即为稀释石炭酸复红染色液。

2. 方法　将涂片在火焰上固定，待冷。滴加染液，染 1min，水洗，干后镜检。

3. 结果　细菌呈红色。

（三）碱性亚甲蓝染色法

1. 染色液　亚甲蓝 0.3g，95% 乙醇 30.0mL，0.01% 氢氧化钾溶液 100. 0mL，将亚甲蓝溶于乙醇中，然后与氢氧化钾溶液混合。

2. 方法　将涂片在火焰上固定，待冷。滴加染液，染 1min，水洗，待干后镜检。

3. 结果　菌体呈蓝色。

（四）抗酸染色法

抗酸染色法主要用于检查临床标本中的结核分枝杆菌等具有抗酸性的细菌。常用的有以下两种方法。

1. 齐 – 尼（Ziehl–Neelsen）染色法　如下所述。

（1）涂片、加热固定后滴加 2 ~ 3 滴石炭酸复红液，用火焰微微加热至出现蒸汽，维持至少 5min

（可补充染液，勿使蒸发变干），水洗。

（2）用第二液盐酸乙醇脱色约 1min，至涂片无色或呈淡红色为止，水洗。

（3）滴加第三液亚甲蓝复染液复染 1min，水洗，自然干燥后镜检。

（4）结果：抗酸菌呈红色，背景及其他细菌呈蓝色。

2. 金永（Kinyoun）染色法　如下所述。

（1）用接种环挑取待检标本涂片，自然干燥。

（2）滴加石炭酸复红染 5 ~ 10min，不用加热，水洗。

（3）滴加盐酸乙醇脱色至无色为止，水洗。

（4）滴加亚甲蓝复染 30s，水洗待干燥后镜检。

（5）结果：抗酸菌染成红色，其他细菌、细胞等为蓝色。

（五）鞭毛染色法

1. 镀银染色法　如下所述。

（1）染液：

第一液：鞣酸 5g，$FeCl_3$ 1.5g，15% 甲醛溶液 2mL，1% NaOH 1mL，蒸馏水 100mL。

第二液：硝酸银 2g，蒸馏水 100mL。

待硝酸银溶解后，取 10mL 备用。向剩余的 90mL 中滴加浓氢氧化铵，形成浓厚的沉淀，再继续滴加氢氧化铵至刚刚溶解沉淀为澄清溶液为止，再将备用的硝酸银慢慢滴入，则出现薄雾，轻轻摇动，薄雾状沉淀消失，再滴入溶液，直至摇动仍呈现轻微而稳定的薄雾状沉淀为止，雾重时为银盐析出，不宜使用。

（2）方法：将涂片自然干燥后，滴加第一液染 3 ~ 5min，蒸馏水冲洗。用第二液冲去残水后加第二液染 30 ~ 60s，并在酒精灯上稍加热（涂片切勿烘干），再用蒸馏水冲洗，待干镜检。

（3）结果：菌体为深褐色，鞭毛为褐色。

（4）注意事项：

1）鞭毛染色用新培养的菌种为宜。一般用新制备的斜面，接种后培养 16 ~ 24h。如所用菌种已长期未移种，最好用新制备的斜面连续移种 2 ~ 3 次后再使用。

2）涂片时采用光滑洁净的载玻片，在其一端滴蒸馏水一滴，用接种环挑取斜面上少许菌苔（注意不可带上培养基），轻蘸几下水滴（切勿用接种环转动涂抹防止鞭毛脱落）。将玻片稍倾斜，使菌液随水流至另一端，然后平放在空气中干燥。切勿以火焰固定。

3）染色过程中，要充分洗净第一液后再加第二液。另外，染液当日配制效果最佳。

2. 申云生染色法　如下所述。

（1）染液：20% 鞣酸水溶液（加温溶解）2mL，20% 钾明矾溶液（加温溶解）2mL，1 ∶ 12 石炭酸饱和液 5mL，无水乙醇复红饱和液 1.5mL。

（2）方法：取培养 12h 琼脂斜面培养物管内的凝集水 0.5mL，加蒸馏水 3mL，轻轻摇匀后，离心沉淀 15min，去上清液。重复两次后，用生理盐水 3mL 制成悬液，加入 10% 甲醛液 2mL，放于 37℃孵育 2h，取上液滴于洁净载玻片上，略侧动载玻片使菌液自然流散成薄膜，待其自然干燥。滴加染液染 2.5 ~ 3min，水洗，待干镜检。

（3）结果：菌体呈深红色，鞭毛呈红色。

3. 谷海瀛鞭毛染色法　如下所述。

（1）鞭毛肉汤：胰胨 10.0g，NaCl 2.5g，K_2HPO_4 1.0g，H_2O 1 000mL，pH7.0。

（2）菌株培养：菌株均分别划线接种血琼脂平板和鞭毛肉汤管，30℃培养 18 ~ 24h。鞭毛肉汤管出现微混浊即在显微镜下观察动力。

（3）血平板培养物：在处理过的洁净玻片一端加 2 ~ 3 滴蒸馏水，用灭菌过的接种针蘸取蒸馏水后蘸取单个菌落，轻轻点于玻片上蒸馏水中，轻轻晃动，使菌体分散于玻片上，室温风干或置于 35℃温箱干燥。2mL 鞭毛肉汤培养物加入 0.1mL 37% 甲醛，1 200g 离心 20min，倾掉上清液后加入 2mL 蒸馏水轻轻晃动使菌体分散，再离心 20min，再加入适量蒸馏水，变成微乳混浊，制成涂片。

（4）染色液配制：

1）媒染剂 A：3.0g $FeCl_3 \cdot 6H_2O$，100mL 0.01mol/L HCl 溶液，室温存放，长期稳定。

2）媒染剂 B：鞣酸 15.0g 溶解于 100mL 蒸馏水中，加 37% 甲醛 1.0mL。室温存放，长期稳定。

3）银染液 C：$AgNO_3$ 5.0g 溶于 100mL 蒸馏水。取出 10.0mL 备用，向余下的 90mL 硝酸银溶液缓缓滴加浓氨水，边加边摇动直到形成沉淀又渐渐溶解恰好形成澄清溶液，再用备用硝酸银溶液慢慢回滴形成稳定薄雾状溶液。取出 20mL，余下染液避光密封，4℃冰箱存放。

（5）染色方法：

1）取 A 液 0.1mL（4 滴）加入带塞的试管内，再加入 B 液 0.1mL（4 滴），充分混合，用酒精灯火焰轻微缓缓加热 10 ~ 20s，稍冷却。

2）用 A、B 混合液染片 40s（30 ~ 60s）即可，蒸馏水缓慢冲洗干净。A、B 混合物不稳定，加热后 10min 内使用，否则影响染色质量。

3）滴加银染液 C 染色，加热至微冒蒸气染 10 ~ 20s，蒸馏水洗净染液，干后，油镜检查，应观察 10 个视野以上。

（6）涂片染色鞭毛质量评分：应用 West 等人方法，根据染色质量不同，分别记作 1、2、3、4、5 分。

1 分：只见菌体，未见鞭毛。

2 分：见很少的鞭毛，但鞭毛形态很差。

3 分：见很少的鞭毛，但鞭毛形态完整。

4 分：见很多的鞭毛，鞭毛形态完整但仅局限在涂片某部位。

5 分：见很多的鞭毛，且形态完整，分布在大部分涂片上。

（六）荚膜染色法

1. 奥尔特荚膜染色法　如下所述。

（1）染液：3% 沙黄水溶液（乳钵研磨溶化）。

（2）方法：在已固定的细菌涂片上滴加染液，用火焰加温染色，持续 3min，冷后水洗，待干镜检。

（3）结果：菌体呈褐色，荚膜呈黄色，此法主要用于炭疽杆菌。

2. Hiss 硫酸铜法　如下所述。

（1）染液：①第一液：结晶紫乙醇饱和液 5mL 加蒸馏水 95mL，混合。②第二液：20% 硫酸铜水溶液。

（2）方法：细菌涂片自然干燥后，经乙醇固定，滴加第一液，加微热染 1min。再用第二液将涂片上的染液洗去，切勿再水洗，倾去硫酸铜液，以吸水纸吸干镜检。

（3）结果：菌体及背景呈紫色，荚膜呈鲜蓝色或不着色。

（七）芽孢染色法

1. 染液

第一液：萋 – 纳二氏石炭酸复红液。

第二液：95% 乙醇。

第三液：碱性亚甲蓝液。

2. 方法　在已固定的细菌涂片上滴加第一液，加热染 5min，待冷，水洗。用第二液脱色 2min，水洗。加第三液复染 1 分钟，水洗，待干镜检。

3. 结果　菌体呈蓝色，芽孢呈红色。

（八）负染色法

背景着色而菌体本身不着色的染色为负染色法，最常见的是墨汁负染色法，用来观察真菌及细菌荚膜等。

方法：取标本或培养物少许于载玻片上，必要时加少量盐水混匀，再加优质墨汁或碳素墨水一小滴，混合后加盖玻片（勿产生气泡），镜检。背景为黑色，如新型隐球菌可呈圆形、厚壁、生芽、围以荚膜的形态。以油镜检查，细菌荚膜可呈现明显的透亮圈。

第五节　免疫学检测技术

传统的和现代的抗原－抗体反应在微生物的鉴定和微生物感染诊断中均具有重要意义。

一、传统的抗原－抗体反应

（一）凝集反应

原理：颗粒性抗原与相应的抗体在合适的浓度比例下、在合适的反应条件下（温度、pH、盐离子和反应时间等）可发生凝集反应。应用：用已知抗原检查抗体，或用已知抗体检查抗原。它是细菌鉴定传统的重要技术。

1. 直接凝集反应　多为在实验室制备多价或单价抗血清用来检查细菌的抗原而鉴定细菌。

（1）沙门菌的血清型鉴定：沙门菌的菌体或鞭毛的抗原结构不同。实验室应用成套的多价和单价的抗血清依凝集反应而分出血清型。以前沙门菌的命名就依血清型别的差异，如今虽不以此定种，血清型仍需确定以资鉴别，且需将抗原结构写于菌种名后。

（2）大肠埃希菌的血清型鉴定：致腹泻性或尿道或血流感染性的大肠埃希菌的血清学鉴定有助于确定其致病性（如产志贺毒素大肠埃希菌 O157 等），也可鉴别各种类型的致腹泻大肠埃希菌，也是流行病学和流行菌株调查的重要技术。

（3）志贺菌的血清学鉴定：志贺菌的种别与型别由与多价和单价抗血清的凝集而确定。

（4）在耶尔森菌、弯曲菌、军团菌、流感嗜血杆菌、脑膜炎奈瑟菌等的鉴定中也用直接凝集反应。分析菌株的血清型与其致病性、毒力和流行特征密切相关。

2. 间接凝集反应　利用载体，如葡萄球菌 A 蛋白、链球菌 G 蛋白和固相载体，如含 A 蛋白的葡萄球菌菌体，聚苯乙烯（latex）粒子、明胶粒子、炭末、胶体金、胶体硒等包被已知的抗体用来检查抗原（病毒、细菌、支原题、衣原体等抗原）；也可包被已知的抗原来检查患者血清中的抗体。此类间接凝集试验应用很广，已有不少的商品试剂盒。

（1）筛查梅毒患者的 VDRL（veneral disease research laboratory，美国性病研究实验室）法，RPR（rapid plasma reaction，快速血浆反应）和 USR（unheated serum reaction，不加热血清反应）试验系将非梅毒螺旋体的抗原（心类酯，反应原）结合于粒子表面来筛查梅毒患者血清中的抗体（反应素）。如以梅毒螺旋体的可溶性抗原结合在粒子表面则可检查患者血清中的特异性抗体，作为确证试验。

（2）同时检查多种病原体抗原的粒子凝集试验：如同时检查脑脊液中肺炎链球菌、流感嗜血杆菌和脑膜炎奈瑟菌的 Latex 凝集试验。同时检查脑脊液中疱疹病毒、腮腺炎病毒和腺病毒的 Latex 凝集试验。我国自行开发出自咽部标本检查 A 型流感病毒 H5N1 的快速诊断试验。

（3）直接自粪便悬液中检查轮状病毒的 Latex 凝集试验。

（4）检查产毒素大肠埃希菌的不耐热毒素（LT）耐热毒素（ST）的凝集试验需先裂解菌体。

（5）自体液或血液中检查真菌抗原的凝集试验以快速诊断深部真菌感染。

（6）链球菌的抗原分群，以分群抗体分别包被于 Latex 粒子，将自菌体提取的抗原进行凝集反应可用于链球菌的分群。

（7）自标本中检查病毒抗原的间接凝集试验。

（二）沉淀反应

原理：可溶性抗原与相应的抗体在合适的浓度比例、合适的反应条件（温度、pH、盐离子和反应时间等）可发生沉淀反应。

（1）用已知的微生物抗原或抗体通过双向琼脂扩散试验可鉴定相应的抗体或抗原。

（2）用单向琼脂扩散或火箭电泳试验可鉴定和粗略定量微生物抗原或抗体。

（3）免疫光散射或免疫浊度测定技术，可精密地定量微生物抗原或抗体。

(三)补体结合反应

此种技术较前两者的特异性和敏感性好。现虽已应用不多，但在一些病毒性疾患的诊断中仍有重要的作用。

二、现代的抗原－抗体反应

近年迅速发展起来的各种形式的标记免疫分析已成为微生物鉴定及其感染的重要诊断技术。各种均相和非均相的标记免疫分析有放射免疫分析（RIA）、酶免疫分析（EIA）、荧光免疫分析（FIA）、化学发光免疫分析（CIA）、生物发光免疫分析（BIA）和金标记免疫分析技术等。需要强调的是以下方面。

（1）单克隆抗体和基因工程抗体以至嗜菌体展示技术抗体或适体（aptamer）的迅速发展，可以更特异而敏感地直接自各种标本中检查微生物的抗原而实现快速而可靠的诊断。如今微生物感染的诊断技术已逐步由抗体检测向抗原检测转变。检测标本中含量极低的抗原用上述抗体可以有效地检出。

（2）金标记免疫技术与高特异性的抗体相结合，使之成为简便而快速的微生物感染的诊断技术，成为即时检验（point of care test，POCT）的重要组成部分，最有发展和临床应用前景。

三、免疫学技术检查患者血清中的抗体

（1）以微生物的抗原（菌体的、可溶性的、基因工程制备的）检查患者血清中的 IgM 抗体具有早期诊断的价值。因 IgM 抗体在血清中出现最早，常是感染急性期的标志。

（2）IgG 抗体主要用于回顾性的确诊，如 IgG 抗体持续升高，尤其是在感染的恢复期比急性期有 4 倍以上的升高则具有诊断价值。

（3）IgA 分泌型抗体对局部（尤其是黏膜部位）感染具有诊断价值。EB 病毒壳蛋白的 IgA 抗体与鼻咽癌有较明显的联系。

（4）抗体检查对新发的或起初病原不明的微生物感染性疾患有重要的诊断和鉴别诊断的价值。如 2003 年世界范围出现的传染性非典型性肺炎（SARS），在最初病原不明的情况下，保留患者的血清检查抗体，对明确诊断极有价值。

第六节 葡萄球菌属

葡萄球菌属（Staphylococcus）广泛分布在自然界，存在于环境、空气、牛奶、食品及人体和动物体内。在动物体内葡萄球菌主要存在于哺乳动物和鸟类的皮肤、皮肤腺体和黏膜上，也可在宿主的口腔、血液、乳腺、肠道、泌尿生殖道和上呼吸道发现。葡萄球菌可能与宿主有互利或共生的关系。葡萄球菌是医院感染的重要微生物，可通过皮肤伤口、针刺或医疗器械直接植入而进入宿主组织，导致感染发生。另外，葡萄球菌也是化脓性感染的最常见病原菌。

一、分类学特征

伯杰鉴定细菌学手册将葡萄球菌归属于微球菌科，葡萄球菌属。以往根据生化反应和产生色素不同，将其分为金黄色葡萄球菌（S. aureus）、表皮葡萄球菌（S. epidermidis）和腐生葡萄球菌（S. saprophyticus）三个种。Kloos 和 Schleifer 1975 年根据对糖类的分解、牛红细胞溶解、凝固酶、硝酸盐还原等试验将葡萄球菌分为 10 个种，增加了模仿葡萄球菌、孔氏葡萄球菌、木糖葡萄球菌、溶血葡萄球菌、华纳氏葡萄球菌、人葡萄球菌和头状葡萄球菌。伯杰系统手册（1986）已增加至 20 种，到 1989 年又增加了一些新的种别。伯杰鉴定细菌学手册报告葡萄球菌属包括致病与非致病的葡萄球菌 32 个种，15 个亚种。数十年来，研究者根据形态、色素、产生的酶和毒素、生化反应和 DNA G + C 含量、核酸杂交等对葡萄球菌的分类和鉴定作了不懈努力，迄今已有 35 个种，17 个亚种。

在葡萄球菌中，除中间葡萄球菌可产生血浆凝固酶，猪葡萄球菌产血浆凝固酶不定外，只有金黄色葡萄球菌能产生血浆凝固酶，称为血浆凝固酶阳性的葡萄球菌，其余统称为凝固酶阴性葡萄球菌

（coagulase negative staphylococcus，CONS）。60% ~ 70% 的金黄色葡萄球菌可被相应噬菌体裂解，表皮葡萄球菌不敏感。用噬菌体可将金黄色葡萄球菌分为 4 ~ 5 组 26 型。肠毒素型食物中毒由Ⅲ和Ⅳ群金黄色葡萄球菌引起，Ⅱ群对抗生素产生耐药性的速度比Ⅰ和Ⅳ群缓慢很多。造成医院感染严重流行的是工群中的 52、52A、80 和 81 型菌株。引起疱疹性和剥脱性皮炎的菌株通常是Ⅱ群 71 型。另外还可利用质粒大小、抗原结构血清学和抗生素等方法对葡萄球菌进行分型。

二、生物学特性

（一）形态特性

典型的葡萄球菌呈球形或稍呈椭圆形，直径 0.5 ~ 1.5μm，平均 0.8μm。致病性葡萄球菌一般较非致病者小，可单个、成双、四联或呈短链状排列，亦可呈不规则葡萄串样排列。固体培养基上由于在多个平面不规则分裂形成葡萄串状，在液体培养基上菌体可在一个平面分裂，常排列成对或成短链。葡萄球菌无鞭毛，不能运动，不形成芽孢，除极幼龄的培养物可见荚膜外，一般不形成荚膜。易被常用的碱性染料着色，革兰染色阳性。衰老、死亡或被白细胞吞噬后的葡萄球菌，以及耐药的某些菌株可呈革兰染色阴性。

（二）培养特性

为需氧或兼性厌氧菌，除腐生葡萄球菌和金黄色葡萄球菌厌氧亚种为专性厌氧外，其余菌种在有氧条件较厌氧条件生长迅速。葡萄球菌对营养要求不高，在普通培养基上生长良好，在含有血液和葡萄糖的培养基中生长更佳。20% ~ 30% 的 CO_2 环境中有利于毒素产生。10 ~ 45℃均能生长，但 28 ~ 38℃生长较好，最适温度为 35 ~ 37℃。PH 为 4.5 ~ 9.8，最适为 7.4 ~ 7.6。葡萄球菌耐盐性强，在 10% ~ 15% 的氯化钠培养基中能够生长。在肉汤培养基中 24 小时后呈均匀混浊生长。在琼脂平板上经 35℃ 24 ~ 48 小时培养形成圆形、凸起、边缘整齐、表面光滑、湿润、有光泽、不透明的菌落，直径为 1 ~ 5mm。不同种的菌株产生不同的色素，如金黄色、白色、柠檬色。在 20℃或在含有糖类、牛乳及血清培养基中色素形成较好，在液体培养基中则不产生色素。葡萄球菌在血琼脂平板上形成的菌落较大，有的菌株菌落周围形成明显的透明溶血环（β 溶血），也有不发生溶血者。凡溶血性菌株大多具有致病性。在倾注培养时，深层及表层的菌落均有溶血者多为金黄色葡萄球菌。

（三）生化反应

多数葡萄球菌能分解葡萄糖、麦芽糖和蔗糖，一部分能分解乳糖及甘露醇，产酸不产气。曾用分解甘露醇和明胶液化试验来判断葡萄球菌致病力，但已发现有些非致病菌也能分解甘露醇和液化明胶，故不能以上述两种方法作为判断致病力的唯一标准。有致病力的葡萄球菌凝固酶多阳性，但一些凝固酶阴性的葡萄球菌也引起人类感染。葡萄球菌不产生吲哚，甲基红试验一般阳性，VP 反应多为阳性。可以将亚甲蓝、石蕊还原为无色，分解尿素产氨，H_2S 产生不定，触酶试验多为阳性，仅解糖葡萄球菌及金葡菌厌氧亚种触酶阴性。

（四）抗原结构

葡萄球菌抗原构造复杂，已发现的有 30 种以上，目前仅对少数几种葡萄球菌抗原的化学组成及生物学活性有所了解。

1. 葡萄球菌 A 蛋白（staphylococcal protein A，SPA）　存在于细菌细胞壁的一种表面蛋白，与细胞壁的黏肽相结合。它可与人及多种哺乳动物血清中的 IgG 的 Fc 段结合，因而可用含 SPA 的葡萄球菌作为载体，结合特异性抗体，进行协同凝集试验。A 蛋白有抗吞噬作用，还有激活补体替代途径等活性。SPA 是一种单链多肽，与细胞壁肽聚糖呈共价结合，是完全抗原，有种属特异性。所有来自人类的菌株均有此抗原，动物源株则少见。此外，SPA 与 IgG 结合后所形成的复合物还具有多种生物学活性，如激活补体、抗吞噬、促细胞分裂、引起超敏反应、损伤血小板等。

2. 多糖抗原　具有群特异性，存在于细胞壁，借此可以分群。A 群多糖抗原磷壁酸的化学组成为 N- 乙酰葡糖胺核糖醇残基。B 群多糖抗原磷壁酸的化学组成是 N- 乙酰葡糖胺甘油残基。

3. 荚膜抗原　几乎所有金黄色葡萄球菌菌株的表面有荚膜多糖抗原的存在。表皮葡萄球菌仅个别菌株有此抗原。

三、微生物学检验

（一）标本采集

该菌属细菌是无芽孢细菌中抵抗力最强的细菌，易从感染部位获得标本。可根据病种及检查目的不同，采集不同标本。常见的标本有脓液、渗出液及咽拭子。如疑为菌血症，可采取血标本。脑膜炎可采集脑脊液，疑食物中毒应采集剩余食物、呕吐物及粪便标本。采集皮肤、黏膜标本时应避免病灶周围正常菌群污染。调查院内感染或环境污染，可从各种物品和仪器上采集。

（二）检验方法

1. 直接涂片镜检　取标本涂片，革兰染色后镜检，根据细菌形态、排列和染色性可做出初步判断。无菌标本如脑脊液、关节穿刺液直接涂片镜检，检见细菌有重要临床意义。其他体液标本如同时检见炎性细胞则镜检结果有重要参考意义，可报告为“检见葡萄球菌样革兰阳性球菌”。进而根据镜检结果选择合适方法进行分离鉴定。

2. 分离培养　根据不同的标本类型，选择合适的培养基接种（如血琼脂平板，甘露醇和高盐培养基等）进行分离培养。每一临床标本均应接种血琼脂板；血液、脑脊液等标本可先行肉汤增菌，随后在血平板上分离；对混有杂菌的标本，如粪便等可另外接种于高盐甘露醇培养基进行选择性培养，孵育过夜后挑选可疑菌落进行涂片、染色、镜检，选择性培养可延长到 48 ~ 72 小时以便形成可区别的菌落。

在琼脂平板上经 35℃ 24 小时孵育，大部分葡萄球菌的菌落 1 ~ 3mm 大小，但是多数凝固酶阴性葡萄球菌经过夜培养其菌落仍不能相互区别，平板应继续室温放置 2 ~ 3 天。金黄色葡萄球菌厌氧亚种、解糖葡萄球菌、耳葡萄球菌、马胃葡萄球菌、小牛葡萄球菌、缓慢葡萄球菌等生长缓慢的细菌，通常需要 24 ~ 36 小时才可形成可见的菌落。

由于可产生脂溶性色素，金黄色葡萄球菌的典型菌落呈奶油黄色或柠檬色等，圆形、光滑、稍凸起、边缘整齐，在血平板上大多数金黄色葡萄球菌可产生透明溶血环。典型的凝固酶阴性葡萄球菌的菌落则为无色素、光滑、圆形、凸起、不透明。

3. 微生物学鉴定　常见的葡萄球菌可通过其生理生化试验鉴定。另外，葡萄球菌可应用其分子表型特征如细胞脂肪酸的组成或应用其基因型特征如染色体限制性酶切片段等进行种的鉴定。

在血琼脂板上，葡萄球菌典型菌落呈圆形、稍凸起、边缘整齐、表面光滑、湿润、有光泽、产色素、溶血的菌落。菌落较大，直径为 1 ~ 5mm 的菌落。凝固酶阴性的葡萄球菌菌落无色、表面光滑、凸起、不透明。表皮葡萄球菌对高盐有一定耐受力，可在高盐培养基上生长（微球菌的某些菌株也能生长）。自选择培养基上挑取可疑菌落作鉴定，平板应继续室温放置 2 ~ 3 天，通过观察菌落性状有助于菌种鉴定。3 天时金黄色葡萄球菌菌落较大，6 ~ 8mm，光滑、凸起，产金黄色或橙色色素。表皮葡萄球菌菌落相对较小，约 3 ~ 6mm，无色素。

经镜检明确为革兰染色阳性球菌后，选可疑菌落作触酶试验。取待测菌落置于洁净玻片上，加 3% 过氧化氢一滴，产生气泡为触酶试验阳性。在革兰阳性球菌中，葡萄球菌及微球菌触酶均呈阳性。触酶试验需注意：①从血琼脂板上挑取菌落时不能将培养基一同挑起，因为红细胞含有触酶，可产生假阳性结果。②试验步骤不能颠倒，即不可先加触酶试剂，再取菌落，因为接种环若为白金将产生假阳性结果，镍质接种环则不会产生气泡。③试验菌应用培养 18 ~ 24 小时的细菌，不能用陈旧培养物进行试验，否则可致假阴性结果。④触酶试剂应避光保存于 4℃冰箱。

血浆凝固酶试验是鉴定与急性感染有关的致病性葡萄球菌的主要试验之一。葡萄球菌中金黄色葡萄球菌、中间葡萄球菌和猪葡萄球菌凝固酶均阳性。另外，路邓葡萄球菌和施氏萄球菌凝固酶亦呈阳性。凝固酶试验有玻片法和试管法两种。试管法检测游离凝固酶，玻片法检测结合凝固酶。试管法具有确定意义，玻片法则广泛用于快速筛选。约有 10% ~ 15% 的金黄色葡萄球菌凝固酶试验呈阴性结果。实验使用的血浆为 EDTA 抗凝血浆，常用 EDTA 抗凝兔血浆。如用人类血浆必须确定无感染性病原体存在，并具有凝固能力。凝固酶试管法试验：取 0. 1mL 心脑浸液肉汤过夜培养物置于试管中（最好用玻璃试管），加0.5mL血浆，混匀后置37℃水浴4小时，倾斜试管成90°观察凝块形成。有些菌种如个别金黄色葡萄球菌株、中间葡萄球菌、猪葡萄球菌等需孵育超过4小时，后两者甚至可能需要12～24小时才能形成凝块。当孵育时间超过4小时，必须注意以下几点：①某些菌株产生葡激酶，可以使凝块溶解产生假阴性。②使用的不是无菌血浆可产生假阳性或假阴性。③所取菌落不纯，由污染的微生物导致错误结果。凝固酶玻片法试验是一种快速、经济的方法。试验时挑取少量培养物加一滴蒸馏水，制成均匀的高浓度细菌悬液，然后加入一滴血浆，于10秒内观察结果。由于可能出现自凝和假阳性结果，该试验不能自高盐琼脂平板挑取可疑菌落进行实验。当疑为金黄色葡萄球菌，玻片法试验阴性时，应行试管法进行确证。

耐热核酸酶试验：热稳定性是金黄色葡萄球菌核酸酶所特有的，而且也是金黄色葡萄球菌菌株的特性。其试验方法是将24小时肉汤培养物沸水浴处理15分钟，用接种针穿刺接种于甲苯胺蓝DNA琼脂平板，35℃培养1小时，在刺种线周围蓝色琼脂变为淡粉色者为阳性。大多数金黄色葡萄球菌、施氏葡萄球菌、中间葡萄球菌和猪葡萄球菌试验阳性，表皮葡萄球菌、模仿葡萄球菌、肉葡萄球菌等呈弱阳性。

碱性磷酸酶试验：将待测菌种点种在硝基酚磷酸盐MH琼脂上（pH 5.6～6.8），孵育18～24小时。细菌产生的碱性磷酸酶使无色的硝基酚磷酸盐水解，生成黄色硝基酚，点种的细菌菌苔周围呈现黄色为阳性。金黄色葡萄球菌、施氏葡萄球菌、中间葡萄球菌、猪葡萄球菌和大多数表皮葡萄球菌碱性磷酸酶试验阳性。

吡咯烷酮芳基酰胺酶（PYR）试验：酶活性可通过水解吡咯烷酮-β-萘胺进行检测，其水解产物与相应的显色剂作用产生红色反应。溶血葡萄球菌、路邓葡萄球菌、施氏葡萄球菌和中间葡萄球菌常呈阳性反应。

其他鉴定试验：鸟氨酸脱羧酶试验、脲酶试验、B半乳糖苷酶试验、VP试验、新生霉素敏感试验、多黏菌素B耐药试验等常用于葡萄球菌种间鉴别。目前商品化鉴定系统多应用糖发酵、传统鉴定试验及酶的产色底物试验，常见的有API staph鉴定板条、VITEK GPI鉴定板卡、Uiten革兰阳性鉴定卡、Microscan系统、Miniten系统等。

肠毒素测定：对于食物中毒患者的呕吐物、粪便或剩余食物在作细菌分离鉴定的同时，接种于肉汤培养基中，孵育后加热煮沸30分钟以破坏其他毒素，取滤液注射于6～8周龄的幼猫腹腔。一般猫在注射后4小时内出现呕吐、腹泻、体温升高或死亡提示有肠毒素存在的可能。动物常在1～2天内中毒死亡。近年来，采用免疫学方法检测葡萄球菌肠毒素方法繁多，如反向间接血凝、ELISA、放射免疫等方法较快速敏感。

4. 三种常见的葡萄球菌的鉴定　见表4-1。

表4-1　三种葡萄球菌的主要生理生化特征

性状	金黄色葡萄球菌	表皮葡萄球菌	腐生葡萄球菌
菌落色素	金黄色	白色	白色或柠檬色
血浆凝固酶	+	−	−
甘露醇	+	−	−
溶血素	+	−	−
SPA	+	−	−
耐热核酸酶	+	−	−
磷壁酸核糖醇型	+	−	+
磷壁酸甘油型	−	+	+
致病性	强	弱或无	无

四、耐药性

耐甲氧西林葡萄球菌（methicillin resistant staphylococcus，MRS）的耐药机制是由于其染色体上携带mecA基因，该基因编码一种称为PBP2a的青霉素结合蛋白（penicillin binding protein，PBP）。青霉素结合蛋白是一种参与细菌细胞壁合成的酶，也是β内酰胺类药物的作用靶位。PBP2a与β内酰胺类抗生素的亲和力极低，在高浓度抗生素存在时，PBP2a仍可正常工作，参与细胞壁肽聚糖的合成，从而使细菌表现出对甲氧西林以及其他β内酰胺类药物的耐药性。

MRS具有异质性，即在耐药群体中虽然都携带有耐药基因信息，但仅有少部分（10^{-8} ~ 10^{-4}）细菌细胞在体外检测时表达耐药表型。对于异质性耐药株的检测在很大程度上依赖于适合的体外培养条件以促进其耐药表型的表达，这些条件包括中性pH、较低的温度（30 ~ 35℃）、高盐（2% ~ 4% NaCl）以及较长的孵育培养时间。

MRS呈多重耐药，除对包括所有头孢菌素、碳青霉烯类、青霉素+青霉素酶抑制剂等抗生素均耐药外，还可对包括大环内酯类、氨基糖苷类、喹诺酮类等抗生素耐药。有重要临床意义的多重耐药葡萄球菌包括甲氧西林耐药金黄色葡萄球菌（MRSA）、甲氧西林耐药表皮葡萄球菌（MRSE）和甲氧西林耐药溶血葡萄球菌（MRSH）等。

MRS是医院内感染的重要病原菌，感染多发生于免疫缺陷患者、老弱患者及手术、烧伤后的患者等，极易导致感染暴发流行。由于其呈多重耐药，治疗困难，死亡率高，即使使用目前认为最有效的万古霉素治疗严重感染，死亡率仍可达10% ~ 30%，有时高达50%。

此外，最近几年还出现了对万古霉素中介耐药的金黄色葡萄球菌（vancomycin-intermediate staphylococcus aureus，VISA），2002年美国还发现了2例对万古霉素耐药的金黄色葡萄球菌（vancomycin resistant staphylococcus aureus，VRSA）感染病例。另外，万古霉素耐药葡萄球菌具有异质性，即该耐药株含有两个亚群，主群对万古敏感，次群耐药。万古霉素是治疗MRSA非常有效的一类药物，通常被认为是治疗革兰阳性球菌最后一道防线。所以VISA和VRSA的出现引起了世界各国普遍的高度重视。

影响MRS感染诊断的因素很多，纸片药敏试验检出MRS往往比平皿二倍稀释法假阳性高。PCR技术检测mecA基因法可确诊是否为MRS感染，PCR法与平皿二倍稀释法符合率较高。有条件的临床检验实验室应建立PCR快速诊断MRS技术。如无PCR法最好用平皿二倍稀释法复核。凡能确诊为MRS感染的患者应及时使用万古霉素，或用其他糖肽类抗生素如去甲万古霉素，或替考拉宁等进行治疗。

五、凝固酶阴性葡萄球菌

凝固酶阴性葡萄球菌（CONS）是人类正常菌群的主要成员，过去认为不致病，现认为已经成为医源性感染的常见病原菌。CONS特别是表皮葡萄球菌是院内感染的重要病原菌之一。其感染主要与修复或置入装置使用增加及免疫功能低下患者增加有关。表皮葡萄球菌引起人工瓣膜性心内膜炎、静脉导管感染、腹膜透析性腹膜炎、人工关节感染等。腐生葡萄球菌是人类尿路感染，特别是女性尿路感染的重要病原菌，还可引起创伤感染、败血症。溶血性葡萄球菌主要与心内膜炎、败血症、腹膜炎以及伤口、骨和关节感染有关。感染的发生与细菌产生荚膜多糖和糖萼有关。某些凝固酶阳性的葡萄球菌在人体内由于免疫功能低下或使用抗生素，可以转变成CONS或凝固酶弱阳性的葡萄球菌，但体外放置数天后可恢复。CONS诊断可依据凝固酶阴性、不能分解甘露醇及不产色素来判断。

第七节　链球菌属

链球菌属（Streptococcus）细菌是触酶阴性，球形或卵圆形、直径<2μm，成对或呈长短不一的链状排列的革兰染色阳性细菌。本属细菌无芽孢、无动力，有些可形成荚膜。尽管链球菌可在有氧条件下生长，但不能合成血红素复合物，因此不能进行呼吸代谢。部分肺炎链球菌及某些草绿色链球菌种生长需要提高CO_2水平（5%）；其营养要求较高，普通培养基生长不良，在添加血或血清的复合培养基上可促进链球菌生长。链球菌可发酵葡萄糖和其他糖类，乳酸是其主要的代谢终产物。链球菌分解葡萄糖不产气，可产生亮氨酸氨基肽酶，但很少产生吡咯烷酮芳基酰胺酶（PYR），只有A群链球菌和一些肺炎链球菌可产生PYR。此属细菌种类多，分布广，大多数存在于水、空气、尘埃、人及动物粪

便中，健康人的鼻咽部、肠道等均可检出本属细菌。有些菌为人体正常菌群，有些则可引起人类重要的疾病。

一、分类学特征

链球菌属有多种分类方法，尚未统一，本节主要介绍以下几种。

（一）根据溶血能力分类

根据链球菌在血琼脂平板上的溶血作用，将其分成三大类。

1. α-溶血性链球菌　此类链球菌通常称为草绿色链球菌，在羊血琼脂平板上，其菌落周围有1～2mm宽的草绿色溶血环，镜下可见溶血环内有尚未溶解的红细胞。这类链球菌多为条件致病菌。

2. β-溶血性链球菌　这类链球菌在血平板上产生溶血素，可使菌落周围形成一个有2～4mm宽、界限分明、完全透明的无色溶血环。这类细菌致病力强，常引起人和动物的多种疾病。

3. γ-溶血性链球菌　这类链球菌不产生溶血素，不溶解红细胞，在血琼脂平板上菌落周围无溶血环。此类链球菌常无致病性，可存在于乳类及粪便中。

（二）根据抗原结构分类

依据Lancefield群特异抗原的不同，将β-溶血性链球菌分成A、B、C、D、E、F、G、H、K、L、M、N、O、P、Q、R、S、T 18个群，近年又增加U和V群，共计20个群。对人类致病的绝大多数属于A群（化脓性链球菌）和B群，偶见C、D、G群链球菌感染。同一个群内的链球菌之间因表面蛋白质抗原（型特异性抗原）的不同，可将其分成若干型。如A群链球菌可根据M抗原不同分成100多个型，B群链球菌分为4个型，C群分为13个型。

（三）综合性分类

根据链球菌的溶血性、抵抗力、生化反应及致病性和存在部位等将链球菌分为3个群。

1. 化脓性溶血性链球菌群　本群有10个种和1个亚种。从人体病灶中分离出的菌种并不多，大多来自动物。

2. 口腔链球菌群　本群包括对人有致病作用的菌种和口腔常驻菌，也包括从动物中分离的菌种。有的不是均一的菌种，如咽峡炎链球菌。该群细菌某些菌的溶血性不定。

3. 厌氧链球菌群　专性厌氧菌，现已明确与链球菌属无关。

（四）目前分类的变化

随着分子分类学研究的进展，链球菌属的分类发生了比较大的变化。原来归属D群的链球菌和N群的链球菌现在已分别独立为肠球菌属和乳球菌属。虽然溶血现象和Lancefield抗原血清学分型在临床实验室仍非常有用，但由于新知识的出现传统分类方法已有所变化。现已知β-溶血链球菌无关种间可产生相同的Lancefield抗原，而遗传学上相关的同种菌的不同菌株可以产生不同的Lancefield抗原。

目前，溶血和Lancefield血清学方法仍然是临床实验室对链球菌进行鉴定的第一步，通过这两个特性将链球菌分为几大类。自人分离的具有Lancefield A、C、和G群抗原的β-溶血分离株进一步分为两个组：菌落直径>0.5mm的大菌落组和菌落直径<0.5mm的小菌落组。形成大菌落的A群化脓链球菌以及C群和G群菌株是具有不同毒力的“化脓性”链球菌。形成β-溶血的大菌落组的C和G群链球菌通常归为同一亚种，即停乳链球菌似马亚种。有报告介绍三株停乳链球菌似马亚种血培养分离株具有Lancefield A群抗原，进一步说明单独用血清学试验鉴定β-溶血链球菌是不充分的。其他具有C、G和L群抗原的链球菌一般分离自动物，很少从人体内分离到。它们属于停乳链球菌停乳亚种、马链球菌马亚种，狗链球菌和马链球菌兽瘟亚种等。

形成小菌落的A、C或G群β-溶血的菌株遗传学上与“化脓性”菌株不同，属于咽峡炎或米氏链球菌群，包括咽峡炎链球菌、星形链球菌和中间链球菌。尽管这些细菌可呈β-溶血性，咽峡炎种群的菌被认为是草绿色链球菌，它们中的大多数呈α-溶血或不溶血。小菌落菌株有可能引起如脓肿等感染，但它们的致病能力似乎较化脓性链球菌弱得多，故它们也被看成是正常菌群。无乳链球菌形成大菌落，其鉴定仍然依赖B群Lancefield抗原或其他表型特征。

非 β－溶血链球菌中，α－溶血链球菌可分成肺炎链球菌和含有很多种菌群的草绿色链球菌。具有 Lancefield D 群抗原的链球菌包括不溶血的牛链球菌。以前认为的厌氧链球菌已明确与链球菌属无关。

二、生物学特性

（一）形态与染色

链球菌呈圆形或卵圆形，直径为 0.5 ～ 1.0μm，成双或短链排列，链的长短不一，主要与菌株的种别和生长环境相关。在液体培养基中生长的细菌，其链较长，在固体培养基上生长的细菌，其链较短。肺炎链球菌呈矛头状，宽端相对而尖端向外。

在血清肉汤中生长的幼龄链球菌可见有荚膜，随菌龄增长荚膜逐渐消失。本菌属细菌无鞭毛，无芽孢，革兰染色阳性。

（二）培养特性

需氧或兼性厌氧，但在有氧环境中生长较厌氧环境好。该属细菌对营养要求较高，在普通培养基中加入血液、血清或腹腔积液等可促进细菌生长。最适生长温度为 35 ～ 37℃，最适 pH 为 7.4 ～ 7.6。

在血清肉汤中，溶血性菌株在管底呈絮状或颗粒状沉淀生长，菌链较长；不溶血菌株在液体培养基中呈均匀浑浊生长，菌链较短。

在血琼脂平板上，经 35 ～ 37℃培养 18 ～ 24 小时，可形成灰白色、半透明或不透明、表面光滑、有乳光、圆形突起、直径为 0.5 ～ 0.75mm 的小菌落。环绕菌落形成 α、β、γ 三种特征性溶血现象。

A、C、G 群 β－溶血性、化脓性链球菌形成的菌落相对较大（培养 24 小时后直径大于 0.5mm），而 β 溶血性咽峡炎链球菌则形成针尖样小菌落，形成小菌落的 β－溶血性链球菌和其他咽峡炎群菌株的培养物可产生奶油样特殊气味，主要是细菌产生的双乙酰基所致。B 群链球菌比其他 β－溶血性链球菌的菌落大，但 β－溶血环较小，有些 B 群菌株是不溶血的。β－溶血反应可由于链球菌溶血素 O 到氧或生长在空气或较高 CO_2 环境中的链球菌产生的过氧化氢抑制而不清晰，所以厌氧培养或穿刺接种适于 β－溶血反应的观察判断。α－溶血呈草绿色，中心凹陷的 β－溶血性菌落是肺炎链球菌的明显特征，而草绿色链球菌其他种的菌落则为圆形、凸起状。肺炎链球菌可产生荚膜多糖，常形成黏液样菌落。牛型链球菌则不溶血，菌落呈灰色。

（三）抗原结构

对于 β－溶血性链球菌，其菌体抗原可分为三种。① Lancefield 群特异性抗原，称 C 抗原，是细胞壁的多糖成分，根据其抗原特异性的不同，用血清学方法将 β－溶血性链球菌分为 18 个群。检测群特异性抗原可用于某些特定细菌的直接鉴定，A 群特异性抗原检测可用于咽拭子标本中的化脓链球菌的鉴定，但应注意偶可见到非化脓链球菌呈阳性反应。抗原检测也可用于泌尿生殖道标本中 B 群链球菌的鉴定。②型特异性抗原，又称表面抗原，是链球菌细胞壁的蛋白质抗原。位于 C 抗原的外层，其中根据理化性质等的不同，又分为 M、T、R、S 等四种抗原。与致病性有关的是 M 抗原，该抗原是蛋白质，较耐热，在 pH7.0 煮沸 30 分钟不被破坏，溶于酒精，能被蛋白酶迅速消化。M 抗原主要见于 A 群链球菌，根据 M 抗原不同，可将 A 群链球菌分为 60 多个血清型。③非特异性抗原，称 P 抗原，是将菌体置于弱碱性溶液内的浸出物，此抗原无属、种、群、型的特异性，各种链球菌均一致，并与肺炎链球菌、葡萄球菌含有的 P 抗原有交叉反应。

肺炎链球菌荚膜多糖抗原，亦称型特异性抗原。存在于肺炎链球菌的荚膜中，由大量多糖多聚体组成。不同菌株所含的荚膜多糖不同，可用凝集、沉淀和荚膜肿胀试验进行肺炎链球菌的分型。目前，至少可将肺炎链球菌分为 85 个血清型。

（四）生化反应

链球菌触酶反应均为阴性。该属细菌均能分解葡萄糖，产酸不产气。对乳糖、甘露醇、山梨醇、水杨素、蕈糖的分解能力，可因菌株不同而异。通常链球菌不分解菊糖，不被胆汁溶解，但肺炎链球菌此两项反应阳性，有助于鉴别。

三、微生物学检验

（一）标本采集

主要采集痰液、脓汁和血液等标本，采集后应在 2 小时内运送到实验室，并应立即进行检查和接种。检查妊娠妇女携带 B 群溶血链球菌时，用无菌棉签采集孕 35 ～ 37 周女性的阴道分泌物。

（二）标本直接检查

1. 直接显微镜检查　标本直接涂片，经革兰染色后显微镜检查，可见链状排列革兰阳性球菌。直接镜检有助于无正常菌群污染标本的初步判断。荚膜肿胀试验用于标本中肺炎链球菌的鉴定。

2. 直接检测抗原　咽拭标本中的 A 群链球菌和女性生殖道标本中的 B 群链球菌可用抗原检测法鉴定。先将标本置于含亚硝酸或提取酶（pronase）的溶液中，孵育片刻，即可用凝集试验或用 ELISA 方法等检测。该方法特异性和敏感度均好，当标本所含的菌数太少时可出现假阴性。

（三）分离培养

采用羊血琼脂平板培养可促进细菌生长并有助于识别链球菌的溶血特性和进一步鉴定。初代分离在 5% CO_2 环境下，经 35 ～ 37℃孵育 24 小时后观察菌落性状并明确进一步鉴定的方向。

分离阴道分泌物中的 B 群链球菌时，将拭子标本或直接接种相应的选择性琼脂平板，或将标本置于含多黏菌素（10μg/mL）和萘啶酸（15μg/mL）的选择性肉汤中孵育 18 ～ 24 小时，再作分离培养。

从污染的标本分离链球菌可采用含叠氮钠胆汁七叶苷琼脂平板或血平板，叠氮化物可抑制标本中革兰阴性菌的生长而具有选择性。

（四）检验方法

1. β 溶血性链球菌的鉴定　如下所述。

（1）血清学试验：在 β－溶血反应的基础上，根据菌落大小可将 Lancefield 血清学试验 A、C、G 群的链球菌分为两组。形成大菌落的 A、C、G 群菌株是引起化脓性感染的链球菌，而形成小菌落的 A、C、G 群菌株属于咽峡炎群，包括咽峡炎链球菌、星座链球菌及中间链球菌等。

具有 B 群特异性抗原的 β－溶血性链球菌与无乳链球菌密切相关，而形成小菌落的、具有 F 群特异性抗原的 β－溶血性链球菌则可能是咽峡炎群链球菌株。应注意 A、C、G 群特异性抗原对于特定的某一链球菌种来说并非特异，具有相应抗原的链球菌可以通过生化试验进行鉴别。不能被 Lancefield A、B、C、F 或 G 群抗血清区别的 β－溶血性分离株，细菌的生理特性可能有助于鉴定，

（2）生理生化试验：

1）PYR 试验：PYR 即吡咯烷酮芳基肽酶，是化脓链球菌产生的一种酶类，但与动物有关的、较罕见的豕链球菌和海豚链球菌（S. iniae）亦可产生，其他 β－溶血性链球菌均不能产生 PYR。β－溶血性肠球菌 PYR 可呈阳性，易与化脓链球菌混淆。可根据菌落大小、形态和其他特征进行鉴别。应使用单菌落或纯培养进行 PYR 试验。

2）杆菌肽敏感试验：尽管抗原检测方法或 PYR 试验能快速鉴定化脓链球菌，但杆菌肽敏感试验有助于将化脓链球菌与其他形成小菌落的 A 群菌株或其他 PYR 阳性的 β－溶血性链球菌区分开来。杆菌肽敏感试验的方法是在含羊血琼脂平板上，挑取 3 ～ 4 个待测单菌落密集涂布，然后再贴上 0. 04U/ 片的杆菌肽纸片，经 35℃过夜培养后，纸片周围抑菌环直径 >10mm 表示测试菌株对杆菌肽敏感。

3）VP 试验：VP 试验检测葡萄糖代谢终产物 3- 羟基丁酮的产生，该试验可以用作 β－溶血性链球菌的鉴别试验。具有 A、C 或 G 群抗原的、形成小菌落的 β－溶血性咽峡炎链球菌群 VP 试验阳性，而具有相同抗原形成大菌落的化脓性链球菌菌株 VP 试验呈阴性。

在 MR-VP 肉汤中接种待检菌后，经 37℃培养 2 ～ 4 天，加入 0.6mL 5% 的 α－萘酚无水乙醇溶液和 0. 2mL 40% 的 KOH，轻轻振摇小瓶，使培养基与氧充分接触而使乙酰甲基甲醇氧化，阳性一般在 5 分钟内出现粉红色颜色反应，15 分钟内无粉红色颜色反应则可判为阴性。

4）BGUR 试验：BGUR 试验检测 β-D- 葡萄糖苷酸酶活性。自人体分离的形成大菌落的 C 和 G 群 β－溶血性链球菌可产生该酶，而形成小菌落的 C 和 G 群 β－溶血性链球菌则不能产生该酶。

5）糖发酵试验：如表4-2所示，糖发酵试验用于鉴别形成大菌落的C群和G群链球菌。形成大菌落的C群和G群β溶血性链球菌的鉴别特征，包括海藻糖和山梨醇发酵试验。这两个糖发酵试验被用于鉴别临床分离的细菌株。如果在Lancefield血清学试验的基础上需进一步鉴定，可以使用含有1.0%糖和溴甲酚紫指示剂的心脑浸液肉汤进行糖发酵试验。

表4-2 人和动物源的形成大菌落的C群或G群β-溶血性链球菌的鉴别特征[a]

细菌种	Lancefield抗原	宿主	海藻糖	山梨醇
停乳链球菌似马亚种[b]	C,G	人	+	-
停乳链球菌停乳亚种[b]	C, L	动物	+	-[c]
马链球菌马亚种	C	动物	-	-
马链球菌兽瘟亚种	C	动物	-	+
狗链球菌[d]	G	动物	-	-[c]

注：a：+阳性，-阴性；b：停乳链球菌似马亚种，主要分离自人，对人的纤维蛋白具有溶解活性，并对人的血纤维蛋白溶酶具有链激酶活性。通常情况下分离自动物的停乳链球菌停乳亚种可表现α溶血、β溶血或不溶血性，可能具有Lancefield C或G群抗原，该菌无上述两种活性；c：偶有例外；d：与其他C群大菌落的β溶血性链球菌相比，多数狗链球菌BGUR为阴性。

6）CAMP试验：CAMP是大多数B群链球菌产生的可扩散的胞外蛋白。该蛋白可与葡萄球菌β溶细胞毒素协同作用，引起红细胞溶解。在羊血琼脂平板表面将待测的链球菌划一横线，然后将产生β溶细胞毒素的金黄色葡萄球菌作垂直线划接种，彼此间隔3～4mm。35℃中过夜培养后，在两种细菌接种线的交界处出现箭头形完全溶血区即为CAMP试验阳性。

7）马尿酸水解试验：马尿酸水解亦用于B群链球菌的鉴定。快速试验方法是在1%的马尿酸盐水溶液中接种待测细菌，经35℃孵育2小时，加入茚三酮试剂并孵育10分钟，出现深紫色反应为阳性，表示有马尿酸盐水解终产物甘氨酸的存在。此实验也可用酸性氯化铁法检测马尿酸水解的另一个终产物苯甲酸实现。

（3）核酸探针试验：可利用相应的核酸探针进行A群化脓链球菌和B群链球菌的鉴定。

2. 非β-溶血性链球菌株的鉴定　如下所述。

（1）血清学试验：血清学试验可用于非β-溶血性B群链球菌和肺炎链球菌的鉴定。检测Lancefield D抗原有助于牛链球菌的鉴定，但该抗原在有些菌株中不易检测到；并且D群抗原是相对不具特异性的，许多链球菌和肠球菌属及明串珠球菌属的菌株也产生该抗原。生理生化试验对鉴定非β-溶血性细菌更为可靠。

（2）生理生化试验：表4-3总结了非β-溶血性链球菌的生理生化特性。非β-溶血性B群链球菌可通过CAMP试验或血清学试验与其他α-溶血和γ-溶血性链球菌加以区别。Optochin敏感试验和胆汁溶解试验用以鉴别肺炎链球菌和草绿色链球菌群细菌。

表4-3 非β-溶血性链球菌的鉴别特征[a]

链球菌属细菌	Optochin敏感试验	胆汁溶解	胆汁七叶苷
肺炎链球菌[b]	+	+	-
其他草绿色链球菌群细菌	-	-	-[c]
牛链球菌	-	-	+

注：a：+阳性，-阴性；b：某些肺炎链球菌可能是PYR阳性；c：偶尔有些链球菌变种胆汁七叶苷为弱阳性。

不溶血性链球菌可能属于牛链球菌或绿色链球菌群细菌。牛链球菌在40%胆汁存在时可水解七叶苷，而大多数草绿色链球菌群细菌胆汁七叶苷水解试验阴性。怀疑非β-溶血性B群链球菌时，进行CAMP试验有助于鉴定。

1）Optochin敏感试验：Optochin可抑制肺炎链球菌的生长。将Optochin纸片（含双乙奎丁5μg/片）贴在涂有待测细菌的血琼脂平板上，在5%CO_2孵箱中35℃过夜培养，观察纸片周围有无抑菌环出现。

使用 6mm 纸片时，抑菌环直径 >14mm 表明对待测细菌有抑制作用，可鉴定为肺炎链球菌。当抑菌环直径 < 14mm 时，应行胆汁溶解试验进行确认。

2）胆汁溶解试验：胆汁溶解试验用于肺炎链球菌的初步鉴定。该试验测定在特定时间和温度条件下细菌抵抗胆盐溶解的能力。将待测细菌制成 0.5 ~ 1.0 麦氏浊度的悬液，取两个测试管中分别加入 0.5mL 菌悬液。其中一管加等量 2% 去氧胆酸盐，另一对照管中加 0.5mL 生理盐水，35℃孵育 2 小时。对照管有细菌生长而试验管呈清亮、透明即胆汁溶解试验阳性。

可用培养皿上的菌落直接进行胆汁溶解试验。加一滴 10% 去氧胆酸盐于待测的单菌落上，室温或 35℃培养箱中放置约 15 分钟，直至溶剂干后进行观察。肺炎链球菌的菌落将会消失或呈扁平状。试验时培养皿应水平放置，以免试剂流淌蔓延或冲掉待测菌落。

3）胆汁七叶苷试验：胆汁七叶苷试验是在 10% ~ 40% 胆汁存在条件下，测定细菌水解葡萄糖七叶苷为葡萄糖和七叶亭的能力。在胆汁七叶苷平板或斜面培养基上接种 1 ~ 3 个待测菌菌落，35℃培养 48 小时。当有七叶亭产生时，七叶亭与培养基中的铁盐反应形成一种深棕色或黑色络合物，培养基明显变黑或斜面培养基至少有一半变黑即为胆汁七叶苷试验阳性。胆汁七叶苷琼脂是一个选择、鉴别培养基，用于 D 群链球菌（牛链球菌）和肠球菌的分离和鉴定。

（3）核苷酸探针检测：可应用核酸探针鉴定肺炎球菌。

3. 草绿色链球菌群和牛链球菌的鉴定　草绿色链球菌的鉴定较为困难。随着化学分类和基因分类方法的应用，草绿色链球菌群细菌数量明显增加，牛链球菌也包括在草绿色链球菌群中。

通过比较 16S rRNA 基因序列，可将链球菌属分为 6 群：①化脓链球菌群；②缓症链球菌群；③咽峡炎链球菌群；④变异链球菌群；⑤唾液链球菌群；⑥牛链球菌群。有两种 α 溶血性链球菌，少酸链球菌和猪链球菌（后者在马血琼脂板上具 β 溶血性）未能划入特定的群。

（1）菌群描述：

1）缓症链球菌群（S. mitis group）：包括缓症链球菌、血链球菌、副血链球菌、格氏链球菌、嵴链球菌、口腔链球菌以及肺炎链球菌等。该群有数个种具有明确的临床意义。

口腔链球菌和缓症链球菌具有特征性的细胞壁，其胞壁含磷壁酸核糖醇而缺少鼠李糖。另外，口腔链球菌细胞外多糖含量不等而缓症链球菌则无。自咽拭子、血液和尿液等临床标本中可分离到副溶血链球菌，而在口腔和上呼吸道标本中可分离得到嵴链球菌。这两种菌均呈 α 溶血、可水解精氨酸，但不水解七叶苷。

2）咽峡炎链球菌群（S. angion suis group）：包括咽峡炎链球菌、星座链球菌和中间链球菌等密切相关的三个种。该群细菌包括过去曾命名为 MG- 链球菌的链球菌，具有 F 群抗原的溶血和非溶血性链球菌，具有 F、G 抗原的小菌落链球菌和米氏链球菌群细菌，中间 -MG- 链球菌，星座 - 咽峡炎链球菌，咽峡炎链球菌，星座链球菌和中间链球菌等。这些菌群是口腔和生殖道正常菌群的组成部分，与口腔和其他部位的感染有关，具有临床意义。该群细菌在血平板上可不溶血，或表现为 α - 或 β - 溶血，但大部分中间链球菌不溶血。5%CO_2 环境可促进该群细菌生长，有些菌株生长需要厌氧环境。咽峡炎链球菌群细菌不产生细胞外多糖，可带有 A、C、F 或 G 群特异性抗原或者不能分群。从女性生殖道常可分离出发酵甘露醇的咽峡炎链球菌，但其在感染中的作用并不明确。星座链球菌多为 β - 溶血性，主要携带 F 群抗原或者不能分群，亦有部分菌株具有 A、C 或 G 群特异性抗原。中间链球菌或者不能分群，或者具有 F 群抗原。

具有 C 群抗原的 β 溶血性星座链球菌可进一步分为两个亚种，即从不同部位临床标本分离获得的星座链球菌星座亚种和主要从人类咽喉部标本分离获得的星座链球菌咽炎亚种。

3）变异链球菌群（S. mutans group）：包括变异链球菌、表兄链球菌、仓鼠链球菌、鼠链球菌、汗毛链球菌和猕猴链球菌等六个种。这些细菌与人和动物的龋齿有关，其生理生化特性包括分解蔗糖产生可溶性和不溶性的细胞外多糖，并具有分解多种糖类物质产酸的能力。变异链球菌和表兄链球菌是从人的齿菌斑和龋齿组织分离到的最常见的细菌，汗毛链球菌和猕猴链球菌可从猴分离到。在酸性条件下，固体或肉汤培养的变异链球菌可呈短杆状，而在血琼脂平板上其菌落较硬且黏附于培养基之上，多为 α -

溶血，偶呈 β－溶血性。大多数表兄链球菌不溶血，偶可见到 α－溶血株。在含蔗糖的琼脂培养基上，其菌落粗糙、呈堆状，周围有含葡聚糖的液体围绕。鼠链球菌和仓鼠链球菌亦具有相同的菌落特征，另外在蔗糖琼脂平板上鼠链球菌亦可表现为具有弹性的菌落。

4）唾液链球菌群（S. salivarius group）：包括唾液链球菌、前庭链球菌和嗜热链球菌。唾液链球菌和前庭链球菌寄生在人的口腔，而嗜热链球菌可自乳品分离。唾液链球菌在口腔内的大部分区域存在，前庭链球菌最初分离自口腔前庭，这两种细菌不是重要致病菌，但唾液链球菌偶尔可引起嗜中性粒细胞减少症患者的败血症，唾液链球菌在血平板上通常不溶血或呈 β－溶血，在蔗糖平板上产生可溶性胞外多糖而呈现大的黏液样菌落，或产生不溶性的胞外多糖而使琼脂凹陷并呈现大而硬的菌落。大部分唾液链球菌具有 Lancefield K 抗原，约半数唾液链球菌可产生脲酶。前庭链球菌为 α 溶血，脲酶阳性，不能利用蔗糖产生胞外多糖。

5）牛链球菌群（S bovis group）：包括牛链球菌、非解乳糖链球菌和马链球菌。对于心内膜炎和直肠癌患者，牛链球菌具有临床意义。新近的研究显示人源牛链球菌与动物源牛链球菌可清晰区分，且后者可分为两个群。人源牛链球菌被分为生物Ⅰ型（典型型）和生物Ⅱ型（变异型），生物Ⅰ型可发酵甘露醇，在蔗糖培养基上可产生大量胞外多糖，生物Ⅱ型则不发酵甘露醇，不产生胞外多糖。生物Ⅱ型又可分为生物Ⅱ/1 型和生物Ⅱ/2 型，其区别是生物Ⅱ/2 型可产生葡糖苷酸酶和半乳糖苷酶以及可自海藻糖而不是糖原产酸。牛链球菌和变异链球菌都可产生葡糖苷、发酵甘露醇以及可在胆汁七叶苷琼脂上生长而具相似性，但牛链球菌不发酵山梨醇、可发酵淀粉或糖原及携带 Lancefield D 群抗原可资鉴别。与唾液链球菌相反，牛链球菌 β－半乳糖苷酶阴性而 α－半乳糖苷酶阳性。另外，还可根据 Lancefield D 群血清学反应性，在胆汁七叶苷琼脂上生长，以及甘露醇、菊糖和淀粉发酵、脲酶产生等特点，将牛链球菌与唾液链球菌相区别。

（2）生理生化试验：

1）荧光底物测酶活性：将 4- 羟甲香豆素偶联的底物溶解于最小体积的二甲基亚砜中，用 50mol/LTES 缓冲液［Tris（hydroxymethyl）methyl-2-aminoethane sulfonic acid］（pH7.5）稀释至浓度 100μg/mL。自含 5% 去纤维马血的哥伦比亚琼脂平板上取菌落悬浮于 TES 缓冲液中，使其终浓度约为 10^8 CFU/mL。取 50μL 制备的细菌悬液加入含 20μL 荧光底物的平底微孔板中。37℃孵育 3 小时，底物降解后在紫外灯下可见亮蓝色荧光。

2）精氨酸水解：精氨酸水解试验是检查细菌利用脱羧酶脱去精氨酸羧基形成胺，并使培养基呈碱性的能力。精氨酸水解是鉴定草绿色链球菌的重要试验。文献介绍的多种检测方法之间存在一定差异。常用方法如在含精氨酸的 Moeller 脱羧酶肉汤中接种待测细菌，覆盖矿物油后在 35 ～ 37℃培养不超过 7 天。精氨酸水解导致 pH 升高呈现紫色为阳性。不同实验室的精氨酸水解试验可因方法不同而有不同的影响。

3）尿素水解试验：尿素水解试验检测细菌产生脲酶分解尿素形成二分子的氨并产碱的能力。接种科氏（Christensen）尿素琼脂平板后置 35℃培养不超过 7 天，阳性结果为出现粉红色反应。另外亦可将不含琼脂的科氏培养基加入微孔板中，接种并加一层矿物油覆盖后进行培养。

4）透明质酸酶活性测定：使用含有 400μg/mL 来自人脐带的透明质酸（钠盐）及含有 1% 牛血清白蛋白的琼脂平板检测透明质酸酶活性。将细菌穿刺接种于琼脂培养基，37℃过夜培养，用 2mol/L 乙酸溶液浸没培养基。在针刺接种部位周边出现清晰的环绕带，表明细菌有透明质酸酶活性。

5）成胞外多糖：将待测细菌划线接种于含蔗糖琼脂平板上以获得单菌落。置 37℃培养不超过 5 天。产胞外多糖的细菌多呈黏液样菌落，或由于产生不溶性胞外多糖而使菌落较硬。

（3）血清学试验：针对化脓性链球菌胞外产物（如链球菌素 O、透明质酸酶、脱氧核糖核酸酶 B、NAD、酶、链球菌激酶等）和其细胞成分（如 M 蛋白和 A 群抗原等），机体免疫系统可产生相应的抗体反应。利用血清学试验可证实缺乏前期感染资料，但存在与既往链球菌感染相关的非化脓性疾病如风湿热或肾小球肾炎等。

第八节 肠球菌属

肠球菌属（Enterococcus）广泛分布于自然界，在水、土壤、食品、植物和哺乳动物、鸟、昆虫等动物体内都存在。在人和动物体内，它们主要栖居在胃肠道，也可在其他部位，如泌尿生殖道和口腔。在人类粪便中其数量仅次于大肠杆菌，每克成人的粪便中约含 10^8 个细菌。肠球菌的流行种类似乎随宿主不同而不同，也受年龄、饮食、生理条件变化及基础疾病和以前的抗微生物治疗等因素影响。粪肠球菌（E. faecalis）是最常见的分离自人胃肠道的细菌。屎肠球菌（E. faecium）、铅黄肠球菌（E. casseliflavus）和鹑鸡肠球菌（E. gallinarum）也可在人胃肠道的不同部位发现。肠球菌是重要的医院感染病原菌，可以引起心内膜炎、胆囊炎、脑膜炎、尿路感染及伤口感染等多种疾病。

一、分类学特征

现在归于肠球菌属（Enterococcus）的细菌过去主要与来源于粪便或肠道的链球菌有关。长期以来，肠球菌被认为是链球菌属的一个主要组成部分，与其他链球菌的区别是肠球菌对理化因素具有较高的抵抗力和大多具有 Lancefield D 群血清学抗原。分子生物学的研究显示粪肠球菌和屎肠球菌完全不同于链球菌属的其他细菌，需要划分成一个单独的属。1984 年 Schleifer 等建议将肠球菌从链球菌属分出，增设肠球菌属，包括 5 组 21 个种。

基于 16s rRNA 基因序列的比较，对触酶阴性的革兰阳性球菌进行的种系发育分析已表明，肠球菌属与漫游球菌属（Vagococcus）、四联球菌属（Tetragenococcus）和肉杆菌属（Carnobacterium）的关系比与链球菌属和乳球菌属（Lactococcus）密切得多。

判断是否归于肠球菌属的通用标准是一个组合，它包括 DNA-DNA 杂交性值、16s rRNA 基因序列、全细胞蛋白质分析和常规表型试验。虽然 DNA-DNA 杂交被认为是定义种的“金标准”，而 16s rRNA 基因序列分析和全细胞蛋白分析与金标准的相关性良好。气 - 液相色谱对肠球菌细胞长链脂肪酸组成的分析也具有分类学价值，并已经用于种的鉴定。这些技术的应用表明，某些提议为肠球菌的菌并不属于新的肠球菌种。如铅黄肠球菌（Ecasseliflavus）和黄色肠球菌（E. flavescens）已被证明在种的水平上相关，铅黄肠球菌被用作种名。

二、生物学特性

（一）形态与染色

肠球菌属的细菌为革兰染色阳性球菌，圆形或椭圆形，多数菌种成双或呈短链状排列。一般无芽孢、无荚膜，少数菌种有稀疏鞭毛，陈旧培养物或在厌氧状态下有时呈革兰阴性。

（二）培养特性

本菌对营养要求较高，任何基础培养基加 5% 动物血可支持肠球菌生长。在普通琼脂及麦康凯琼脂上肠球菌形成小菌落，在血琼脂上形成较链球菌稍大的菌落，约 1 ~ 2mm，灰白色、光滑、较湿润、易乳化。依据种的不同，α、β 或 γ 溶血均可出现，部分粪肠球菌在兔血、马血和人血平板上呈 β - 溶血，而在绵羊血平板则无 β - 溶血表现。坚韧肠球菌具 β - 溶血性，而其他肠球菌则具有 α - 溶血或 γ - 溶血性。在液体培养基中肠球菌呈均匀浑浊生长，也较易形成长链。需氧或兼性厌氧，最适生长温度 35 ~ 37℃，最适 pH 为 4.7 ~ 7.6。

（三）抗原结构

肠球菌属 Lancefield 血清系统 D 群，其特异性抗原决定簇是位于细胞壁中的甘油磷壁酸，本质上是多糖类，含有 N- 乙酰己糖胺。

（四）生化反应

肠球菌能发酵甘露醇、乳糖、蔗糖、水杨素、葡萄糖、麦芽糖产酸。能液化明胶，VP 试验阳性。马尿酸水解因种而异。由于肠球菌不能合成卟啉因而其触酶试验阴性，但有些菌株可呈假阳性，当生长在含血培养基时粪肠球菌触酶试验可见微弱的气泡产生。大部分肠球菌吡咯烷基芳基酰胺酶阳性，肠球菌所有菌株产生亮氨酸氨基肽酶，可水解亮氨酸 β－萘氨；在含 40% 胆盐的培养基中可水解七叶苷并能在 6.5% 氯化钠肉汤、pH9.6 葡萄糖肉汤及 45℃生长，个别菌种在 50℃时生长快。

三、微生物学鉴定

（一）标本采集

常规方法采集血、尿、创口分泌物、脓液、脑脊液和其他拭子。标本转运无特殊要求，但标本最好于 2 小时内接种。

（二）检验方法

1. 直接涂片镜检　直接涂片革兰染色镜检：可见卵圆形革兰阳性球菌，呈长或短的链状排列。对于脑脊液、尿液等标本可以先离心后取沉淀涂片染色。涂片结果可作为进一步检查的参考。

2. 分离培养与鉴定　根据不同的标本类型，选择合适的培养基。血液、脑脊液等可先增菌培养，其他标本可直接分离接种。经培养后观察菌落形态，挑取可疑菌落行进一步鉴定。对于诸如粪便或肛拭子等含有革兰阴性细菌的标本，可应用含叠氮化物的培养基进行选择性分离。血琼脂板上形成约 1 ~ 2mm、灰白色、光滑、较湿润、易乳化的菌落。粪肠球菌可呈 β－溶血，其他均不溶血或呈 α－溶血。

可通过胆汁七叶苷、PYR、亮氨酸氨基肽酶试验以及 6.5% 氯化钠和 45℃生长试验初步确定触酶阴性、革兰染色阳性球菌为肠球菌属细菌。

在临床分离菌中粪肠球菌占 80% ~ 95%、尿肠球菌占 5% ~ 10%，其余少数为坚韧肠球菌和其他肠球菌。依据甘露醇、山梨醇、山梨糖产酸及精氨酸脱氨基四个关键性的生化生理实验，可将肠球菌分为五组。第一组分解甘露醇、山梨醇产酸，不水解精氨酸，以鸟肠球菌为代表；第二组分解甘露醇和水解精氨酸，以粪肠球菌为代表，包括屎肠球菌等；第三组水解精氨酸，不分解甘露醇、山梨醇和山梨糖，以坚韧肠球菌为代表。第四组不分解甘露醇、山梨醇，不水解精氨酸；第五组分解甘露醇，不分解山梨醇，不水解精氨酸。其中对人类致病者主要为粪肠球菌和屎肠球菌。肠球菌分型的经典方法有细菌素分型、噬菌体分型、生化反应类型分型、耐药谱分型和血清学分型等。还可通过 GPI 鉴定板卡进行鉴定。

四、耐药性

肠球菌对许多抗生素表现为耐药，其耐药性包括固有耐药、获得性耐药及耐受性等。肠球菌固有耐药涉及氨基糖苷类和 β 内酰胺类两种主要的抗微生物治疗药物。因而，在治疗严重的肠球菌感染时建议使用包括一个如青霉素或万古霉素等细胞壁活性药物及一个如庆大霉素或链霉素等的氨基糖苷类药物组合。获得性耐药包括对氯霉素、四环素、大环内酯类、氨基糖苷类、β 内酰胺类、糖肽类以及喹诺酮类等的抗性。20 世纪 90 年代后，对氨基糖苷类和 β 内酰胺类高水平耐药以及对糖肽类药物尤其是万古霉素耐药的肠球菌株不断增加。这些菌株对于细胞壁活性药物和氨基糖苷类药物联合作用具有抗性，这对肠球菌感染的临床治疗带来了新的挑战。

肠球菌对青霉素敏感性较差，对头孢菌素类耐药。肠球菌对青霉素耐药的主要机制为细菌产生一种特殊的青霉素结合蛋白（PBPs），后者与青霉素的亲和力减低，从而导致耐药。此种耐药以屎肠球菌多见。青霉素不能致肠球菌自溶，因此对肠球菌而言，青霉素具有抑菌作用，而不是杀菌作用。

肠球菌对氨基糖苷类的耐药性有两种：①中度耐药性（MIC 62 ~ 500mg/L），系细胞壁通透障碍所致，此种耐药菌对青霉素或糖肽类与氨基糖苷类合用敏感；②高度耐药性（庆大霉素 MIC ≥ 500mg/L、链霉素≥ 2 000mg/L），系细菌产生质粒介导的氨基糖苷类钝化酶 APH（2’）-AAC（6’）所致，此种耐药使青霉素或糖肽类与氨基糖苷类的协同作用消失。因此测定氨基糖苷类的耐药程度，对于临床治疗有重要参考意义。

肠球菌对万古霉素耐药主要有 6 种表型：VanA、VanB、VanC、VanD、VanE 和 VanG，分别由不同的耐药基因簇编码，除 VanC 为中等水平天然耐药外，其余均为获得性耐药。VanA 对万古霉素呈高水平耐药（MIC ≥ 64mg/L）和替考拉宁呈低水平耐药（MIC ≥ 16mg/L）；VanB 对万古霉素呈不同程度耐药（MIC

16 ~ 512mg/L），对替考拉宁敏感；VanC 对万古霉素呈低水平耐药（MIC 8 ~ 32mg/L），对替考拉宁敏感。其中 VanA、VanB、VanC 三型最常见。目前各地肠球菌耐药监测研究中还存在着监测方法标准化和提高准确度的问题。用 K-B 纸片法不容易准确测出万古霉素或替考拉宁中介株，用平皿二倍稀释法测定 MIC 的方法能检出纸片法测不到的中介株。临床上遇到重症肠球菌院内感染可首选万古霉素或替考拉宁治疗，如有万古霉素中介肠球菌感染或发现有 VRE 感染可用替考拉宁治疗，目前尚未发现替考拉宁有中介或耐药株。如临床肠球菌感染病情属中、轻度，对青霉素、氨苄西林仍有一定敏感度可先用大剂量青霉素或氨苄西林联合氨基糖苷类药物治疗，必要时才改用或联用糖肽类抗生素。

虽然体外药敏显示肠球菌对磺胺甲噁唑 - 甲氧苄啶敏感，但由于肠球菌在体内可利用外源叶酸，故使该药失去抗菌作用。

第五章

病毒检验

第一节　病毒形态学检查

一、形态学检查

（一）电镜技术

绝大多数病毒的大小超过了光学显微镜的分辨能力，通常只有在电镜下放大几万至几十万倍才能观察病毒的形态。

1. 标本制备　用电镜观察病毒颗粒必须使标本中含有大量的病毒才能进行，因此，浓缩标本是必要的。可以用超速离心或超过滤法直接浓缩标本中的病毒，也可以将标本接种于培养细胞使病毒增殖后再检查。此外，如果病毒是已知的，且有特异的抗血清，可用免疫凝集的方法浓缩病毒。常用的病毒标本制备方法有两种。①超薄切片法：也称正染法，标本用戊二醛固定，经过脱水、包埋、切片、染色后，观察病毒颗粒，本法操作复杂，但标本可长期保存。②负染法：直接将病毒悬液（也可用细胞）滴在铜网上，用重金属盐（通常用磷钨酸）进行染色，观察病毒颗粒，10 ~ 20min 可出结果，负染技术基于负性染料不渗入病毒颗粒，而是将病毒颗粒包绕，由于负性染料含重金属，不穿透电子束，使病毒颗粒具有亮度，在周围暗背景上显示亮区，这种方法较正染法显示的图像清晰，可显示病毒的表面结构，其缺点是敏感性低。

为了提高电镜技术的敏感性与特异性，在负染的基础上，又发展了免疫电镜技术。它基于抗原抗体结合形成免疫复合物的原理，用特异性抗体与样品结合，观察凝集的病毒颗粒，可使其敏感性提高10 ~ 100 倍，同时病毒也较易识别。此外，还有胶体金标记技术。

2. 病毒的识别　负染技术将病毒分为两种形态，即裸露病毒和有包膜病毒，属于前者的有腺病毒、乳多空病毒等，属于后者的有疱疹病毒、布尼亚病毒等。大小也是鉴定病毒的标准之一，如小 RNA 病毒为 20 ~ 40nm，痘病毒达 200 ~ 300nm。电镜下病毒的形态有圆形、杆形、子弹形等规则形和不规则的多边形，如肠道病毒、登革病毒为圆形，狂犬病病毒为子弹形，呼肠孤病毒为六角形，疱疹病毒为圆形或多边形。有的病毒表面有刺突，如麻疹病毒、水疱性口炎病毒，而另一些病毒表面是光滑的，如单纯疱疹病毒、巨细胞病毒。RNA 病毒通常在细胞质成熟，DNA 病毒在细胞核成熟（痘病毒例外）。核衣壳的对称性也是鉴定病毒特征的重要标准，DNA 病毒一般为立体对称，RNA 病毒一般为螺旋对称。总之，在进行病毒的形态学识别时，应充分注意其特殊性与复杂性。很多病毒，如轮状病毒、星状病毒、嵌杯状病毒、甲型肝炎病毒等，都是用电镜首先发现的。

（二）光学显微镜

光学显微镜通常很难直接看到病毒颗粒，当细胞感染某些病毒以后，在细胞质和/或细胞核内可出现包涵体（inclusion body），通过HE染色后，在光学显微镜下可以看到包涵体：不同病毒的包涵体往往具有独特的形态、染色特性和存在部位，例如单个还是多个、圆形还是不规则形、外围有无晕圈、嗜酸性还是嗜碱性、在核内还是在胞质内等。通过包涵体的特征往往可以推断出是哪类病毒感染。例如疱疹病毒形成核内嗜酸性包涵体，痘病毒则形成胞质内嗜酸性包涵体，麻疹病毒同时形成核内和胞质内嗜酸性包涵体，狂犬病病毒在患病动物的神经细胞的胞质内形成嗜酸性内基小体等。

二、病毒大小的测定

测量病毒体大小的方法较多，如电子显微镜直接测量法、过滤法、超速离心沉淀法等，最常使用的是电子显微镜直接测量法。

1. 电子显微镜直接测量法　电子显微镜可直接观察到病毒的大小，将标本悬液置于载网膜上，进行负染色观察，对照电镜视野标尺，可以直接算出病毒体的实际大小。

2. 过滤法　将病毒液通过不同孔径大小的滤膜，根据通过与滞留病毒的孔径与滤过病毒的感染滴度可间接测定出病毒的大小。其方法如下。

（1）将病毒液（应含有少量的蛋白质，以防止病毒颗粒被滤膜或滤板吸附，一般用含2%血清或0.5%明胶或0.5%清蛋白的MEM）10 000r/min离心20 ~ 30min，吸取上清液进行测定。

（2）取上清液分别通过不同孔径的滤器。

（3）将未过滤的病毒液以及通过各级孔径的滤液分别用敏感细胞或实验动物测定感染力，并计算出LD50或TCID50。

（4）根据通过与滞留病毒的孔径与滤过病毒的感染滴度计算出病毒的大小。

第二节　病毒的分离和鉴定

一、病毒分离鉴定的一般程序

病毒分离鉴定的一般程序见图5-1。

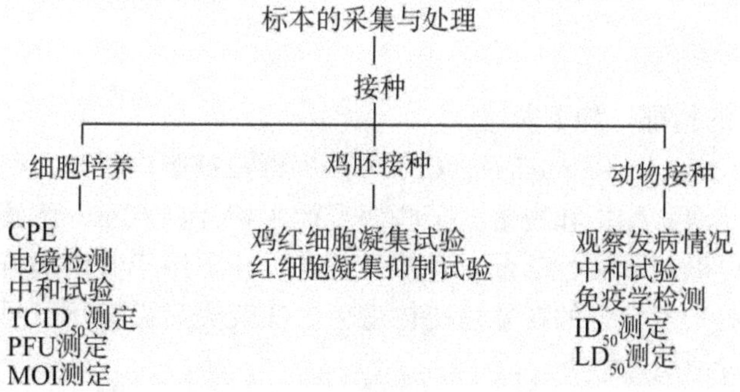

图5-1　病毒分离鉴定的一般程序

二、病毒的分离鉴定

（一）标本采集

根据临床诊断及病期的不同采集不同标本。无菌标本（脑脊液、血液、血浆、血清等）可直接接种于细胞、鸡胚或动物；无菌组织块经培养液洗涤后制成10% ~ 20%悬液离心后，取上清液接种；咽洗液、粪便、尿、感染组织等污染标本在接种前先用抗生素处理，杀死杂菌。

（二）病毒的分离培养

病毒是严格的细胞内寄生的微生物，因此，应根据病毒的种类选择敏感的动物、组织细胞或鸡胚进行病毒的分离培养。

1. 细胞培养　用分散的活细胞培养称为细胞培养（cell culture）。所用培养液是含血清（通常为胎牛血清）、葡萄糖、氨基酸、维生素的平衡溶液，pH7.2 ~ 7.4。细胞培养适合绝大多数病毒生长，是病毒实验室的常规技术。其细胞培养方法通常有以下几种。

（1）原代细胞培养（primary cell culture）：用胰蛋白酶将人胚（或动物）组织分散成单细胞，加一定培养液，37℃孵育 1 ~ 2d 后逐渐在培养瓶底部长成单层细胞，如人胚肾细胞、兔肾细胞。原代细胞均为二倍体细胞，可用于产生病毒疫苗，如兔肾细胞生产风疹疫苗，鸡成纤维细胞生产麻疹疫苗，猴肾细胞生产脊髓灰质炎疫苗。原代细胞不能持续传代培养，不便用于诊断工作。

（2）二倍体细胞培养（diploid cell culture）：原代细胞只能传 2 ~ 3 代细胞即退化，少数细胞在体外分裂 50 ~ 100 代仍能保持染色体数为二倍体，称为二倍体细胞。大多为人成纤维细胞，如人胚肺细胞。二倍体细胞一经建立，应尽早将细胞悬浮于 10% 二甲基亚砜中，大量分装于安瓿瓶中，储存于液氮（-196℃）内，供以后传代使用。目前多用二倍体细胞培养制备病毒疫苗，也用于病毒的实验室诊断工作。

（3）传代细胞培养（continuous cell culture）：通常是由癌细胞或二倍体细胞突变而来（如 Hela、Hep-2、Vero 细胞系等），染色体数为非整倍体，细胞生长迅速，可无限传代，在液氮中能长期保存，目前广泛用于病毒的实验室诊断工作，根据病毒对细胞的亲嗜性，选择敏感的细胞系使用。

2. 鸡胚培养　用受精孵化的活鸡胚培养病毒比用动物更加经济、简便。一般采用孵化 9 ~ 14d 的鸡胚，根据病毒的特性可分别接种在鸡胚绒毛尿囊膜、尿囊腔、羊膜腔、卵黄囊、脑内或静脉内。

（1）羊膜腔：可用于初次分离培养流感病毒。

（2）尿囊腔：可用于流感病毒和腮腺炎病毒的分离培养。

（3）绒毛尿囊膜：可用于接种痘病毒和疱疹病毒。

（4）卵黄囊：可用于接种嗜神经性的狂犬病病毒和乙型脑炎病毒。如有病毒增殖，则鸡胚发生异常变化或羊水、尿囊液出现红细胞凝集现象，常用于流感病毒及腮腺炎病毒等的分离培养，但多数病毒在鸡胚中不生长。

3. 动物试验　动物试验是最原始的病毒分离培养方法。常用的实验动物有小鼠、大鼠、豚鼠、家兔及猴等，接种途径可根据各病毒对组织的亲嗜性而定，如鼻内、皮内、皮下、脑内、腹腔或静脉接种等，接种后逐日观察实验动物的发病情况，如有死亡，则取病变组织剪碎、研磨均匀制成悬液，继续传代，并作鉴定。

（三）病毒的鉴定

1. 病毒在细胞内增殖的指征　如下所述。

（1）细胞病变效应（cytopathogenic effect，CPE）：病毒在细胞内增殖可引起细胞退行性病变，表现为细胞皱缩、变圆，出现空泡、死亡和脱落。某些病毒产生特征性 CPE，倒置于光学显微镜下观察上述细胞病变，结合临床表现可做出预测性诊断。免疫荧光法（IF）用于鉴定病毒具有快速、特异的优点，细胞内的病毒或抗原可被荧光素标记的特异性抗体着色，在荧光显微镜下可见斑点状黄绿色荧光，根据所用抗体的特异性判断为何种病毒感染。

（2）红细胞吸附现象（hemadsorption phenomenon）：流感病毒和某些副黏病毒感染细胞后 24 ~ 48h，在细胞膜上可出现病毒的血凝素（hemoagglutinin，HA），能吸附豚鼠、鸡等动物及人的红细胞，发生红细胞吸附现象。若加入相应的抗血清，可中和病毒血凝素，抑制红细胞吸附现象的发生，称为红细胞吸附抑制试验。这一现象不仅可作为这类病毒增殖的指征，还可用于病毒种和型的初步鉴定。

（3）干扰现象（interference　phenomenon）：一种病毒感染细胞后可以干扰另一种病毒在该细胞中的增殖，这种现象称为干扰现象。如前者为不产生 CPE 的病毒（如风疹病毒），但可干扰以后进入的病毒（如 ECHO 病毒）增殖，使后者进入宿主细胞后不再产生 CPE。

2. 病毒感染性的定量测定　如下所述。

（1）空斑形成单位（plaque forming unit，PFU）测定：一种测定病毒感染性比较准确的方法。将适当浓度的病毒悬液接种到生长成单层细胞的平皿或培养瓶中，当病毒吸附于细胞后，再在其上覆盖一层熔化的半固体营养琼脂，待凝固后，孵育培养。当病毒在细胞内复制增殖后，每一个感染性病毒颗粒在单层细胞中产生一个局限性的感染细胞病灶，病灶逐渐扩大，若用中性红等活性染料染色，在红色的背景中显出没有着色的空斑，空斑清楚可见。由于每个空斑由单个病毒颗粒复制形成，所以病毒悬液的滴度可以用每毫升空斑形成单位（PFU）来表示。

（2）50% 组织细胞感染量（50% tissue culture infectious dose，TCID50）的测定：可估计所含感染性病毒的数量。将病毒悬液作 10 倍连续稀释，接种于敏感的单层细胞中，培养一定时间后，观察 CPE 等指标，以能感染 50% 的细胞最高稀释度，计算出 TCID50。

3. 病毒形态结构的观察　借助电子显微镜可直接观察分离培养的病毒颗粒，根据其大小、形态可初步判断病毒属于哪一类。

4. 病毒抗原或核酸的检测　可利用已知的诊断血清或单克隆抗体来检测分离培养的病毒抗原，或用核酸杂交、PCR 等方法检测病毒核酸，必要时进行核酸测序，对病毒做出进一步鉴定。

第三节　病毒免疫学检测

病毒的免疫检测包括不同感染部位标本中特异性抗原的检测以及血清特异性抗体的检测。

一、病毒抗原的检测

1. 免疫荧光（immunofluorescence，IF）技术　IF 技术可用于细胞培养病毒的鉴定，也适用于检测临床标本中的病毒抗原，具有快速、特异的优点。直接免疫荧光技术是用荧光素直接标记特异性抗体检测病毒抗原；间接免疫荧光技术是先用特异性抗体与标本中抗原结合，再用荧光素标记二抗与特异性抗体结合，从而间接识别抗原。近年来使用单克隆抗体（monoclonal antibody，McAb），大大提高了检测的灵敏度和准确性。

2. 免疫酶法（immunoenzyme assay，IEA）　其原理与应用范围同免疫荧光技术，IEA 是用酶（通常是辣根过氧化物酶或碱性磷酸酶）取代荧光素标记抗体，酶催化底物形成有色产物，在普通光学显微镜下清晰可见，不需荧光显微镜，便于推广使用。

3. 放射免疫测定法（radioimmunoassay，RIA）　RIA 分为竞争 RIA 和固相 RIA 两种方法。竞争 RIA 是用同位素标记的已知抗原与标本中未标记的待检抗原竞争性结合特异性抗体的试验，将形成的复合物分离出来，用放射免疫检测仪测定其放射活性，同时与系列稀释的标准抗原测定结果进行比较，确定出待检抗原的浓度；固相 RIA 是用特异性抗体包被于固相载体以捕获标本中的抗原，然后加入放射性标记的特异性抗体与抗原结合，测定其放射活性，得知抗原的量。RIA 是最敏感的方法，其缺点在于操作烦琐、费时，且有放射污染性，不易于广泛开展。

4. 酶联免疫吸附试验（enzyme-linked immunosorbent assay，ELISA）　先将特异性抗体包被（吸附）到塑料微孔板中以捕捉标本中相应抗原，然后加入酶标特异性抗体，相应抗原被夹在抗体之间，当加入酶的底物后显色，显色程度直接反映了标本中病毒抗原的量。因其敏感性接近 RIA，又不接触放射性物质，现已被广泛应用于临床。

此外，必要时也可以用蛋白质印迹试验（western blot，WB）检测标本中的病毒抗原。

二、特异性抗体的检测

病毒感染后通常诱发机体针对病毒一种或多种抗原的免疫应答，特异性抗体效价升高或 IgM 抗体出现有辅助临床诊断的价值。

1. 补体结合试验（complement fixation test，CFT）　CFT 分两个阶段：①抗原与抗体（一个为已知，一个为待检）混合，加入一定量的补体，若抗原与抗体相对应，则补体被消耗。②在上述混合物中加入溶血素致敏的绵羊红细胞，若补体已与抗原抗体复合物完全结合，则没有剩余补体存在，那么绵羊红细胞就不会溶血，结果为阳性，说明待检标本中有特异性抗体（或抗原）存在，出现阳性结果时血清标本最高稀释度为抗体的效价。由于补体结合抗体产生早、消失快，适用于诊断病毒近期感染。

2. 中和试验（neutralization test，NT） 在活体或活细胞内测定病毒被特异性抗体中和而失去致病力的试验称为 NT。实验方法：①先测出病毒的半数致死量（LD_{50}）或半数感染量（ID_{50}）。②随即取活病毒与被试血清按不同比例混合，放置 1 ~ 2h 让其充分结合。③将病毒与血清混合液注入各组动物、鸡胚或组织细胞培养管 / 瓶内培养。④根据动物、鸡胚死亡数或细胞病变的管 / 瓶数，计算出百分比（%），然后再计算这些试验对象中的半数免于死亡或免于致病所需要的最少量血清（或最大量的病毒），就是该血清的中和抗体效价（称为 50% 终点的中和效价）。诊断病毒性疾病时，须取患者双份血清同时做对比试验，病后血清的中和抗体效价也必须超过病初血清 4 倍或 4 倍以上才能确诊。用此法鉴定病毒时，须将病毒分别与免疫血清及正常血清（对照）混合做对比试验，免疫血清比正常血清多中和 50 ~ 100 倍剂量的病毒，才能断定是该病毒。

病毒中和抗体的特异性高，持续时间久，显性或隐性感染后，血中可长期存在中和抗体，所以适用于流行病学调查或人群免疫水平研究，但因试验方法繁杂，耗用动物、鸡胚或细胞培养较多，故一般不作常规使用。

3. 血凝抑制试验（hemagglutination inhibition test，HIT） 某些病毒如流感病毒、副流感病毒、腮腺炎病毒、乙型脑炎病毒等能凝集红细胞，而抗体与这些病毒结合后能阻止其凝集，若双份血清抗体效价升高大于或等于 4 倍时，可诊断为这类病毒感染。本法简便、快速、经济、特异性高，常用于流行病学调查等。

4. IgM 捕捉 ELISA 特异性 IgM 出现于病毒感染的早期或病毒感染的活动期，因此，从急性期患者单份血清中检出特异性 IgM，作为实验室早期诊断病毒感染的可靠方法。实验中先用抗 μ 链血清包被微孔板，用以捕捉血清标本中的 IgM 类抗体，再加入特异性病毒抗原及酶标抗体以证实特异性 IgM 的存在。在先天性感染中，IgM 检测有特殊意义，因 IgM 不能通过胎盘，新生儿血清中如发现抗病毒 IgM 则提示为宫内感染。

5. 免疫印迹试验（WB） 对于某些病毒感染的诊断需慎重，如 HIV 感染，在初筛阳性后，尚需用 WB 法进行确认试验，先将提纯的 HIV 病毒裂解后经 SDS-PAGE，病毒蛋白质按其相对分子质量大小分开，再电转印至硝酸纤维素膜上制成膜条，然后将待检患者血清与带有 HIV 蛋白的膜条反应，若血清中含有抗 HIV 抗体则可与膜条上相应的 HIV 蛋白质条带结合，即可确证。

第四节 病毒的分子生物学检测

一、核酸杂交

临床病毒学中快速诊断方法通常是检测标本中的病毒抗原，然而核酸杂交（nucleic acid hybridization）具有高度敏感性和特异性，斑点杂交（dot hybridization）广泛用于检测呼吸道、尿液标本中的病毒核酸。标本滴加到硝酸纤维素膜上，病毒 DNA 结合到膜上，在原位进行碱变性处理后，用放射标记或生物素标记的 DNA 探针，按碱基互补原则结合成双链，经放射自显影或其他检测手段就可以判定膜上是否有同源的核酸分子存在。

二、DNA 印迹和 RNA 印迹

1. DNA 印迹（Southern blot） 将标本中提取的 DNA，经琼脂糖凝胶电泳进行分离，继而将其变性并按其在凝胶中的位置转移到硝酸纤维素薄膜或尼龙膜上，固定后再与同位素或其他标记物标记的 DNA 或 RNA 探针进行反应。

2. RNA 印迹（Northern blot） 在变性条件下将待检的 RNA 样品进行琼脂糖凝胶电泳，继而按照

Southern blot 相同的原理进行转膜和用探针进行杂交检测。但 RNA 变性方法与 DNA 不同，不能用碱变性，因为碱会导致 RNA 的水解。

三、聚合酶链反应

聚合酶链反应（polymerase chain reaction，PCR）是一种体外快速扩增特异性 DNA 片段的技术。PCR 反应体系中含有模板 DNA、引物、Mg^{2+}、4 种脱氧核糖核苷酸（dNTP）和 TaqDNA 聚合酶，在高温 94℃下变性，使双链模板解链为两条单链，在退火温度下使引物与模板 DNA 形成部分双链 DNA，然后在 60 ~ 72℃下，通过 TaqDNA 聚合酶使引物从 5’端向 3’端延伸，随着 4 种 dNTP 的掺入合成新的 DNA 互补链，完成第一轮变性、退火和延伸反应循环，由于每一轮循环扩增的产物可作为下一轮扩增反应的模板，因此，理论上每一轮循环可使 DNA 数量增加一倍。反复 25 ~ 30 次，特异 DNA 序列片段以指数方式可扩增 106 倍以上。PCR 扩增倍数 =（1/X）^{n}，X 为扩增效率，n 为 PCR 循环次数。通过这个技术，可使非常微量的 DNA 甚至单个细胞所含的 DNA 起始，产生微克（μg）量的 PCR 产物。经琼脂糖凝胶电泳，可见到溴化乙啶染色的核酸条带，扩增片段的大小取决于两引物的间距。此法较核酸杂交敏感、快速，已用于肝炎病毒、疱疹病毒等感染诊断，尤其适用于不易分离培养及含量极少的病毒标本，也可以用 RT-PCR 法扩增标本中的病毒 RNA。近年发展起来的实时荧光定量 PCR 法还可以定量检测标本中的病毒 DNA。

四、基因芯片技术

基因芯片（gene chip）技术的原理是将已知的基因探针大规模有序地排布于一小块硅片等载体上，与待检样品中的基因序列相互作用和反应，在激发光的顺序激发下，产生的荧光谱信号被接收器收集，经计算机自动分析处理数据得出结果，可以一次性完成大通量样品 DNA 的检测和分析。目前对已发现的病原性病毒的全基因测序已基本完成，为基因芯片技术的应用奠定了基础。

第五节　呼吸道病毒

呼吸道病毒是指一大类以呼吸道为侵入途径，引起呼吸道局部及全身感染的一类病毒。在急性呼吸道感染中 90% 以上由这类病毒引起。常见的呼吸道病毒包括流行性感冒病毒、冠状病毒、麻疹病毒、腮腺炎病毒、风疹病毒、腺病毒、呼吸道合胞病毒等。所致疾病具有发病急、潜伏期短、传染性强、传播迅速、病后免疫力不持久等特点。

一、流行性感冒病毒

流行性感冒病毒简称流感病毒，是引起人和动物流行性感冒（简称流感）的病原体，属正粘病毒科，包括甲（A）、乙（B）、丙（C）三型。其中甲型流感病毒是人类流感最重要的病原体，已引起多次世界性大流行，仅 1918—1919 年的世界大流行，死亡人数就多达 2 000 万，危害严重；乙型流感病毒一般引起局部或小流行；丙型流感病毒主要侵犯婴幼儿，多为散发感染，极少引起流行。

（一）生物学特性

1. 形态结构　流感病毒为有包膜的单股 RNA 病毒，多为球形，直径为 80 ~ 120nm，从人或动物体内新分离出的病毒有时呈丝状或杆状。其结构可分为内、中、外三层。

（1）内层：为病毒的核心，含病毒的核酸、核蛋白（NP）和 RNA 多聚酶。

核酸为分节段的单股负链 RNA，甲型和乙型流感病毒有 8 个 RNA 节段、丙型只有 7 个 RNA 节段。每一个节段即为一个基因，能编码一种结构或功能蛋白，这一结构特点使病毒在复制过程中易发生基因重组导致新病毒株的出现。

核酸外包绕的为核蛋白，为病毒的主要结构蛋白，构成病毒衣壳，呈螺旋对称型。核蛋白为一种可溶性抗原，免疫原性稳定，很少发生变异，具有型的特异性，是流感病毒分型的依据。

（2）中层：为基质蛋白（M 蛋白），位于包膜与核心之间，具有保护病毒核心和维持病毒形态的作用。M 蛋白免疫原性稳定，具有型特异性，与核蛋白共同参与流感病毒的分型。

（3）外层：是由脂质双层构成的包膜，包膜上镶嵌有两种糖蛋白刺突，即血凝素（HA）与神经氨酸酶（NA）。两者具有重要的免疫原性，是划分流感病毒亚型的依据。①血凝素呈三棱柱状，可介导病毒包膜与宿主细胞膜融合，利于病毒吸附和穿入宿主细胞；能与鸡、豚鼠等多种动物和人的红细胞结合，引起红细胞凝集；具有型和株特异性，可刺激机体产生中和抗体，抑制病毒的感染。②神经氨酸酶呈蘑菇状，可水解宿主细胞表面的神经氨酸，利于成熟病毒的芽生释放；可破坏细胞膜上病毒的特异性受体，液化细胞表面的黏液，促使病毒从细胞上解离，利于病毒扩散；具有免疫原性，刺激机体产生的相应抗体，可抑制该酶的水解，从而抑制病毒的释放与扩散。

2. 分型与变异　根据核蛋白和基质蛋白抗原性的不同将流感病毒分为甲、乙、丙三型。甲型流感病毒又根据 HA 和 NA 的抗原性不同分为若干亚型。目前已分离出 15 个 HA 亚型（H1 ~ H15）和 9 个 NA 亚型（N1 ~ N9）。三型流感病毒中甲型流感病毒最易发生变异，变异的形式有抗原性漂移和抗原性转变，变异的物质基础是 HA 和 NA，病毒变异幅度的大小直接影响流行规模的大小。乙型和丙型流感病毒不易发生抗原变异，至今尚未发现亚型。

（1）抗原性漂移：因病毒基因组自发点突变引起，变异幅度小，属量变，即亚型内变异，引起甲型流感的中小型流行。

（2）抗原性转变：因病毒基因组发生重组而引起，变异幅度大，属质变，大概每隔 10 ~ 15 年出现一个新的变异株，导致新亚型出现，由于人群对新亚型缺乏免疫力，往往引起流感大流行甚至暴发世界性大流行。

3. 培养特性　流感病毒宜在鸡胚和培养细胞中增殖。初次分离病毒以接种鸡胚羊膜腔最好，传代适应后可接种于鸡胚尿囊腔。病毒增殖后游离于羊水或尿囊液中，取羊水或尿囊液进行红细胞凝集试验以确定病毒的存在。细胞培养可选用原代猴肾细胞或狗肾传代细胞。流感病毒在鸡胚和培养细胞中并不引起明显的细胞病变，需用红细胞吸附试验或免疫学方法测定有无病毒增殖。自人体分离的流感病毒能感染多种动物，但以雪貂最为敏感。

4. 抵抗力　流感病毒对外界环境的抵抗力较弱，耐冷不耐热，室温下传染性很快丧失，加热 56℃ 30 分钟可被灭活，−70℃以下或冷冻真空干燥可长期保存。对干燥、日光、紫外线、脂溶剂和甲醛等敏感。

（二）临床意义

流感的传染源主要为急性期患者。病毒随飞沫进入呼吸道，通过其表面的血凝素吸附于呼吸道黏膜上皮细胞膜的受体上，然后侵入细胞内增殖，引起细胞变性脱落，黏膜充血水肿等局部病变。经 1 ~ 3 天的潜伏期，患者出现鼻塞、流涕、咳嗽、喷嚏、咽痛等症状，发病初期 2 ~ 3 天，鼻咽部分泌物中病毒含量最高，传染性强。病毒一般不入血，但可释放内毒素样物质入血，引起畏寒、发热、疲乏无力、头痛、全身肌肉关节酸痛等全身症状。流感属于自限性疾病，无并发症者一般病程不超过 1 周，但婴幼儿、老年人及患有慢性疾病的人易继发细菌感染，使病程延长症状加重，如并发肺炎等病死率高。

流感病后可获得对同型病毒的短暂免疫力，主要是机体产生的 HA 和 NA 抗体。抗 HA 为中和抗体，其与病毒结合后可消除病毒的感染力，尤其呼吸道局部 SIgA 在清除病毒、抵抗再感染中发挥重要作用。抗 NA 在减轻病情和阻止病毒扩散中发挥作用。细胞免疫主要靠 $CD4^+T$ 淋巴细胞，可辅助 B 细胞产生抗体，$CD8^+T$ 细胞可清除病毒。

流感病毒传染性强，传播迅速，流行期间应尽量避免人群聚集，公共场所应经常通风换气和进行空气消毒，用乳酸或食醋熏蒸，可灭活空气中的流感病毒。接种流感疫苗可获得对同一亚型病毒的有效免疫力。盐酸金刚烷胺是目前防治甲型流感的常用药物，其作用机制主要是抑制病毒的穿入和脱壳。干扰素及中草药（板蓝根、金银花、大青叶等）在减轻症状缩短病程方面有较好效果。

（三）微生物学检验

1. 标本采集　应在疾病的早期，最好在发病后 3 天内采集咽漱液、鼻咽拭子或鼻腔洗液等标本。

2. 分离与鉴定　标本经抗生素处理后进行鸡羊膜腔或尿囊腔接种，35℃培养 3 天，收集羊水或尿囊液做血凝试验检测病毒是否存在，血凝阳性的标本再进行血凝抑制试验以鉴定病毒的型别。原代人胚肾和猴肾细胞、传代狗肾细胞亦可用于流感病毒的分离，接种后经红细胞吸附试验和血凝试验检测病毒是否存在，阳性者用血凝抑制试验进行鉴定。

3. 标本直接检查　如下所述。

（1）显微镜检查：电镜观察可见球形或丝状病毒颗粒，用特异性抗体进行免疫电镜观察可提高检出率。

（2）抗原检测：用 IF、EIA 和动态连续免疫荧光法等直接检测鼻咽部细胞内或细胞培养物中的流感病毒抗原。

4. 核酸检测　可采用核酸杂交法、RT-PCR 法检测标本中或扩增标本中的流感病毒 RNA。

5. 血清学诊断　取患者急性期（发病前 3 天）和恢复期（发病后 2 ~ 3 周）双份血清检测抗体。常用的方法有：血凝抑制试验、中和试验和补体结合试验等，若恢复期血清抗体效价高出急性期 4 倍以上有诊断意义。

二、其他呼吸道病毒

（一）SARS 冠状病毒

冠状病毒属于冠状病毒科，包括人冠状病毒和多种动物冠状病毒。该病毒呈多形性，核酸为单股正链 RNA，核衣壳呈螺旋对称，有包膜。电镜观察发现包膜表面有排列较宽的突起，形如日冕或花冠，故命名为冠状病毒。感染人类的冠状病毒主要有人呼吸道冠状病毒和人肠道冠状病毒，分别引起人类上呼吸道感染、腹泻或胃肠炎。

2002 年冬至 2003 年春在全世界流行的严重急性呼吸综合征（SARS）的病原体是一种新的冠状病毒，被命名为 SARS 冠状病毒。

2002 年 11 月，在我国广东省佛山首先发现了一类临床表现类似肺炎但症状及体征不典型的传染性疾病。随后这种不明原因的传染病迅速向世界各地传播，全球 32 个国家和地区相继出现疫情，累计病例 8 465 例，死亡 919 例。2003 年 3 月，WHO 将该病正式命名为“严重急性呼吸综合征”，我国将其称为传染性非典型性肺炎。2003 年 4 月，WHO 确定该病病原体为一种新型冠状病毒，称为 SARS 相关冠状病毒。2003 年 4 月 8 日我国卫生部将 SARS 定为法定传染病。

1. 生物学特性　如下所述。

（1）形态结构：SARS 冠状病毒的形态在电镜下与冠状病毒类似，病毒颗粒呈不规则球形，直径 60 ~ 220nm，核衣壳呈螺旋对称，核心为单股正链 RNA，有包膜。病毒包膜上有 3 种主要的糖蛋白：即 S 蛋白、M 蛋白和 E 蛋白。① S 蛋白：为刺突糖蛋白，可介导病毒与宿主细胞上的受体结合并与宿主细胞膜相融合，是一主要的抗原蛋白。② M 蛋白：为跨膜糖蛋白，参与病毒的出芽释放与病毒包膜的形成，负责营养物质的跨膜运输。③ E 蛋白：为包膜糖蛋白，散在于包膜上，是一种小分子量蛋白。

（2）培养特性：SARS 冠状病毒可在 Vero-E6 细胞及 FRhK-4 等细胞内增殖并引起细胞病变。CPE 的特点主要为：病变细胞呈局灶、变圆、折光性强，晚期呈现葡萄串样表现。恢复期患者血清可抑制病毒复制。

（3）抵抗力：SARS 冠状病毒对乙醚等脂溶剂敏感。化学消毒剂如过氧乙酸、次氯酸钠、乙醇、甲醛等可灭活该病毒。不耐热或酸，但对热的抵抗力比普通冠状病毒强，加热 56℃ 30 分钟可被灭活，在粪便和尿中可存活 1 ~ 2 天，在液氮中可长期保存。

2. 临床意义　SARS 患者是主要的传染源，传播途径以近距离飞沫传播为主，亦可通过接触患者的呼吸道分泌物、消化道排泄物、其他体液或接触被患者分泌液污染的物品而传播。人群对 SARS 病毒普遍易感，但患者家庭成员和医护人员等密切接触者是本病高危人群。流行季节主要是 12 月至次年的 5 月。该病起病急，传播快，潜伏期短，一般为 4 ~ 5 天，以发热为首发症状，体温持续高于 38℃，可伴有头痛、乏力和关节痛等，3 ~ 7 天后出现干咳、胸闷、气短等症状。肺部 X 线片双侧（或单侧）出现阴影，严重者肺部出现多叶病变，X 线胸片 48 小时内病灶达 50% 以上，同时出现呼吸困难和低氧血症。进而出现呼吸窘迫，进展为呼吸窘迫综合征，出现休克、DIC，多器官功能障碍综合征等。若原有糖尿病、冠心病、肺气肿等基础病的老年患者，或并发其他感染性疾病者，病死率可达 40% ~ 50%。目前认为，SARS 冠状病毒的致病机制主要是免疫病理损伤。

机体感染 SARS 冠状病毒后可产生特异性的体液免疫和细胞免疫。对 SARS 的预防应以严格隔离患者、切断传播途径、提高机体免疫力为主的综合措施。用于 SARS 特异性预防的疫苗已进入试用。治疗主要采取综合支持疗法和对症处理，给予抗病毒类药物和大剂量抗生素。流行期间应尽量避免大型集会，公共场所保持空气流通。

3. 微生物学检验　如下所述。

（1）标本采集：可采集鼻咽拭子、气管分泌物、漱口液、痰液、粪便等标本，采集后应尽快接种，48 小时内接种者可 4℃保存，48 小时后接种者标本应放入 -70℃保存。急性期血清标本应尽可能在发病初期，一般为发病后 1 周内采集；恢复期血清标本在发病后 3 ~ 4 周采集。

（2）病毒分离：为防止细菌或真菌生长，标本应加入抗生素（青霉素和链霉素）进行处理，接种 Vero-E6 细胞进行分离培养，以鉴定活病毒的存在。

（3）抗原检测：电镜直接观察病毒颗粒或 ELISA 法检测抗原。

（4）抗体检测：用 ELISA 和间接免疫荧光法检测患者急性期和恢复期双份血清中的特异性 IgM、IgG 抗体。若抗体增高 4 倍以上有诊断意义。

（5）核酸检测：用 RT-PCR 或 ER-PCR 法，从患者血液、粪便、呼吸道分泌物或体液等标本中检测 SARS 冠状病毒核酸。

（二）麻疹病毒

麻疹病毒是引起急性呼吸道传染病麻疹的病原体。临床以发热、口腔黏膜斑及全身斑丘疹为主要特征。WHO 已将其列为计划消灭的传染病之一。

1. 生物学特性　麻疹病毒呈球形或丝状，直径 120 ~ 250nm。核酸为完整分节段的单股负链 RNA，不易发生基因重组和变异，只有一个血清型。核衣壳呈螺旋对称结构，外有包膜，表面有血凝素（HA）和血溶素（HL）两种刺突，HA 能凝集猴等动物的红细胞，并能与宿主细胞受体吸附，HL 具有溶解红细胞及使细胞发生融合形成多核巨细胞的作用，在胞浆及胞核内均可出现嗜酸性包涵体。

麻疹病毒能在许多原代或传代细胞中增殖。麻疹病毒对理化因素的抵抗力较弱，加热 56℃ 30 分钟和一般消毒剂均易将病毒灭活，对日光、紫外线及脂溶剂敏感。

2. 临床意义　急性期患者为传染源，主要通过飞沫经呼吸道传播，也可通过患者鼻腔分泌物、污染的玩具、日常用具等间接传播。麻疹病毒的传染性极强，易感者接触病毒后几乎全部发病，潜伏期至出疹期均有传染性，尤以出疹前后 4 ~ 5 天传染性最强。冬春季发病率最高，潜伏期为 1 ~ 2 周，病毒先在呼吸道上皮细胞内增殖，然后进入血流，形成第一次病毒血症，并随血流侵入全身淋巴组织和单核吞噬细胞系统，在其细胞内大量增殖后再次入血形成第二次病毒血症，患者出现发热、咳嗽、流涕、畏光、眼结膜充血等上呼吸道症状，此时多数患儿口颊黏膜出现中心灰白色外绕红晕的黏膜斑（Koplik），有助于早期诊断，随后 1 ~ 3 天患者皮肤相继出现红色斑丘疹。

麻疹一般可自愈，但年幼体弱者易并发细菌感染，引起支气管炎、中耳炎，尤其肺炎等，是麻疹患儿死亡的主要原因。极个别患者，儿童期患麻疹痊愈后 2 ~ 17 年，可出现慢性进行性中枢神经系统疾患，称亚急性硬化性全脑炎（SSPE），该病是一种麻疹病毒急性感染后的迟发并发症，患者大脑功能发生渐进性衰退，表现为反应迟钝、神经精神异常、运动障碍，最后导致昏迷死亡。

麻疹病后可获牢固免疫力，包括体液免疫和细胞免疫。6 个月以内的婴儿因从母体获得 IgG 抗体，故不易感染，但随着年龄增长，抗体逐渐消失，自身免疫尚未健全，易感性随之增加。预防麻疹的有效措施是及时隔离患者，对儿童进行人工主动免疫，提高机体免疫力。

3. 微生物学检验　如下所述。

（1）标本采集：取患者发病早期的鼻咽拭子或鼻咽洗液、痰、血液和尿等标本。

（2）病毒分离：患者标本经常规处理后接种原代人胚肾细胞、猴肾或羊膜细胞中培养，观察到多核巨细胞、细胞质和核内出现嗜酸性包涵体即可做出初步诊断。

（3）抗原检测：用直接或间接免疫荧光法、ELISA 法检测病毒抗原。

（4）抗体检测：取患者急性期和恢复期双份血清测特异性抗体，若恢复期血清抗体效价比急性期增高 4 倍以上即有诊断意义。常用 HI 试验，间接免疫荧光法和 ELISA 法。

（5）核酸检测：采用原位核酸杂交法或 RT-PCR 法检测细胞内有无病毒核酸存在。

（三）腮腺炎病毒

腮腺炎病毒是流行性腮腺炎的病原体。

1. 生物学特性　病毒呈球形，核酸为单股负链 RNA，核衣壳呈螺旋对称，有包膜，包膜上含有 HA-NA 刺突和融合因子刺突。病毒易在鸡胚羊膜腔内增殖，在猴肾等细胞中培养能使细胞融合形成多核巨细胞。腮腺炎病毒只有一个血清型。病毒抵抗力较弱，56℃ 30 分钟可被灭活，对脂溶剂及紫外线敏感。

2. 临床意义　人是腮腺炎病毒的唯一宿主。传染源为患者和病毒携带者，病毒主要通过飞沫经呼吸道传播，也可通过接触患者的唾液或污染的物品而传播。易感者为 5 ~ 14 岁儿童，冬春季易发。潜伏期一般 2 ~ 3 周，病毒在呼吸道上皮细胞和面部淋巴结内增殖，随后侵入血流引起病毒血症，病毒经血流侵入腮腺及其他器官如睾丸、卵巢、胰腺、肾脏等增殖，引起一侧或两侧腮腺肿大，患者有发热、腮腺疼痛和乏力等症状，若无并发感染，大多可自愈，病程一般为 1 ~ 2 周。青春期感染者，男性易并发睾丸炎，女性易并发卵巢炎，也可引起无菌性脑膜炎及获得性耳聋等，腮腺炎是导致男性不育症和儿童期获得性耳聋最常见的原因之一，病后可获得牢固免疫力。疫苗接种是最有效的预防措施，丙种球蛋白有防止发病或减轻症状的作用。

3. 微生物学检验　如下所述。

（1）标本采集：取患者发病早期的唾液、尿液、脑脊液和血液等标本。

（2）病毒分离：用原代恒河猴细胞或人胚肾细胞分离培养。

（3）抗原检测：用免疫荧光法检测发病早期患者的唾液、脑脊液和尿液中的抗原成分作早期诊断。

（4）抗体检测：采用 ELISA 法、血凝抑制试验检测双份血清中 IgM、IgG 抗体，IgG 抗体在升高 4 倍或 4 倍以上有诊断意义。

（5）核酸检测：可采用 RT-PCR 或核苷酸测序检测病毒核酸。

第六节　人类肠道病毒

人类肠道病毒属于小 RNA 病毒科（Picornaviridae）肠道病毒属（enterovirus），有 70 多个血清型，主要包括：①脊髓灰质炎病毒Ⅰ、Ⅱ、Ⅲ型；②柯萨奇病毒 A、B 组，A 组包括 A1 ~ A22、A24 型（原 A23 型已归入埃可病毒 9 型），B 组包括 B1 ~ B6 型；③人类肠道致细胞病变孤儿病毒（enteric cytopathogenic human orphan virus，ECHOV），简称埃可病毒，包括 1 ~ 9，11 ~ 27，29 ~ 33 型（10 型归到呼肠病毒、28 型归到鼻病毒 1A、34 型归到柯萨奇病毒 A24）；④新型肠道病毒，是 1969 年后陆续分离到的，有 4 个血清型，即 68 ~ 71 型。

肠道病毒属的共同特征有：①病毒体呈球形，直径 17 ~ 30nm，无包膜，衣壳为 20 面体对称；②核心为单股正链 RNA，有感染性；③在宿主细胞质内增殖，以溶原方式释放，引起细胞病变；④耐乙醚，耐酸，pH3 ~ 5 条件下稳定，不易被胃酸和胆汁灭活，对热和化学消毒剂抵抗力不强，56℃ 30min 可被灭活，对各种强氧化剂、紫外线、干燥敏感；⑤经粪 - 口途径传播，以儿童感染为主，临床表现多样化。

一、脊髓灰质炎病毒

脊髓灰质炎病毒是脊髓灰质炎的病原体，主要损害脊髓前角运动神经细胞，引起机体的迟缓性麻痹，主要在儿童期致病。脊髓灰质炎又叫小儿麻痹症，曾导致成千上万儿童瘫痪，是世界卫生组织（WHO）

推行计划免疫进行重点防控的传染病之一。1988 年 WHO 提出要在 2000 年全球消灭脊髓灰质炎病毒野毒株引起的麻痹型病例，这是继天花后被要求消灭的第二个传染病。2001 年 10 月，WHO 在日本京都召开会议，做出了脊髓灰质炎已在包括中国在内的西太平洋地区消灭的结论。

（一）分类

脊髓灰质炎病毒可根据衣壳蛋白 VPI 抗原性不同，分为Ⅰ、Ⅱ、Ⅲ型。其物理性状相同，RNA 碱基组成相似，各型间的核苷酸有 36% ~ 52% 的同源性。

（二）临床意义

传染源为患者或隐性感染者，后者不仅人数众多，且不易被发现和控制，因而对本病的扩散和流行起着重要作用。脊髓灰质炎病毒主要通过污染的饮食、生活用品等经消化道传播，也有报道经空气飞沫传播。未感染或接种人群普遍易感，出生 4 个月以下婴儿可能保留母体携带的抗体而具有保护性。

根据病程及病情，脊髓灰质炎临床疾病过程（图 5-2）可分为：隐性感染、顿挫型脊髓灰质炎、无麻痹性脊髓灰质炎、麻痹性脊髓灰质炎、恢复期及后遗症期。

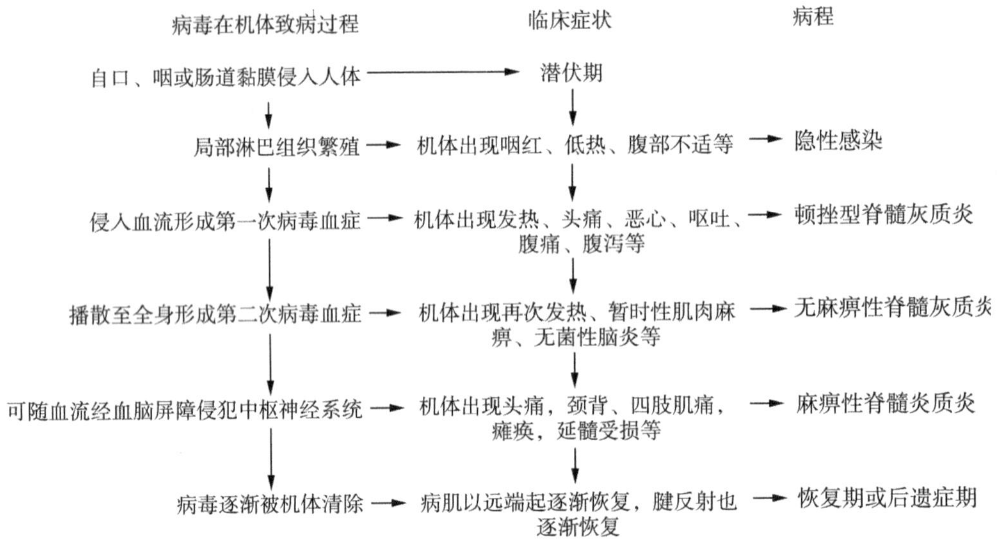

图 5-2　脊髓灰质炎临床疾病过程

（1）隐性感染：脊髓灰质炎病毒自口、咽或肠道黏膜侵入机体后，一天内即可到达扁桃体、咽壁淋巴组织、肠壁集合淋巴组织等局部淋巴组织中生长繁殖，并向局部排出病毒。潜伏期为 2 ~ 10 天，起病缓急不一，大多有低热或中等热度，乏力不适，伴有咽痛、咳嗽等上呼吸道症状，或有恶心、呕吐、便秘、腹泻、腹痛等消化道症状，神经系统尚无明显异常。上述症状持续数小时至 4 天，若此时人体免疫力较强，可将病毒控制在局部，形成隐性感染。

（2）顿挫型脊髓灰质炎：约 5% 的感染者体内病毒进一步侵入血流（第一次病毒血症），两天后到达各处非神经组织，如呼吸道、肠道、皮肤黏膜、心、肾、肝、胰、肾上腺及全身淋巴组织中繁殖。如果此时血循环中的特异性抗体足够中和病毒，则疾病发展至此为止，形成顿挫型脊髓灰质炎，患者仅有上呼吸道及肠道症状，而不出现神经系统病变，患者多于发病 1 ~ 4 日体温迅速下降而痊愈。

（3）无麻痹性脊髓灰质炎：当体内病毒量大、毒力强，机体免疫力低下时，病毒随血流播散至全身淋巴组织和易感的非神经组织处并繁殖，然后再次大量进入血液循环（第二次病毒血症），体温再次上升（称双峰热），此时病毒可经血脑屏障侵入脊髓前角运动神经细胞，引起无菌性脑膜炎。一部分患者进入瘫痪前期，出现神经系统症状如头痛，颈、背及四肢肌肉痛，感觉过敏。可因颈、背肌痛而出现颈部阻力及阳性克氏征、布氏征，肌腱反向及浅反射后期减弱至消失，但无瘫痪。轻症患者 3 ~ 4 天体温下降，症状消失而病愈。

（4）麻痹性脊髓灰质炎：1% ~ 2% 的患者在发病 2 ~ 7 天后体温开始下降，发展为麻痹性脊髓灰质炎，出现肢体瘫痪。瘫痪可突然发生或在短暂肌力减弱之后发生，腱反射常出现减弱或消失。在 5 ~ 10 天内可相继出现不同部位的瘫痪，并逐渐加重。临床上分为：①脊髓型麻痹，较多见，呈弛缓性瘫痪，可累及任何肌肉或肌群，病变大多在颈、腰部脊髓，故常出现四肢瘫痪，尤以下肢多见。病变出现在颈、胸部脊髓时，可影响呼吸。偶见尿潴留或失禁、便秘，常与下肢瘫痪并存，多见于成人。②延髓型麻痹，病情多严重，常与脊髓麻痹同时存在，可出现脑神经麻痹、呼吸中枢损害、血管舒缩中枢损害等，导致呼吸障碍及昏迷。③脑型，极少见，表现为烦躁不安、失眠或嗜睡，可出现惊厥、昏迷及痉挛性瘫痪，严重缺氧时也可有神志改变。

（5）恢复期及后遗症期：急性期过后 1 ~ 2 周病肌以远端起逐渐恢复，腱反射也逐渐正常。轻症患儿 1 ~ 3 个月恢复功能，重症者常需 6 ~ 18 个月或更久才能恢复。1 ~ 2 年后仍不恢复留有后遗症，长期瘫痪的肢体可发生肌肉痉挛、萎缩和变形，下肢受累者出现跛行，甚至不能站立。

我国从1960年开始自制脊髓灰质炎减毒活疫苗，一种是三型单价糖丸，另一种是混合多价糖丸，为Ⅰ、Ⅱ、Ⅲ型混合物。目前普遍采用后一类型疫苗，此型疫苗可在 -20℃保存 2 年，4 ~ 8℃保存 5 个月。一般首次免疫应在婴儿第 2 个月龄时开始，连服 3 次，间隔 4 ~ 6 周，4 岁和 7 岁时再各加强免疫一次。95% 以上的接种者可产生长期免疫，并可在肠道内产生特异性抗体 sIgA。

（三）生物学特性

脊髓灰质炎病毒在电镜下呈球形颗粒，相对较小，直径 20 ~ 30nm，呈 20 面体立体对称。病毒颗粒中心为单股正链 RNA，外围由 32 个衣壳微粒形成外层衣壳，无包膜。壳微粒含 4 种结构蛋白 VPI、VP3 和由 VPO 裂解而成的 VP2 和 VP4。VPI 位于衣壳表面，可诱导中和抗体的产生，具有型特异性，据此将病毒分为Ⅰ、Ⅱ、Ⅲ型。VPI 对人体细胞膜上受体有特殊亲和力，与病毒的致病性和毒性有关。VP2 与 VP3 半暴露，具抗原性。VP4 为内在蛋白，与 RNA 密切结合，当 VPI 与敏感细胞上受体结合后，VP4 暴露，衣壳松动，病毒基因以脱壳方式侵入细胞。

脊髓灰质炎病毒培养以人胚肾、人胚肺、人羊膜及猴肾等原代细胞最为敏感，在 Hela、Vero 等细胞中也易培养，最适培养温度为 37℃，培养后可引起细胞圆缩、脱落等细胞病变。

脊髓灰质炎病毒无包膜，故可抵抗乙醚、乙醇和胆盐。在 pH 3.0 ~ 10.0 的环境中病毒可保持稳定，对胃液、肠液具有抵抗力，利于病毒在肠道生长繁殖。病毒生存能力很强，在污水及粪便中可存活 4 ~ 6 个月，-20 ~ -70℃可存活数年，但对高温及干燥敏感，煮沸立即死亡，加温 56℃半小时可被灭活，紫外线可将其杀死。各种氧化剂、体积分数 2% 碘酊、甲醛、升汞及 1：1 000 高锰酸钾均可很快使病毒灭活，丙酮、苯酚的灭活作用较缓慢。体积分数 70% 酒精、5% 来苏水无消毒作用，抗生素及化学药物也无效。

（四）微生物学检验

1. 肠道病毒检验程序　见图 5-3。

（1）采集标本（粪便、血液、脑脊液、咽拭子等）。

（2）形态学检查，病毒核酸及蛋白检测，病毒分离培养及鉴定抗体检测其他检查。

（3）基因测序等方法对病毒分型。

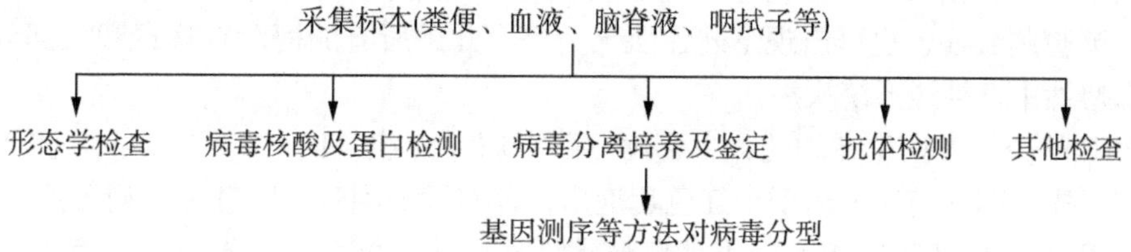

图 5-3　肠道病毒检验程序

2. 标本采集　发病两周以内，间隔 24 ~ 48h，收集两份足量粪便标本（每份应在 8g 左右），密封后在冷藏条件下由专人运送至合格实验室尽快分离病毒，短期保存要在冷冻或冷藏条件下（2 ~ 8℃），长期保存要在 -80℃。发病早期 1 周内可采集咽部标本，整个病程中均可采集粪便标本用于病毒的分离。

3. 标本直接检查　如下所述。

（1）显微镜检查：通过电子显微镜观察标本中的病毒颗粒，或用病毒特异性抗体对病毒进行免疫电镜检查。

（2）核酸检测：标本可采用病毒 cDNA 做核酸杂交或设计特异性核酸序列引物做 RT-PCR，设阴性对照和阳性对照，扩增出特异性产物为阳性结果。也可通过实时荧光定量 RT-PCR 对标本中病毒特异性核酸进行半定量。

（3）抗原检测：可采用免疫荧光、ELISA 等方法直接检测标本中的病毒抗原。

4. 分离培养和鉴定　粪便标本需要预处理，在生物安全柜中取大约 2g 粪便标本加至标记好的含 1g 玻璃珠、1mL 氯仿、10mL PBS 的离心管中；拧紧离心管，剧烈震荡 20min；4℃ 4 000r/min 离心 20min；在生物安全柜中收集上清液并加至有外螺旋盖的冻存管中（如果上清液不清澈，应再用氯仿处理一次）；于 4℃ 4 000r/min 离心 30min。取上清液接种人或猴肾原代细胞或 Hela、Vero 等细胞分离病毒。病毒在细胞内增殖迅速，于 24 ~ 48h 可出现典型细胞病变，细胞圆缩、堆积、坏死、脱落，3 天后细胞全部发生病变。对分离出的病毒可通过免疫学检测或基因测序等技术进行鉴定和分型。

5. 抗体检测　单份血清 IgG 抗体阳性不能鉴别曾经或近期感染，需要动态观察。采集双份血清，第 1 份在发病后尽早采集，第 2 份相隔 2 ~ 3 周之后。脑脊液或血清抗脊髓灰质炎病毒 IgM 抗体阳性或双份血清 IgG 抗体效价有 4 倍升高者，有诊断意义。中和抗体诊断价值较高，可以对病毒分型，在发病时出现，病程 2 ~ 3 周后达高峰，终身保持。

二、柯萨奇病毒与埃可病毒

柯萨奇病毒（Coxsackie virus，CV）是 1948 年 Dalldorf 和 Sickles 从美国纽约州柯萨奇镇（Coxsack-ie）两名临床症状疑似麻痹型脊髓灰质炎患儿粪便中分离出来的，因而得名。埃可病毒（ECHO virus）最早是 1951 年在脊髓灰质炎病毒流行期间，从健康儿童粪便中分离出来的。当时不清楚这类病毒与人类疾病的关系，故命名为人类肠道致细胞病变孤儿病毒，简称埃可病毒。

（一）分类

迄今为止，柯萨奇病毒有 29 个血清型，根据病毒对乳鼠的致病特点及对细胞敏感性不同，分为 A（CVA）和 B（CVB）两组，A 组包括 A1 ~ A22、A24 型（原 A23 型已归入埃可病毒 9 型），B 组包括 B1 ~ B6 型。埃可病毒有 31 个血清型，包括 1 ~ 9，11 ~ 27，29 33 型（10 型归到呼肠病毒、28 型归到鼻病毒 1A、34 型归到柯萨奇病毒 A24）。病毒各型间致病力和致病类型均不同。

（二）临床意义

传染源是患者或无症状病毒携带者，主要通过粪 - 口途径传播，也可通过呼吸道或眼部黏膜感染。

柯萨奇病毒和埃可病毒均可经消化道感染人体，在咽部和肠道淋巴组织中增殖，潜伏期为 1 ~ 2 周，经过两次病毒血症后侵入靶器官（脊髓、脑、脑膜、心肌和皮肤等），产生浸润性感染，靶器官出现继发性炎症。两种病毒均以隐性感染为主，隐性感染与显性感染的比例约为 100 ： 1，出现症状者也大多为轻型或顿挫感染，严重感染者少见，可引起以下疾病。

（1）脑膜炎和轻度麻痹：脑膜炎的早期症状为发热、头痛、恶心、腹痛及全身不适。1 ~ 2 天后可出现背项僵硬、脑膜刺激征，也可出现呕吐、肌无力等。几乎所有的柯萨奇病毒和大部分埃可病毒都可引起脑膜炎和麻痹性中枢神经系统疾病。

（2）疱疹性咽峡炎：常发生在幼儿，主要由柯萨奇病毒 A 组 A1、A6、A8、A10 和 A22 型引起，表现为突然发热和喉痛，咽部充血，出现小红色囊疱疹，伴有吞咽困难、呕吐和腹痛等症状。

（3）手足口病：柯萨奇病毒 A16 为手足口病常见病原体，可造成暴发流行。特点是出红疹，最早出现在口腔黏膜，最后出现在手和脚。EV71 也是该病的常见病原体，柯萨奇病毒 A4、A5、A9、A10 和 B5 也可以引起该病。

（4）流行性胸痛：常由 CVB 引起，个别与 CVA 有关。症状为突发性发热和两侧胸部阵发性胸痛，常伴有腹痛和全身不适，症状可持续 2 ~ 3 周。

（5）心肌炎和心包炎：柯萨奇病毒与心肌疾病的关系密切，CVB 是原发性心肌疾病的主要病原体，成人和儿童均可受感染，可引起急、慢性心肌疾病。

（6）结膜炎：一般由柯萨奇病毒引起，也可由埃可病毒引起。CVA24 曾在历史上引起几次大流行，感染者患充血性结膜炎，少数患亚急性结膜炎，恢复常需 1 ~ 2 周。

（7）新生儿疾病：新生儿中柯萨奇病毒所致的感染比较常见，一部分是通过胎盘感染，另一部分是医院内感染，感染患儿出现嗜睡、喂养困难、发热、呕吐等症状。严重者出现心肌炎、心包炎、呼吸窘迫、胸膜炎、脑膜炎等，临床过程可以很快发展，甚至会导致死亡。

（8）胰腺疾病：还有一些关于柯萨奇病毒感染造成胰腺炎的病例，特别是在新生儿中由 CVB 引发的胰腺炎。

（三）生物学特性

柯萨奇病毒和埃可病毒在电镜下呈球形颗粒，较小，直径 17 ~ 30nm，呈 20 面体立体对称。病毒颗粒中心为单股正链 RNA，无包膜，核衣壳含 4 种结构蛋白 VP1、VP2、VP3 和 VP40 柯萨奇与埃可病毒的抗原性复杂，型别多，型内有抗原变异，故给病毒的血清学诊断和鉴定带来困难。

柯萨奇病毒和埃可病毒除少数几个型别必须在乳鼠、猴肾细胞中增殖外，其余都能在人二倍体细胞中培养，最适培养温度为 37℃，培养后可引起细胞圆缩、脱落等细胞病变。

两种病毒无包膜，故可抵抗乙醚、乙醇和氯仿等有机消毒剂，在 pH3.0 ~ 10.0 的环境中病毒可保持稳定，-4℃可存活数周，-20 ~ -70℃可存活数年，但对高温及干燥敏感，煮沸立即死亡，加温 56℃半小时、紫外线照射均可将其灭活。0.1mol/L 的盐酸、游离氯、3% ~ 5% 甲醛均可很快使病毒灭活。

（四）微生物学检验

1. 柯萨奇病毒和埃可病毒检验程序　见图 5-3。

2. 标本采集　发病早期采集粪便、直肠拭子、咽拭子和血液标本等，密封后在冷藏条件下由专人运送至合格实验室尽快分离病毒，冷冻或冷藏条件下（2 ~ 8℃）可短期保存。送检的粪便标本在接种前要做预处理。

3. 标本直接检查　通过电子显微镜或免疫电镜观察；用核酸杂交或 RT-PCR，基因芯片、荧光免疫等技术来检测标本中病毒特异性的核酸序列和蛋白。

4. 分离培养和鉴定　脑膜炎患者可以从脑脊液中分离出病毒，发病早期咽拭子也可以分离出病毒。患儿发病早期可从血液中分离病毒，之后可从肛拭子和粪便中分离。根据不同临床症状，可以从患者尿液、疱疹液、结膜液或鼻咽分泌液中分离到病毒，尤其是 CVA24、CVA21 等。用 Hela 等细胞 37℃培养病毒 24 ~ 48h 可出现典型细胞病变，细胞圆缩、堆积、坏死、脱落，3 天后细胞全部发生病变，离心去除细胞碎片，病毒留在上清液中。对分离出的病毒可通过免疫学方法、基因测序等技术来进行鉴定和分型。

5. 抗体检测　用免疫学方法检测患者血清中特异性抗体，作为辅助诊断。

三、新型肠道病毒

国际病毒分类委员会在 1976 年决定，对一些与柯萨奇病毒和埃可病毒在性质上重叠的新病毒，将不再划分到脊髓灰质炎病毒、柯萨奇病毒和埃可病毒，而是统一按发现的序号命名。当时已分类的有 67 型，故新命名的肠道病毒从 68 开始，为肠道病毒 68 型（enterovirus 68，EV68）、EV69、EV70 及 EV71。EV68 主要引起儿童毛细支气管炎和肺炎，EV70 主要引起急性出血性结膜炎，EV71 主要引起手足口病等，后两型在临床上较为常见，尤其是 EV71 近年来引起世界各国以及我国大陆和周边地区的暴发流行。

（一）肠道病毒 70 型

肠道病毒 70 型引起的急性出血性结膜炎在世界很多地区发生过大流行，1980 年中国也发生过几次流行。病毒可经手、毛巾、眼科器械和昆虫媒介等传播，潜伏期一般为 1 天，少数可延至 6 天。起病急，迅速出现眼睑水肿、结膜充血、眼痛、畏光及流泪等症状。2 ~ 3 天后出现结膜下出血的典型表现，出血程度从小的出血点到片状出血。儿童病程较短，一般为 2 ~ 3 天，成人病程为 8 ~ 10 天，可痊愈。个别病例累及神经系统出现急性腰脊髓脊神经根病，该病多见于成年男性，在眼病几周后发生，临床症状类似脊髓灰质炎，可留后遗症，另还可伴发面神经瘫痪。

EV70 不同于其他肠道病毒，无嗜肠性，而是存在于眼结膜，最适生长温度为 33℃。发病早期（1 ~ 3 天），患者眼分泌物中病毒分离率高达 90% 以上，可用人源细胞系分离培养，用 RT-PCR 或免疫学方法检测病毒特异性核酸和蛋白，也可用 ELISA 检测患者血清中特异性抗体。

（二）肠道病毒 71 型

1974 年 Schmidt 等学者首次从患神经系统疾病的患者中分离到 EV71 病毒，随后，世界上许多国家相继报道了 EV71 在不同地区的流行情况。近年来，EV71 的感染在世界各地及我国呈上升趋势，1998 年我国台湾、深圳等地暴发了 EV71 大流行，2008 年我国安徽阜阳等地区相继暴发了 EV71 大流行。EV71 是手足口病的主要病原体之一，另柯萨奇病毒 A 组的 CVA16 型引起的手足口病也较为常见，其他型柯萨奇病毒及埃可病毒等也可致手足口病。低龄患儿和免疫功能低下的成人可出现脑膜炎、脑脊髓炎、神经源性肺水肿、心肌损害、循环障碍等重症，病情凶险，可致死亡或留有后遗症。目前尚无预防性疫苗和特异的抗病毒药物进行预防和针对性治疗。

EV71 的流行多见于春、夏、秋季，多发生于 6 岁以下儿童，偶尔也见成人感染病例。EV71 主要通过粪 - 口途径或密切接触传播，污染的水源、昆虫均可成为传播媒介。

EV71 病毒颗粒大致呈球形，无包膜，直径 24 ~ 30nm。病毒核心为单股正链 RNA，由 VP1、VP2、VP3、VP4 四种多肽构成的原聚体拼装成具有五聚体样结构的亚单位（壳微粒），60 个亚单位相互连接形成病毒的衣壳。同其他肠道病毒一样，EV71 对有机溶剂有抵抗性，但不耐高温和紫外线。

可根据 EV71 的流行季节和临床表现等对患者进行初步诊断。应在发病早期采集粪便、咽拭子、疱疹液等标本，出现神经系统症状时采集脑脊液标本。血清学诊断需要在急性期和恢复期采集双份血清标本。临床标本在运输和贮存过程中要避免反复冻融，如果不能确保 -20℃的条件，应该在 0 ~ 8℃运输和保存。常用 RD 细胞等人源细胞系来分离培养 EV71。当从患者标本中分离出病毒；或肠道病毒型特异性中和抗体滴度≥ 1 ∶ 256；或来自患者血清、疱疹液或脑脊液等标本中检测到病原体核酸；或恢复期血清中肠道病毒型特异性中和抗体较急性期有 4 倍或 4 倍以上增高；即认定为实验室确诊病例。

第七节　轮状病毒

轮状病毒（rotavirus，RV）是 1973 年澳大利亚学者 Bishop 等在研究儿童肠胃炎时在十二指肠黏膜上皮细胞中首次发现的，因为这些病毒颗粒形似车轮，而将其命名为轮状病毒（rota 来源于拉丁文，意为车轮）。RV 属于呼肠病毒科，是全世界范围内引起人类、哺乳动物和鸟类腹泻的重要病原体。全球每年患轮状病毒肠炎的儿童超过 1.4 亿，其中有数十万患儿死亡。我国秋冬季节常出现婴幼儿腹泻的发病高峰，这些病例中有 40% ~ 60% 是由轮状病毒引起的。

一、分类

轮状病毒属于呼肠病毒科（Reoviridae）、轮状病毒属（Rotavirus），根据病毒基因结构和抗原性（结构蛋白 VP6）将轮状病毒（V）分为 7 个组（A ~ G），A、B、C 三组轮状病毒既感染人类也感染动物，而 D、E、F、G 组迄今为止只在动物中发现。A 组 RV 在人类的感染最为常见，主要引起婴幼儿腹泻，根据病毒表面结构蛋白 VP6 又可将其分为 4 个亚组（Ⅰ、Ⅱ、Ⅰ + Ⅱ、非Ⅰ非Ⅱ），根据结构蛋白 VP7 和 VP4 又可将其分为 14 个 G 血清型和 19 个 P 血清型。1983 年我国病毒学家洪涛等发现了可以引起成人腹泻的轮状病毒，分类为 B 组，故也称为成人腹泻轮状病毒（adult diarrhea rotavirus，ADR）。

二、临床意义

传染源为患者或隐性感染者，在腹泻发生前及腹泻症状消失后均可检测到轮状病毒的排出，极易传播和造成密切接触的婴幼儿感染。轮状病毒主要经粪 - 口途径传播，通过污染的饮食、生活用品等经消化道传播，也有报道经空气飞沫传播。未感染或未接种人群普遍易感，出生 4 个月以下婴儿可能保留母体携带的抗体而具有保护性。

病毒侵入人体后，在小肠黏膜绒毛细胞内增殖，病毒结构蛋白 VP4 为主要致病因子，造成微绒毛萎缩、变短和脱落，引起肠腔内渗透压升高，导致电解质平衡失调，大量水分进入肠腔，同时病毒感染可使腺窝细胞增生，引起水和电解质分泌增加，重吸收减少，导致患者出现水样腹泻、呕吐、腹痛和脱水，并伴有发热等临床症状。机体感染轮状病毒后可产生 IgM、IgG、sIgA 抗体，但起主要保护作用的抗体是肠道 sIgA。由于抗体只对同型病毒具有中和作用，对异型病毒只有部分交叉保护作用，故病愈后还可发生重复感染。新生儿可通过胎盘从母体获得特异性 IgG，从初乳中获得 sIgA，故新生儿常不感染或仅为亚临床感染。控制传染源，切断传播途径是预防轮状病毒的主要措施。目前口服轮状病毒活疫苗可以有效预防婴幼儿轮状病毒腹泻，但对轮状病毒引起的病毒性腹泻尚无特效的治疗药物。轮状病毒感染的临床表现有：

（1）A 组感染：A 组轮状病毒的感染见于世界各地，温带地区以秋冬季为主，大龄儿童和成人常呈无症状感染，4 月龄至两岁婴幼儿常呈急性胃肠炎感染。潜伏期为 24 ~ 48h，表现为突然发病、排水样便或蛋花汤便或白色牛奶样便（无黏液、脓血和恶臭）、呕吐、发热和脱水，脱水程度较重。疾病的严重程度、病程长短、症状往往有个体差异。轻者可为亚临床感染、轻度腹泻，重者出现脱水、水电解质紊乱甚至死亡。免疫缺陷的儿童，可见长期排毒的慢性腹泻，一些可出现轮状病毒抗原血症及一过性肝炎。慢性感染儿童中，轮状病毒的基因组会发生显著改变，表现为 RNA 电泳时出现异常条带。

（2）B 组感染：B 组轮状病毒在我国不同地区引起成人腹泻的暴发流行，症状类似霍乱，无明显的季节性，以大龄儿童、成人为主，多为自限性感染。潜伏期 1 ~ 3 天，起病急，排黄色水样便，无黏液和脓血，平均每日腹泻 5 ~ 10 次，重者可超过 20 次，伴有腹痛、腹胀、恶心、呕吐、脱水及乏力等症状，病程 3 ~ 6 天。

（3）C 组感染：对人的致病性与 A 组相似，但发病率极低。

三、生物学特性

病毒颗粒呈球形，直径 60 ~ 80nm，20 面体立体对称，无包膜，有双层衣壳。病毒核酸为双链 RNA，由 11 个基因片段组成，每个片段均含一个开放读码框（open reading frame，ORF），分别编码 6 个结构蛋白（VP1、VP2、VP3、VP4、VP6、VP7）和 5 个非结构蛋白（NSP1 ~ NSP5）。VP4 蛋白可被蛋白水解酶和胰酶特异性地裂解为 VP5 和 VP8。VP1 ~ VP3 位于核心，分别为病毒聚合酶、转录酶成分和鸟苷酸转移酶。VP4 是决定病毒毒力的蛋白，是病毒外壳的一个小的组成部分，具有血凝素活性，能诱导中和抗体产生，病毒感染细胞时能与细胞表面特异性受体结合。VP6 位于内衣壳，带有组和亚组特异性抗原。非结构蛋白为病毒酶活性调节蛋白，在病毒复制中起主要作用。

轮状病毒的自然嗜性为小肠黏膜表面高度分化的细胞，但此类细胞的培养很难。常用原代猴肾细胞、传代猴肾细胞培养，在 37℃时病毒繁殖高峰出现在感染后 10 ~ 12h。

轮状病毒对理化因素及外界环境的抵抗力较强，在污水和粪便中可存活数日至数周。病毒经乙醚、氯仿、反复冻融、超声等处理，仍具有感染性。该病毒耐酸、碱，在 pH3.5 ~ 10.0 均具有感染性。95% 的乙醇是最有效的病毒灭活剂，56℃加热 30min 也可将病毒灭活。

四、微生物学检验

（一）检验程序

轮状病毒检验程序见图 5-3。

（二）标本采集

采集发病早期的腹泻粪便，密封后在冷藏条件下由专人运送至合格实验室并尽快分离病毒，冷冻或冷藏条件下可短期保存。患者每克粪便中排出的病毒可达 10^{10} 个，将粪便加 PBS 或 Hanks 液制成 10% 悬液，4 000r/min，4℃离心 10min，取上清液检测或冻存。

（三）标本直接检查

1. 显微镜检查　轮状病毒最初是用电镜技术发现的，因其独特的形态易于辨认，可将粪便悬液低温超速离心，取沉渣经醋酸钠染色后用电子显微镜观察标本中的病毒颗粒。电子显微镜下可观察到病毒的内衣壳由 22 ~ 24 个呈辐射状结构的亚单位附着在病毒核心上，并向外延伸与外衣壳汇合形成车轮状。电镜下可看到 4 种轮状病毒颗粒形态：双壳含核心颗粒、双壳空颗粒、单壳含核心颗粒和单壳空颗粒，其中仅双核含核心颗粒具感染性。也可通过免疫电镜技术进行鉴定和分型。

2. 核酸检测　标本可采用病毒 cDNA 做核酸杂交或用特异性的引物做 RT–PCR 和巢式 PCR，可确定 RV 的血清型，并可检测到不同型 R 的混合感染。也可通过实时荧光定量 RT–PCR 对标本中病毒核酸进行半定量。

对病毒 RNA 进行聚丙烯酰胺凝胶电泳（PAGE）分析。抽提病毒 RNA 后，经 PAGE 电泳后将凝胶用硝酸银染色，对电泳条带进行分析。基因片段的分子量不同，在电泳后出现 11 个条带，分子量越小的泳动距离越远，将条带从大到小排序为基因 1 至基因 11。病毒株的基因不同，电泳后条带出现的位置就不同，可据此来对病毒株分类。

3. 抗原检测　常用 ELISA 双抗体夹心法检测标本中轮状病毒的抗原，可通过检测 VP6 来确定是否为 RV 感染，也可通过检测组特异性抗原和亚组、血清型特异性抗原来将病毒分组，并确定亚组和血清型。实验中要严格设立对照，减少假阳性。

（四）分离培养和鉴定

用胰蛋白酶处理后可增加病毒感染性。将离心后的粪便标本用胰酶（10μg/mL）预处理，降解病毒多肽 VP3，接种细胞。用恒河猴胚肾细胞（MA104）或非洲绿猴肾传代细胞（CV–1）分离病毒。初次最好用原代细胞进行几代适应培养，再用传代细胞大量增殖。可在培养基中加入低浓度的胰酶（0.5 ~ 1μg/mL）促进病毒增殖。对分离出的病毒可通过基因测序或免疫学方法来进行鉴定和分型。

第六章

螺旋体检验

螺旋体（spirochete）是一类细长、柔软、螺旋状、运动活泼的原核细胞型微生物，有细胞壁、拟核，以二分裂方式繁殖，对抗生素敏感。因其基本结构和生物学特性与细菌相似，分类学上划归细菌范畴。

螺旋体种类繁多，在自然界和动物体内广泛存在。分类上螺旋体目分为螺旋体科、蛇形螺旋体科和钩端螺旋体科 3 个科 13 个属。对人致病的主要有密螺旋体属、疏螺旋体属和钩端螺旋体属 3 个属（表 6–1）。

表 6–1 与人类感染相关螺旋体

属	病原体（种或亚种）	疾病
密螺旋体属	苍白密螺旋体苍白亚种	梅毒
	苍白密螺旋体地方亚种	地方性梅毒
	苍白密螺旋体极细亚种	雅司病
	品他密螺旋体	品他病
疏螺旋体属	回归热疏螺旋体	流行性回归热
		地方性回归热
	伯氏疏螺旋体，伽氏疏螺旋体，埃氏疏螺旋体	莱姆病
钩端螺旋体属	问号钩端螺旋体	钩端螺旋体病

第一节 密螺旋体属

密螺旋体包括致病性和非致病性两大类。对人致病的有苍白密螺旋体（T. pallidum）和品他密螺旋体（T. carateum）两个种。苍白密螺旋体又分 3 个亚种：苍白亚种（subspecies pallidum）、地方亚种（subspecies. endemic）和极细亚种（subspecies. Fine），分别引起人类梅毒、地方性梅毒和雅司病。品他密螺旋体引起人类品他病。

一、苍白密螺旋体苍白亚种

又称梅毒螺旋体，人是唯一自然宿主。

（一）临床意义

梅毒螺旋体有很强的侵袭力，致病物质主要有荚膜样物质、外膜蛋白和透明质酸酶。有毒株能以宿主细胞的纤维粘连蛋白覆盖其表面，以保护菌体逃避宿主吞噬细胞的攻击。梅毒患者机体出现的组织破坏和病灶，主要是患者免疫系统对该部位螺旋体感染的免疫损伤过强所致。

梅毒螺旋体在自然情况下只感染人类，引起性传播疾病——梅毒。人是梅毒的唯一传染源。梅毒可分为获得性和先天性两种，前者主要经性接触传播，后者通过胎盘从母体传染胎儿。

1. 获得性梅毒　临床上分为三期。

Ⅰ期（初期）梅毒　感染后3周左右，在感染局部出现无痛性硬下疳，多见于外生殖器。硬下疳溃疡渗出液中有大量梅毒螺旋体，感染性极强。一般4 ~ 8周后，硬下疳常自愈。

Ⅱ期（中期）梅毒　多发生于硬下疳出现后2 ~ 8周。全身皮肤、黏膜常有梅毒疹，可出现全身或局部淋巴结肿大，有时亦累及骨、关节、眼及其他脏器。在梅毒疹和淋巴结中有大量梅毒螺旋体存在。初次出现的梅毒疹经过一定时期后会自行消退，但隐伏一段时间后又可出现新的皮疹。Ⅰ期、Ⅱ期梅毒传染性强，破坏性较小。

Ⅲ期（晚期）梅毒　发生于感染2年以后，亦可长达10 ~ 15年。病变波及全身组织和器官，常累及皮肤、肝、脾和骨骼。基本损害为慢性肉芽肿，局部因动脉内膜炎引起缺血而使组织坏死。晚期梅毒损害也常出现进展和消退交替出现。病损部位螺旋体少但破坏性大。若侵害中枢神经系统和心血管，可危及生命。

2. 先天性梅毒　又称胎传梅毒。系母体梅毒螺旋体通过胎盘感染胎儿所致，多发生于妊娠4个月之后。梅毒螺旋体经胎盘进入胎儿血流，并扩散至肝、脾、肾上腺等大量繁殖。引起胎儿的全身性感染，导致流产、早产或死胎；或出生呈现马鞍鼻、锯齿形牙、间质性角膜炎和先天性耳聋等特殊体征的梅毒儿。

（二）生物学特性

梅毒螺旋体大小为（0.10 ~ 0.15）μm×（7 ~ 8）μm，有8 ~ 14个致密而规则的小螺旋，两端尖直，运动活泼。有细胞壁和细胞膜，细胞壁外尚有包膜，细胞膜内为含细胞质和核质的螺旋形原生质圆柱体。圆柱体上紧绕着3 ~ 4根周浆鞭毛（也称轴丝或内鞭毛），与运动有关。运动方式有移行、屈伸、滚动等。革兰染色阴性，但不易着色。Fontana镀银染色法可将螺旋体染成棕褐色，也可用荧光抗体染色（图6–1）。

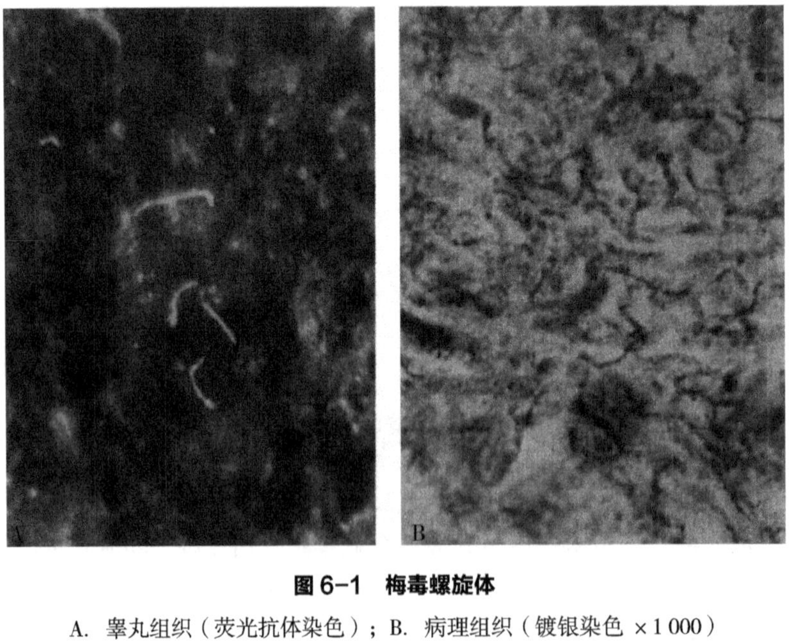

图6–1　梅毒螺旋体

A. 睾丸组织（荧光抗体染色）；B. 病理组织（镀银染色 ×1 000）

目前，梅毒螺旋体尚不能在无细胞培养基中生长。在3% ~ 4%氧浓度条件下，在含活兔尾上皮细胞培养中能有限生长，但增殖慢，约30h才分裂一次，并只能维持数代。在体内，可用新西兰雄兔睾丸进行梅毒螺旋体的分离、传代。

梅毒螺旋体的抵抗力极弱。对温度和干燥特别敏感，50℃ 5min被杀死，100℃即刻死亡，血液中的梅毒螺旋体在4℃放置3天后死亡，因此，4℃血库存放3天以上的血液无传播梅毒的危险。梅毒螺旋体离体1 ~ 2h死亡。对常用化学消毒剂敏感，1% ~ 2%石炭酸处理数分钟可杀灭。对青霉素、四环素、红霉素或砷剂均敏感。

（三）微生物学检验

1. 标本　可取湿性渗出液（Ⅰ期梅毒取硬下疳渗出液，Ⅱ期梅毒取梅毒疹渗出液或局部淋巴结抽出液），也可采集血液。标本应及时送检。

2. 显微镜检查　将渗出液或淋巴液置玻片上，暗视野显微镜检查梅毒螺旋体的形态和运动情况。如见沿其长轴滚动、屈伸、旋转、前后移行等活泼运动，即有诊断意义；但阴性不能排除梅毒感染。主要适用于Ⅰ期梅毒的硬下疳、先天梅毒的皮肤黏膜、胎盘、部分Ⅱ期梅毒皮肤黏膜损害等分泌物。暗视野检查是诊断早期梅毒的有效方法，但敏感性低。也可将标本与荧光标记的梅毒螺旋体抗体作用后，荧光显微镜观察。如标本中存在梅毒螺旋体，可见特异荧光。此外，还可利用梅毒螺旋体的嗜银特性，用镀银染色法染色后，普通显微镜观察被染成黑褐色的梅毒螺旋体。

3. 血清学诊断　人体感染梅毒螺旋体后，除产生特异性抗体外，还产生一种非特异性抗体——反应素（reagin）。反应素的来源有两种假说：①梅毒螺旋体表面存在的脂质所引起；②梅毒螺旋体破坏宿主细胞，由细胞释放的脂质所引起。因此，梅毒血清学试验有非密螺旋体抗原试验和密螺旋体抗原试验两类。

（1）非密螺旋体抗原试验：用牛心肌的心脂质作为抗原，测定患者血清中的反应素（抗脂质抗体）。检验方法主要有性病研究实验室试验（venereal disease research laboratory，VDRL）、快速血浆反应素环状卡试验（rapid plasma reagin，RPR）和甲苯胺红不加热血清试验（toluidine red unheated serum　test，TRUST）。

VDRL是1946年由美国性病研究实验室创建，并以该实验室名称命名的方法。原理是以胆固醇为载体，包被心脂质构成VDRL抗原微粒，与血清中的反应素结合后出现凝集现象为阳性反应；不发生凝集为阴性反应。试验在玻片上进行，可以定性或半定量，结果需用低倍显微镜观察。由于试剂需现配现用，目前实验室已很少采用。

RPR是VDRL试验的改良。原理是用未经处理的活性炭颗粒（直径3 ~ 5μm）吸附VDRL抗原。此颗粒若与待测血清中的反应素结合，则形成肉眼可识别的黑色凝集块。试验在专用纸卡的反应圈（内径18mm）内进行，可以用于定性或半定量。

TRUST是用甲苯胺红颗粒代替RPR中的碳颗粒作为指示物，此颗粒若与待测血清中的反应素结合，则形成肉眼可识别的红色絮状物，其原理、操作步骤、结果判读等与RPR试验基本相同。

RPR和TRUST适用于对大量标本的筛检。由于反应素在非梅毒患者血清中也有出现，如风疹、水痘等病毒性感染；类风湿性关节炎、系统性红斑狼疮等自身免疫病；麻风、疟疾等细菌感染性疾病；吸毒者甚至个别健康人亦可呈阳性。此外，RPR和TRUST的敏感性高但特异性较低，故结果分析和判定时，须结合临床资料。

（2）密螺旋体抗原试验：用梅毒螺旋体抗原检测血清中特异性抗体，可确诊梅毒。常用的检验方法有荧光密螺旋体抗体吸收试验（fluorescent treponemal antibody-absorption，FTA-ABS）、梅毒螺旋体抗体明胶颗粒凝集试验（treponema pallidum particle agglutination assay，TPPA）、TP-ELISA试验和快速免疫层析试验。

FTA-ABS是用梅毒螺旋体Nichols株的抗原悬液在玻片上涂成菌膜，吸附待检血清中的IgG抗体，再用荧光素标记的羊抗人IgG抗体，检测待检血清中的梅毒螺旋体抗体。因待检血清预先经吸附剂去除了非特异性抗体，故特异性较高。

TPPA是用超声裂解梅毒螺旋体Nichols株抗原致敏明胶粒子，此粒子与待测血清中的梅毒螺旋体抗体结合可形成肉眼可识别的凝集。

ELISA是用超声裂解的梅毒螺旋体Nichols株为抗原检测待测血清中的梅毒螺旋体抗体。该法灵敏度高，试剂稳定、价廉，是目前梅毒血清学诊断的常用方法。

快速免疫层析试验采用吸附有显色标记的梅毒螺旋体重组抗原的滤纸条，快速检测血浆或全血中的梅毒螺旋体抗体。此法简便、快速，结果与常规密螺旋体抗原试验有较好的一致性，可用于标本的快速筛查。

WHO 推荐用 VDRL、RPR 法对血清进行过筛试验，阳性者用 FTA-ABS、FTA-ABS 双染色法、TPPA 和 ELISA 等进行确认。先天性梅毒较难诊断，可取脐血用 RPR 半定量每月监测 1 次，连续 6 个月检测反应素效价，或用 VDRL 定量检查抗体效价变化，若效价增高或稳定在高水平，则表明先天梅毒。神经梅毒应检测脑脊液中的梅毒螺旋体抗体。

也可用 PCR 技术检测梅毒螺旋体或用免疫印迹法测定梅毒螺旋体特异性抗体。

二、其他密螺旋体

密螺旋体属中与人类有关的尚有苍白密螺旋体地方亚种、极细亚种以及品他密螺旋体，分别引起地方性梅毒、雅司病和品他病。这些非性传播疾病大多发生于经济较落后地区的儿童。

微生物学检查可取皮肤标本，在暗视野显微镜下观察有无密螺旋体的存在；也可用梅毒血清学试验检测血清中有无相应抗体。由于苍白密螺旋体地方亚种、极细亚种和品他密螺旋体与梅毒螺旋体在形态、抗原结构，甚至 DNA 同源性方面基本相同，不易区别，因此必须结合临床资料才能确定病原体。

第二节　疏螺旋体属

疏螺旋体属亦称包柔螺旋体属，大小为（8 ~ 40）μm×（0.2 ~ 0.5）μm，有 3 ~ 10 个稀疏而不规则的螺旋，呈波状，其中部分对人类、哺乳动物或禽类有致病性。对人致病的主要有伯氏疏螺旋体、回归热螺旋体，均通过吸血昆虫媒介传播，分别引起莱姆病和回归热。

一、伯氏疏螺旋体

伯氏疏螺旋体（B. burgdorferi）是莱姆病的病原体。莱姆病最初于 1977 年在美国康涅狄格州的莱姆镇发现。5 年后 Burgdorfer 从硬蜱体内和患者身上分离出伯氏疏螺旋体，证实为蜱媒传染病。该病分布广泛，全球已有 70 多个国家报告发现该病。我国于 1985 年在黑龙江省林区首次发现莱姆病，1988 年从患者血液中分离到病原体。迄今，在我国已证实 29 个省和自治区人群中存在莱姆病的感染。

（一）临床意义

伯氏疏螺旋体致病物质主要有表面黏附蛋白和内毒素。伯氏疏螺旋体具有黏附并侵入某些组织细胞的能力，将伯氏螺旋体加至人皮肤或成纤维细胞，可观察到螺旋体黏附、穿入并在成纤维细胞的胞质内生存。螺旋体也能黏附到人脐带静脉内皮细胞，并可被多价特异免疫血清或特异单克隆抗体抑制。伯氏疏螺旋体新分离株对小鼠毒力强，在人工培养基中多次传代后可丧失毒力。伯氏疏螺旋体细胞壁中有 LPS 组分，具有内毒素作用。

莱姆病是一种由伯氏疏螺旋体感染引起的自然疫源性传染病。病原体的储存宿主主要是野生和驯养的小型哺乳动物和鸟类，硬蜱是主要传播媒介。伯氏疏螺旋体在蜱的中肠生长繁殖，当蜱叮咬宿主时，可通过染有病原体的肠内容物反流、唾液或粪便而传播该病原体。

莱姆病患者的个体差异明显，轻者可为亚临床感染或仅累及单个系统，严重者可同时出现皮肤、神经系统、关节、心脏等多脏器损害。人被硬蜱叮咬后，伯氏疏螺旋体在局部繁殖；经 3 ~ 30 天潜伏期，在叮咬部位出现一个或数个慢性移行性红斑，随后逐渐扩大，形成外缘有鲜红边界、中央呈退行性变的圆形皮损，皮损直径可达 5 ~ 20cm；一般 2 ~ 3 周后皮损自行消退，偶留有斑痕与色素沉着。莱姆病早期还可有乏力、头痛、发热、肌痛等类似病毒感染的症状。晚期主要表现为慢性关节炎、慢性神经系统或皮肤异常。未经治疗的莱姆病患者，约 80% 可发展至晚期，时间长短不一，可在发病后约 1 周内出现，也可超过 2 年后出现。

（二）生物学特性

伯氏疏螺旋体大小为（11 ~ 37）μm×（0. 18 ~ 0. 25）μm，两端稍尖，运动活泼，有扭转、翻滚、抖动等多种运动方式。在培养基中数个螺旋体可不规则地缠绕一起呈卷圈状。不同菌种周浆鞭毛数自 2 ~ 100 根不等。周浆鞭毛与运动有关。革兰染色阴性，但不易着色。Giemsa、Wright 或镀银染色均佳。

营养要求高，培养基需含有长链饱和与不饱和脂肪酸、葡萄糖、氨基酸和牛血清蛋白等，其中最重要的营养物质为 N- 乙酰葡糖胺。微需氧，5% ~ 100% CO_2 促进生长。适宜温度为 35℃。生长缓慢，在液体培养基中分裂 1 代至少需要 6h，一般需培养 1 周方可观察到生长。在 1% 软琼脂固体培养基中的菌落常生长在近表面，呈细小、边缘整齐、直径约 1mm 的菌落。

抵抗力弱，60℃ 1 ~ 3min 即死亡，用 0.2% 甲酚皂或 1% 苯酚处理 5 ~ 10min 即被杀死。对青霉素、红霉素等敏感。

（三）微生物学检查

培养和直接镜检较为困难，目前诊断莱姆病主要依靠血清学试验和分子生物学检验技术。

1. 标本采集 早期取病损皮肤组织、淋巴结抽出液、血液、关节滑膜液、脑脊液、尿液等。

2. 显微镜检查 用暗视野显微镜直接观察标本中的伯氏疏螺旋体的形态和运动，该法简便、直观。因患者标本内螺旋体数量太少，故阳性率低，诊断价值不大，可作为一种辅助检测手段，此法也可用于蜱的内脏组织和人工培养物的检查。

3. 分离培养和鉴定 从感染蜱中分离螺旋体较易，而从损伤皮肤中分离较难。体外培养可将标本接种在 BSK（Barbour-Stoenner-Kelly）复合培养基中，35℃培养 2 ~ 3 周，观察生长情况（少数须培养至 12 周）。其间定期用暗视野显微镜检查，阴性可盲传一次。动物感染是一种经典的分离方法，常用小白鼠、金地鼠、兔、狗等动物，但一般实验室很少使用。

4. 血清学诊断 血清学检测是诊断莱姆病的主要方法。检测患者血清和脑脊液中的抗体可用 ELISA 及 IFA 等。发病后数周，用 ELISA 常可测出伯氏疏螺旋体抗体，常用 ELISA 检测 IgM 和 IgG，对结果可疑者再用免疫印迹法加以证实。此外，莱姆病患者血清在补体参与下可迅速杀灭伯氏疏螺旋体，此现象可用暗视野显微镜观察，具有高度特异性。

5. 分子生物学检测 用 PCR 技术检测标本中伯氏疏螺旋体的特异 DNA 序列，该法具有快速且敏感性高的特点。

二、回归热疏螺旋体

回归热疏螺旋体（B. recurrentis）是引起回归热的病原体。根据传播媒介昆虫的不同，回归热可分为两类：一为虱传回归热，或称流行性回归热；另一为蜱传回归热，又称地方性回归热。我国流行的回归热主要是虱传型。回归热的临床特点为急起急退的高热，全身肌肉酸痛，一次或多次复发；肝、脾肿大，重症可出现黄疸和出血倾向。

流行性回归热主要通过体虱在人类中传播。当虱吸吮患者血液后，螺旋体从中肠进入血液、淋巴大量繁殖，不进入唾液和卵巢。螺旋体经皮肤创伤进入人体，在血流中大量繁殖。患者高热持续 3 ~ 4 天后热退，隔 1 周左右又高热；反复发作 3 ~ 9 次，亦有多达十余次者。

地方性回归热主要通过软蜱传播，储存宿主是啮齿类动物。螺旋体在蜱的体腔、唾液、粪便内均可存在，以卵传代。故蜱叮咬人后，病原体可直接从皮肤创口注入体内。地方性回归热的病程及临床表现与流行性回归热相似，只是病程较短、症状较轻。

回归热疏螺旋体的检查可取发热期外周血制成湿片，暗视野显微镜检查可见螺旋体运动活泼；直接涂片后 Giemsa 或 Wright 染色，镜检可见螺旋体长为红细胞直径的 2 ~ 4 倍，螺旋稀疏不规则，呈波状。如发热期未能查到螺旋体，取抗凝血 0.2 ~ 1mL 接种乳鼠腹腔，每日取尾静脉血镜检，若阳性 1 ~ 3 天可查到大量疏螺旋体；也可用 BSK 培养基培养蜱或患者血液中的回归热螺旋体。回归热螺旋体的抗原易自发变异，血清学诊断十分困难。

第三节 钩端螺旋体属

钩端螺旋体的螺旋较密螺旋体更细密而规则，数目更多，菌体一端或两端弯曲成钩状。

钩端螺旋体属种类较多，包括问号钩端螺旋体（L interrogans）和腐生性双曲钩端螺旋体（L biflexa），并陆续有新种发现。其中问号钩端螺旋体能感染人和动物，引起人畜共患的钩端螺旋体病。

一、临床意义

钩端螺旋体病简称钩体病，是一种人畜共患传染病。我国已从50多种动物中检出致病性钩端螺旋体，鼠类和猪为主要储存宿主。动物感染钩端螺旋体后，大多呈隐性感染，不发病。但在肾脏中长期存在，持续随尿不断排出，污染水源和土壤。人类与污染的水或土壤接触而感染。钩端螺旋体也可感染胎儿，导致流产；偶有经哺乳传给婴儿或经吸血昆虫传播。

钩端螺旋体具有类似细菌外毒素和内毒素的致病物质。①钩端螺旋体的细胞壁中含有内毒素样物质（endotoxin-like substance，ELS）或称脂多糖样物质（lipopolysaccharide-like substance，LLS），其引起的病理变化与内毒素相似，只是活性较低。重症患者的症状与病变亦与革兰阴性菌内毒素血症类同。这种ELS与革兰阴性菌的内毒素LPS在结构上有一定差异，可能与ELS的毒性较低有关。②波摩那型、犬型、七日热型等钩端螺旋体可产生溶血素，能破坏红细胞膜而溶血。溶血素不耐热，56℃ 30min失活；对氧稳定；可被胰蛋白酶破坏。③钩端螺旋体患者急性期血浆中存在一种细胞毒性因子（cytotoxicity factor，CTF），可致小鼠肌肉痉挛、呼吸困难而死。钩端螺旋体无毒株不产生CTF。

钩端螺旋体能穿透完整的黏膜或经皮肤破损处进入人体。病原体进入后即在局部迅速繁殖，并经淋巴系统或直接进入血循环引起菌血症。由于钩端螺旋体的血清型别不同、毒力不一，宿主免疫水平差异，临床表现轻重相差甚大。轻者类似感冒，仅出现轻微的自限性发热；重者可有明显的肝、肾、中枢神经系统损害，肺大出血，甚至死亡。钩端螺旋体病的特点是起病急、高热、乏力、全身酸痛、眼结膜充血、腓肠肌压痛、浅表淋巴结肿大等。

二、生物学特性

钩端螺旋体大小为（0.1 ~ 0.2）μm×（6 ~ 12）μm。螺旋细密而规则，形似细小珍珠排列的细链。菌体一端或两端呈钩状，运动活泼，常呈C、S或8字形。电镜下观察钩端螺旋体为圆柱状，最外层为外膜，其内为螺旋状的肽聚糖层和细胞膜包绕的原生质，有两根细丝位于外膜和肽聚糖层之间，各由一端伸展至菌体中央，但不重叠。革兰染色阴性，但不易着色。常用Fontana镀银染色法，钩端螺旋体被染成棕褐色（图6-2）。

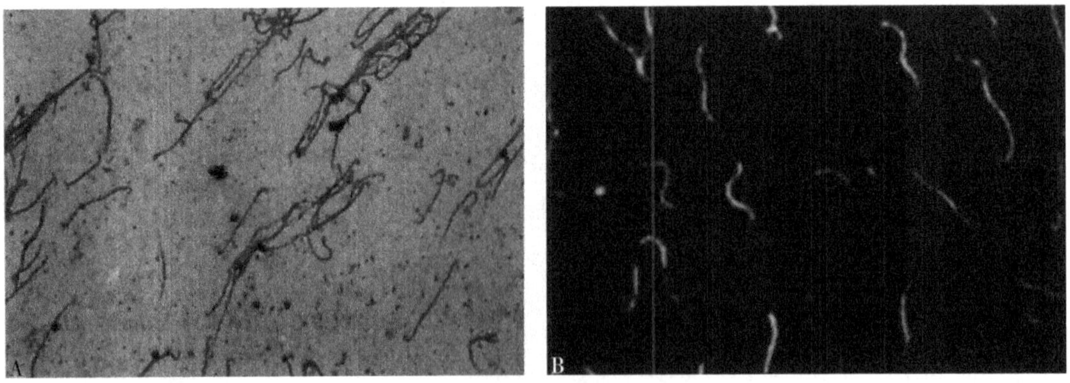

图6-2　问号钩端螺旋体

A. 镀银染色 ×1 000；B. 暗视野显微镜 ×1 500

钩端螺旋体营养要求复杂，常用Korthof培养基，除基本成分外，尚需加10%兔血清或牛血清，血清除促进钩端螺旋体生长外，还能中和其在代谢过程中产生的毒性物质；需氧或微需氧；适宜生长温度为28 ~ 30℃，在人工培养基中生长缓慢，分裂一次需6 ~ 8h。在液体培养基中，28℃培养1 ~ 2周，呈半透明云雾状生长。在固体培养基上，28℃培养1 ~ 3周，可形成透明、不规则、扁平、直径约2mm的菌落。如将琼脂浓度降至0. 8% ~ 1.0%，培养3 ~ 10天后可在培养基表面下形成针尖大小的半圆形菌落。

钩端螺旋体对热抵抗力弱，60℃即死亡；0.2%来苏儿、1∶2 000升汞、1%石炭酸处理10～30min被杀灭；对青霉素敏感。在湿土或水中可存活数月，这对本菌的传播有重要意义。

钩端螺旋体有多种抗原：①属特异性抗原（genus-specific antigen，GP-Ag）只存在于钩端螺旋体属中。故GP-Ag有助于钩端旋体病的血清学诊断，也可用于钩端螺旋体的分类和抗原结构的分析。②群特异性抗原（serogroup-specific antigen）系菌体脂质多糖复合物，存在于螺旋体内部。③型特异性抗原（serovar-specific antigen）系表面抗原，为多糖蛋白复合物。目前全世界已发现的致病性钩端螺旋体有20多个血清群、200多个血清型，其中我国发现37个血清型。迄今，我国存在的致病性钩端螺旋体至少有19个血清群、75个血清型，是发现血清型最多的国家。

三、微生物学检验

（一）检验程序

钩端螺旋体检验程序见图6-3。

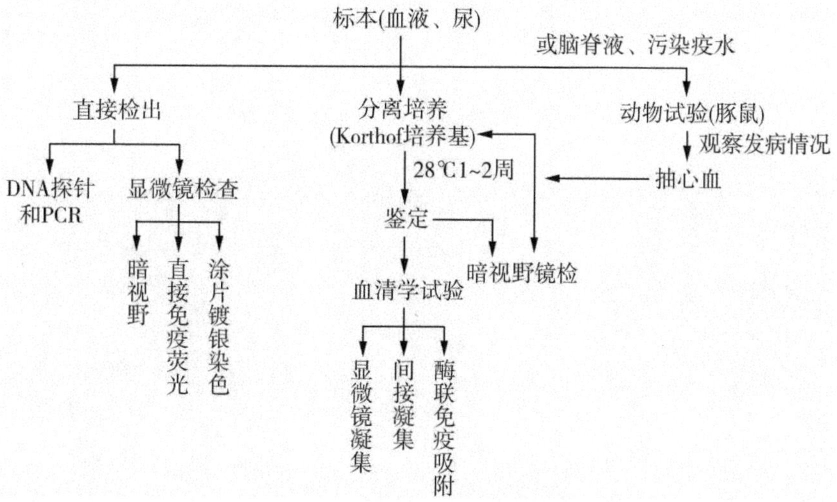

图6-3　钩端螺旋体检验程序

（二）标本采集

钩端螺旋体可从临床标本和自然界的水中分离获得。临床标本主要包括血液、尿液、脑脊液和房水。发病早期（1周内）取血液，2周后取尿液，有脑膜刺激者取脑脊液，有眼部并发症者可取眼房水，用于钩端螺旋体的病原学检查。

（三）直接显微镜检查

将标本行差速离心集菌后作暗视野显微镜检查，或用Fontana镀银法染色后镜检。如发病早期的患者抗凝血，先1 000r/min离心10min，除去红细胞，血浆再以10 000r/min离心40min，弃上清，取沉淀物镜检。此法对早期快速诊断有一定价值，但敏感性低，缺乏特异性且不能获得菌株及测知菌群类型，需要其他方法补其不足。也可用免疫荧光法或免疫酶染色法检查，以提高特异性和敏感性。

（四）分离培养和鉴定

将每份血液标本接种2～3管Korthof培养基28℃培养。多数阳性标本在1～2周内可见培养液呈轻度混浊，以暗视野显微镜检查有无钩端螺旋体存在。若有钩体，则用已知诊断血清鉴定其血清群和血清型。分离培养应连续观察30天以上，仍无生长者方可确定为阴性。尿液标本一般需离心后取沉渣接种2～4管Korthof培养基，且培养基中需加抑菌剂（5-氟尿嘧啶）。

动物接种是分离钩端螺旋体的敏感方法。将标本接种于幼龄豚鼠或金地鼠腹腔，接种3～5天后，可用暗视野显微镜检查腹腔液；亦可接种后3～6天取心脏血镜检和分离培养。动物死后解剖，可见皮下、肺部等有大小不等的出血斑，在肝、脾等脏器中有大量钩端螺旋体。

（五）血清学诊断

采集病程早、晚期双份血清，一般在病初和发病后第 3 ~ 4 周各采一次。有脑膜刺激症状者采取脑脊液检测特异抗体。目前常用显微镜凝集试验（microscopic agglutination test，MAT）检测血清中的钩端螺旋体抗体。MAT 是用标准株或当地常见菌株作抗原，分别与患者不同稀释度的血清混合，30℃作用 2h，滴片用暗视野显微镜检查。若待检血清中有某型抗体存在，则在同型抗原孔中可见钩端螺旋体凝集成团，形如小蜘蛛，一般患者凝集效价在 1 ∶ 400 以上或双份血清效价增高 4 倍以上有诊断意义。间接凝集试验、补体结合试验、间接免疫荧光试验和 ELISA 等血清学方法也可用于诊断。

（六）分子生物学检测

用 PCR 技术、同位素或生物素标记的 DNA 探针技术检测钩端螺旋体，较培养法快速、敏感。此外，限制性内切酶指纹图谱可用于钩端螺旋体的菌株鉴定、分型以及抗原变异研究。

第七章

支原体检验

第一节　概述

支原体（Mycoplasma）是一类无细胞壁，形态上呈高度多形性，可通过滤菌器，能在无生命培养基中生长繁殖的最小的原核细胞型微生物。1898 年被法国人 Nocard 和 Roux 首次从患有胸膜炎的牛胸腔积液中分离出，因其能形成有分枝的长丝，1967 年正式命名为支原体。

在生物学分类上，支原体归属于柔膜体纲（Mollicutes）、支原体目（Mycoplasmatales）、支原体科（Mycoplasmataceae）。支原体科分为四个属，即支原体属（Mycoplasma）、血虫体属（Eperythrozoon）、血巴尔通氏体属（Haemobartonella）和脲原体属（Ureaplasma）。支原体在自然界分布广泛，目前已分离出 200 余种，寄居于人体的有 16 种，其中对人致病的支原体主要有肺炎支原体（M. pneumoniae）、人型支原体（M. hominis）、生殖支原体（M. genitalium）等，条件致病支原体主要有解脲脲原体（Ureaplasma urealyticum，Uu）、穿透支原体（M. penetrans）、发酵支原体（M. fermentans）和梨支原体（M.pirum）等。此外，支原体常污染细胞培养，给实验室病毒分离、单克隆抗体制备等工作带来一定困难。

根据支原体对葡萄糖、精氨酸和尿素的分解能力、红细胞吸附等特性的不同可对其进行鉴别（表 7–1）。

表 7–1　人类主要支原体的生物学特性

支原体	葡萄糖	尿素	精氨酸	吸附细胞	致病性
肺炎支原体	+	–	–	红细胞	肺炎、支气管炎
解脲脲原体	–	+	–	–	泌尿生殖道感染
人型支原体	–	–	+	–	泌尿生殖道感染
生殖支原体	+	–	–	–	泌尿生殖道感染
穿透支原体	+	–	+	红细胞、$CD4^{+}$T 淋巴细胞、巨噬细胞	条件感染，多见于艾滋病

支原体的许多生物学特性与细菌 L 型相似，如无细胞壁、高度多形性、能通过滤菌器、在固体培养基中形成“油煎蛋”样菌落、对低渗敏感、对青霉素不敏感等。但细菌 L 型的细胞壁缺失属于表型变异，在无抗生素等诱因作用下易返祖为原菌，而支原体细胞壁缺失属于基因型变异，在遗传上与细菌无关。支原体细胞膜含有胆固醇，故分离培养时需添加胆固醇，而细菌 L 型细胞膜不含胆固醇，培养时无须添加胆固醇（表 7–2）。

表 7-2 支原体与细菌 L 型的异同

	支原体	细菌 L 型
形态	多形性	多形性
大小	0.2 ~ 0.3μm	0.6 ~ 1.0μm
细胞壁	无	无
细胞膜	有胆固醇	无胆固醇
菌落	“油煎蛋”样	“油煎蛋”样
滤菌器	能通过	能通过
遗传性	与细菌无关	与原菌相同
返祖	不能	能
青霉素	不敏感	不敏感
致病性	支原体肺炎、泌尿生殖道感染等	慢性感染

第二节 肺炎支原体

肺炎支原体（Mycoplasma pneumoniae，Mp）是引起人类呼吸道感染的病原体之一，除能引起上呼吸道感染外，还能引起间质性肺炎，本病约占非细菌性肺炎的 1/3 以上，个别患者出现脑膜炎等肺外并发症。

一、临床意义

肺炎支原体依靠黏附因子 P1 蛋白黏附于呼吸道上皮细胞，吸取宿主细胞的养料而生长繁殖，产生毒性代谢产物如过氧化氢、核酸酶等，导致宿主细胞肿胀、坏死和脱落等。病理改变以间质性肺炎为主，又称为原发性非典型性肺炎或支原体肺炎，与肺炎链球菌引起的典型肺炎不同，其临床表现和 X 线胸片所见均类似病毒性肺炎。肺炎支原体主要通过飞沫传播，多发生于夏末秋初。易感染儿童和青少年，5 ~ 15 岁发病率最高。临床症状有咳嗽、发热、头痛、咽喉痛及肌肉痛，5 ~ 10 天后消失，但肺部 X 线改变可持续 4 ~ 6 周。

二、生物学特性

肺炎支原体缺乏细胞壁，仅有细胞膜，呈高度多形性，典型形态似酒瓶状，也可呈球形、球杆形、分枝状及丝状等。一端有一种球状的特殊结构（图 7-1），能使支原体黏附在宿主呼吸道黏膜上皮细胞表面，与致病性有关。革兰染色阴性，但不易着色，吉姆萨染色（Giemsa stain）呈淡紫色。电镜下观察，细胞膜由三层结构组成，厚 7.5 ~ 10.0nm。其中内外两层为蛋白质和多糖的复合物，中间层为脂质。脂质中胆固醇含量占 36%，在抵抗细胞外部渗透压、维持细胞膜完整性方面有一定作用。故凡能作用于胆固醇的物质，如两性霉素 B、皂素等均可导致支原体细胞膜破裂而死亡。所有肺炎支原体均具有 P1 膜蛋白和菌体蛋白，为其主要的特异性免疫原，也是目前血清学诊断的主要抗原。

肺炎支原体有 DNA 和 RNA 两种核酸，基因组为环状双股 DMA。测序研究结果表明肺炎支原体的基因组大小已从几百万个碱基对缩减到现在的几十万个，其原因可能为，在进化过程中肺炎支原体丢失某些氨基酸合成或参与 DNA 修复的相关编码基因，故寄生于宿主细胞时需掠夺其营养物质。同时，这也是支原体体外人工培养困难的原因之一。支原体基因组中表达黏附素、可编译表面抗原的基因数量多，利于其入侵宿主和逃逸宿主免疫系统的监视。

肺炎支原体营养要求较高，培养时需添加 10% ~ 20% 的动物血清，以提供支原体不能合成的胆固醇和其他长链脂肪酸，同时还需加入 10% 酵母浸液、组织浸液及辅酶等才能生长。肺炎支原体在 37℃、pH 7.8 ~ 8.0、5%CO_2 的微氧环境中生长较好。繁殖较慢，常以二分裂方式繁殖，繁殖周期为 3 ~ 4h。此外也可通过断裂、出芽及分枝等方式繁殖，因胞质分裂常落后于核酸复制而形成多核丝状体。肺炎支原体在固体培养基中形成直径 10 ～ 100μm 的菌落，初次分离时菌落呈细小的草莓状，反复传代后呈典型的“油煎蛋”样菌落（图 7–2）。在液体培养基中常呈轻度混浊。

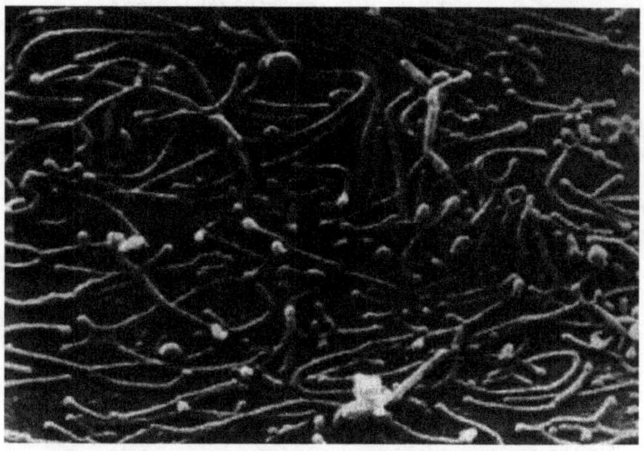

图 7–1　肺炎支原体（扫描电镜 ×5 500）

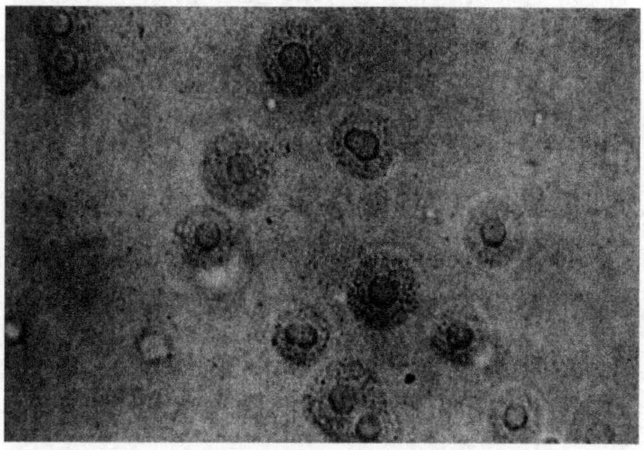

图 7–2　肺炎支原体“油煎蛋”样菌落

肺炎支原体的抗原物质主要是细胞膜上的蛋白质及糖脂。糖脂抗原能刺激机体产生补体结合抗体、生长抑制抗体和代谢抑制抗体。另外，糖脂抗原与多种其他支原体、人体红细胞膜Ⅰ型抗原、肺炎链球菌 23 型、32 型及 MG 链球菌有共同抗原，可引起交叉反应，特异性较差。P1 膜蛋白和菌体蛋白特异性强，能刺激机体产生持久的高效抗体。P1 膜蛋白是支原体的主要型特异性抗原，其抗原性常用生长抑制试验（growth inhibition test，GIT）与代谢抑制试验（metabolism inhibition test，MIT）鉴定。GIT 是将含有型特异性抗血清的滤纸片置于接种有支原体的固体培养基上，经培养出现同型血清抑制该型支原体生长的现象；MIT 是将支原体接种在含有抗血清的葡萄糖（酚红）培养基中，若抗体与支原体型别相对应，则抑制该支原体分解葡萄糖，酚红不变色。此两种方法可将某些支原体分成若干血清型。

支原体无细胞壁，对理化因素较细菌敏感，对热抵抗力差。50℃ 30min 或 55℃ 5 ～ 15min 死亡。耐寒，-20℃可存活 1 年，冷冻干燥可长期保存。耐碱，对酸和有机溶剂较敏感，易被消毒剂、清洁剂灭活。对干燥敏感，标本应尽快接种。对青霉素、亚甲蓝及醋酸铊有抵抗力，可用于分离培养时去除杂菌。

三、微生物学检验

（一）检验程序

肺炎支原体检验程序见图 7–3。

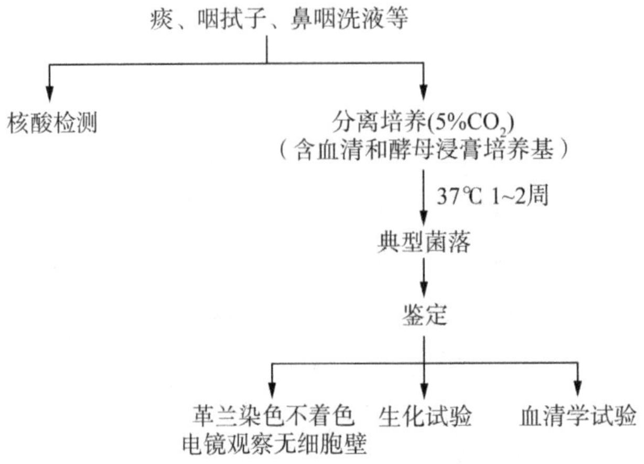

图 7-3　肺炎支原体检验程序

（二）标本采集

取患者痰、咽拭子、鼻咽洗液、支气管分泌物、胸腔积液及血清等标本。因肺炎支原体有黏附细胞作用，故以拭子标本为宜。支原体对热和干燥较敏感，取材后应立即接种，或置于蔗糖磷酸盐缓冲液转运培养基中。4℃能保存 24h，-70℃或液氮能长期保存。

（三）标本直接检查

1. 显微镜检查　肺炎支原体无固定形态，染色结果不易与标本中的组织碎片等区别，因此患者标本直接镜检的诊断意义不大。

2. 核酸检测　可快速诊断肺炎支原体感染。目前某些实验室利用 PCR 法从患者痰标本中检测肺炎支原体 DNA，PCR 引物多选自 16S rRNA 基因或 P1 蛋白基因。PCR 技术具有特异性好、敏感性高、快速、简便的优点，但在实验中要注意引物的选择和标本的处理方法，以避免污染。

3. 基因探针　根据核苷酸链碱基互补配对的特性，用核酸探针检测标本中是否存在互补的目的核酸。此法特异性强，与其他支原体无交叉反应，但敏感性不如 PCR 技术。

（四）分离培养和鉴定

1. 分离培养　是确诊肺炎支原体感染的可靠方法之一。常用含有 20% 小牛血清、新鲜酵母浸液的脑心浸液培养基，培养基中加入青霉素、醋酸铊，以防杂菌。通常先将标本接种于含葡萄糖、酚红、亚甲蓝指示剂的液体培养基中增菌，37℃培养 1 ~ 2 周，当培养液 pH 改变、培养基由紫色变为绿色且液体清晰时，可考虑肺炎支原体生长。再转种固体培养基，5% CO_2 环境中 37℃培养。初分离时，一般 10 天左右长出菌落，菌落密集圆形，常不出现“油煎蛋”样，数次传代后菌落开始典型。肺炎支原体分离培养阳性率不高（培养敏感性仅 40% 左右），且需时长，故不适于临床快速诊断，但对流行病学调查有重要意义。近年来国外使用 SP-4 培养基分离肺炎支原体，能提高分离率 30% ~ 40%。

2. 鉴定　挑选可疑菌落进行生化反应和血清学鉴定。肺炎支原体发酵葡萄糖，不分解精氨酸和尿素（表 7-1），还原亚甲蓝，能使无色的氯化三苯四氮唑（TTC）还原为粉红色的甲臜。在分离培养过程中，常规的某些生物学特性已能提供初步鉴定。如呼吸道标本能在含葡萄糖培养基中生长产酸，使酚红指示剂变黄，生长的菌落能吸附红细胞，即可推测标本中有肺炎支原体；而发酵支原体能很快使培养基变色，但生长的菌落不能吸附红细胞。进一步鉴定需用特异性抗血清做 GIT 与 MIT。

（五）抗体检测

由于肺炎支原体不易培养，临床上很少用分离培养的方法来鉴定呼吸道标本中的肺炎支原体。血清学试验目前是检测肺炎支原体感染的主要手段，包括 ELISA、补体结合试验、免疫荧光试验等。若患者恢复期血清的 Mp 抗体滴度较急性期有 4 倍以上的升高则有助于诊断。

1. 冷凝集试验和 MG 链球菌凝集试验　对支原体肺炎有辅助诊断价值。方法是将患者稀释血清与人 O 型 Rh 阴性红细胞在 4℃做凝集试验。约 50% 肺炎支原体感染者为阳性（效价≥ 1 ∶ 64），效价越高或双份血清呈 4 倍以上升高，则肺炎支原体近期感染的可能性越大。冷凝集试验是检测患者血清中冷凝集素的一种非特异性试验，感染呼吸道合胞病毒、腮腺炎病毒及流感病毒等也可呈阳性。MG 链球菌凝集试验为非特异性凝集试验。肺炎支原体感染后，约 1/3 的患者血清中可出现能凝集甲型链球菌 MG 株的抗体，效价≥ 1 ： 20，而病毒性肺炎患者常无此抗体出现，故本试验有助于两者的鉴别。

2. 补体结合试验（CF）　采用有机溶媒提取肺炎支原体糖脂半抗原做 CF，若双份血清抗体效价升高 4 倍以上或单份血清效价≥ 1 ： 64 ～ 1 ： 128 时，80% 的病例表明近期有感染。但由于肺炎支原体感染起病缓慢，患者一般在发病数日或一周后才就诊，此时血清抗体已出现或已达到一定浓度，故难以满足双份血清 4 倍以上升高的诊断标准。此外，该实验操作烦琐，试验采用的脂质抗原与人体组织及某些细菌有共同抗原，有时可出现交叉反应。

3. ELISA　敏感性和特异性高，快速、经济，用 170KDa 的 P1 蛋白和 43KDa 多肽检测相应抗体，为目前诊断肺炎支原体感染的可靠方法。

第三节　解脲脲原体

解脲脲原体（Ureaplasma urealyticum，Uu）也称溶脲脲原体，1954 年 Shepard 首先从非淋球菌尿道炎（NGU）患者的尿道分泌物中分离获得，因其培养时形成的菌落细小，曾称为 T 支原体（T-mycoplasmas）。按此菌分解尿素的特性而命名为解脲脲原体。解脲脲原体与人类多种疾病有关，现已被列为性传播疾病的病原体。

一、临床意义

解脲脲原体是人类泌尿生殖道最常见的寄生菌之一，为条件致病菌，致病机制可能与侵袭性酶和毒性产物有关。Uu 黏附于宿主细胞后可产生磷脂酶，分解细胞膜中的磷脂，损伤细胞膜；Uu 的尿素酶可分解尿素产生氨，对宿主细胞有急性毒性作用；Uu 产生 IgA 蛋白酶，破坏泌尿生殖道黏膜表面 IgA 的局部抗感染作用，有利于解脲脲原体黏附于泌尿生殖道黏膜的表面而致病。

Uu 最常引起非淋菌性尿道炎，是本病中仅次于衣原体（占 50%）的重要病原体，主要通过性接触传播和母婴传播。此外 Uu 还与前列腺炎、附睾炎、阴道炎、宫颈炎、流产及不育等有关。

二、生物学特性

解脲脲原体在液体培养基中以球形为主，直径为 0. 05 ～ 0.3μm（图 7-4），常单个或成对排列，能通过 0. 45μm 的滤菌器。革兰染色阴性，但不易着色，吉姆萨染色呈紫蓝色。解脲脲原体无细胞壁，细胞膜由三层结构构成，内、外两层由蛋白质组成，中层为类脂质，膜厚度为 7.5 ～ 10. 0nm，胞内含核糖体和双股 DNA。

解脲脲原体营养要求较高，需要供给胆固醇和酵母浸液，最适 pH 为 5.5 ～ 6.5。常用的基础培养基为牛心消化液，在液体选择培养基中 37℃培养 18 ～ 24h，分解尿素产 NH_3，培养基变为红色；在固体培养基中，置于 95%N_2、5% CO_2 气体环境下，37℃培养 2 ～ 3 天，形成细小（10 ～ 40μm）、周边较窄的“油煎蛋”样菌落，需用低倍镜观察。

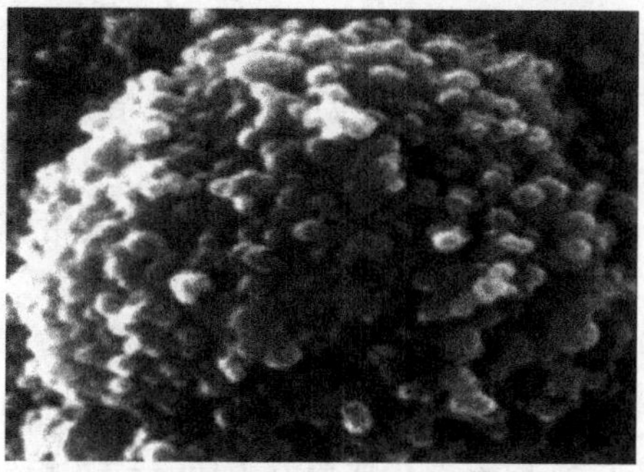

图 7-4　解脲脲原体（扫描电镜 ×5 500）

解脲脲原体含有脂多糖抗原、蛋白质抗原和脲酶抗原，后者是解脲脲原体种特异性抗原，可与其他支原体区别。解脲脲原体有16个血清型，其中第4型引起疾病的频率最高。将16个血清型的标准菌株分为A、B两群，A群含2、4、5、7、8、9、10、11、12型；B群含1、3、6、14型。A群各型均含有16kDa和17kDa多肽，B群各型含有17kDa多肽，13血清型含有16kDa多肽。利用能识别16kDa和17kDa多肽的单抗可鉴定Uu血清群。

解脲脲原体无细胞壁，对渗透作用特别敏感，易被脂类溶媒、清洁剂、酒精、特异性抗体及补体溶解。对醋酸铊不敏感。对热抵抗力差，4℃存活2周左右，−70℃可存活2 ~ 3年。

三、微生物学检验

（一）检验程序

解脲脲原体检验程序见图7-5。

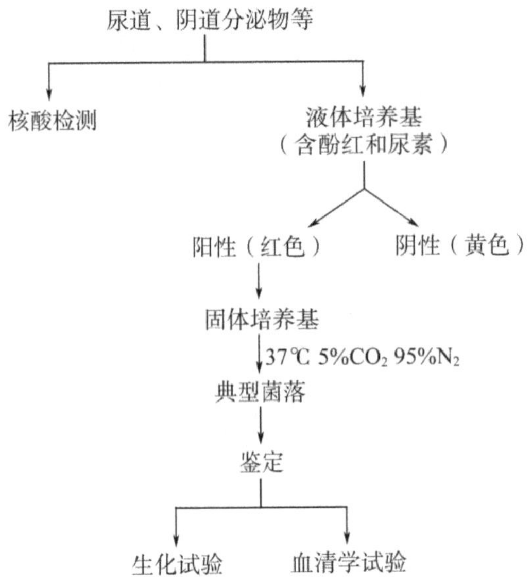

图7-5 解脲脲原体检验程序

（二）标本采集

用无菌试管或无菌瓶收集非淋菌性尿道炎患者的中段尿、慢性前列腺炎患者按摩后的前列腺液、原因不明的不育症患者的精液、阴道炎与宫颈炎患者的炎性分泌物等。

（三）标本直接检查

1. 核酸检测　以部分尿素酶基因的核苷酸序列为模板合成相应引物，进行体外扩增，解脲脲原体16个血清型均见460bp的DNA片段。通过对PCR产物的核酸杂交和序列分析可将各种支原体鉴别分类，该法敏感性高。DNA探针技术是直接用缺口转移法制备P标记的DMA探针，测定时将标本粗提DNA100μL点样到硝酸纤维膜上，与放射性探针杂交。此法敏感，可检测50 ~ 100pg的DNA。

2. 免疫斑点试验（IDT）　检测抗原提取物，敏感、特异、快速，不需特殊仪器，易于推广。可作为临床Uu感染者病原检查的特异诊断方法，此法也可检测Uu培养物。

（四）分离培养和鉴定

1. 分离培养　将标本接种于含尿素、精氨酸和酚红指示剂的液体培养基中，标本中若有解脲脲原体存在，则37℃培养24 ~ 48h，解脲脲原体分解尿素或精氨酸产氨，培养基pH上升至7.6 ~ 8.6，液体培养基颜色由橙黄色转变成红色，即为阳性。解脲脲原体在液体培养基中不出现菌膜、浑浊及沉淀生长现象。如培养基出现浑浊则表明有杂菌污染，不能报告解脲脲原体阳性。液体培养阳性者应及时转种相应琼脂平板，置于5%CO_2、95%N_2环境中做次代培养，Uu在A8琼脂平板中1 ~ 3天出现圆形、棕色菌落。以放大镜或低倍镜观察菌落形态，需注意支原体菌落与水泡、水、脂质滴物及其他杂质的区分。

2. 鉴定　取培养物分别作吉姆萨染色、革兰染色和细胞壁染色，观察菌体形态。Uu 分解尿素产氨，不分解葡萄糖和精氨酸（表 7-1），氯化三苯四氮唑还原阴性。进一步鉴定需用特异性抗血清做 GIT 与 MIT。

泌尿生殖道感染支原体的血清学检查临床意义不大。

第四节　其他支原体

一、穿透支原体

穿透支原体（M penetrans）是 1990 年 Lo 从 AIDS 患者尿中分离到的新支原体，因能吸附宿主细胞并能穿入细胞内而得名。

（一）临床意义

穿透支原体凭借顶端结构黏附于尿道上皮细胞、红细胞、单核细胞及 $CD4^+$T 淋巴细胞，穿过细胞膜进入细胞内繁殖，导致宿主细胞受损、死亡。Mpe 为条件致病菌，通过性接触传播，能促进无症状 HIV 感染者进展为有症状的 AIDS，是加速 AIDS 进程的协同因子，Mpe 感染可能是 AIDS 的辅助致病因素。

（二）生物学特性

Mpe 形态为杆状或长烧瓶状，长 0.8 ~ 2μm，宽 0.2 ~ 0.4μm，一端为尖形结构，与肺炎支原体相似，具有黏附和穿入细胞的作用。可通过 0. 45μm 孔径的滤膜。Mpe 营养要求高，培养基中需添加血清，在改良 SP-4 培养基中生长，形成“油煎蛋”样菌落。生长缓慢，初代培养多需 10 天以上。在液体培养基中生长时呈透明状，无明显混浊或沉淀。

（三）微生物学检验

1. 标本采集　用无菌棉拭子在 AIDS 患者或 HIV 感染者咽部蘸取黏液，洗脱于 3mL 改良 SP-4 培养基中；血清、尿液标本 2 500r/min 离心 20min，弃去上清，取沉淀物与 3mL 改良 SP-4 培养基混匀。上述标本培养液均用 0. 45μm 孔径的滤膜过滤后分离培养，也可取 AIDS 患者组织做免疫组化及电镜等技术检测。

2. 标本直接检查　采用 Mpe 套式 PCR（nPCR），靶基因为 Mpe 的 16S rRNA 基因特异性片段，MpenPCR 最终扩增长度为 410bp。双重套式 PCR（DN-PCR）也以 16S rRNA 基因为靶基因，外套引物用 Mpe 与发酵支原体 Mf 共用，内套引物则用 Mpe 种特异建立 N-PCR 扩增体系，可扩增出特异性 MpeDNA，此法为灵敏、特异、快速的 Mpe 检验方法。

3. 分离培养和鉴定　如下所述。

（1）分离培养：每份标本液用改良 SP-4 培养基稀释成不同浓度（1∶10、1∶50、1∶100），37℃培养，每天观察颜色变化。若由红色变为黄色，透明无沉淀，为“培养可疑阳性”；再用滤膜过滤，滤液转种传代。当培养基颜色再次由红色变为黄色，则为“初代培养阳性”。应同步设培养基对照以便比较。若标本观察 30 天仍不变色则为“培养阴性”。AIDS 相关支原体一般在 10 ~ 14 天后变色，阳性培养物应进一步鉴定。分离培养 AIDS 相关 Mpe 难度较大，如有条件应在做培养基培养的同时结合细胞培养法，分离培养与 PCR 检测同时进行。

（2）鉴定：

1）生化反应：Mpe 能发酵葡萄糖，分解精氨酸，不分解尿素（表 7-1）。培养物接种含 1% 葡萄糖的 SP-4 培养基（发酵葡萄糖试验），若能分解葡萄糖，则培养基颜色由红色变为黄色。培养物接种含精氨酸（不含葡萄糖）的 SP-4 培养基（水解精氨酸试验），若能水解精氨酸，则 pH 上升。培养物接种仅含尿素的 SP-4 培养基（分解尿素试验），观察 pH 变化。

2）代谢抑制试验（MIT）：取 10^4 CCU/mL 阳性培养物，分别加入 2 支含 3mL 改良 SP-4 培养基中，其中 1 支加入适量抗 Mpe 标准血清作为试验管，另 1 支不加抗血清作为对照管，37℃培养。若试验管培养基颜色不变（生长被抑制），对照管颜色由红色变为黄色（支原体生长），则为阳性，该培养物为

Mpe。根据抗血清型别进行 Mpe 分型。

4. 抗体检测　国外学者在 HIV 感染者中用 ELISA 法检测出大量 Mpe 抗体，其中无症状者阳性率为 20%，AIDS 患者为 40%。

二、人型支原体

人型支原体（M. hominis）主要寄居在生殖道，可通过性接触传播，引起附睾炎、宫颈炎、盆腔炎和产褥热，新生儿可致肺炎、脑膜炎及脑脓肿。

人型支原体为球杆状，基因组大小为 700kbp。最适 pH 为 7.2 ~ 7.4。在液体培养基中，因人型支原体分解精氨酸产氨，pH 升至 7.8 以上而死亡。在固体培养基上形成 100 ~ 200μm 较大、典型的“油煎蛋”样菌落。

实验室检查常用的方法是分离培养和核酸检测。将泌尿生殖道标本接种液体培养基，培养 24 ~ 48h 后分解精氨酸产碱，酚红指示剂由淡红色变为红色。再取阳性培养物转种固体培养基，在 95%N_2、5%CO_2 的气体环境下，37℃培养 3 天左右，用低倍镜观察菌落。可疑菌落经形态、培养及生化反应做初步鉴定，人型支原体能分解精氨酸，不分解尿素和葡萄糖（表 7-1），进一步鉴定需用特异性抗血清做 GIT 与 MIT。PCR 法可快速检测泌尿生殖道标本 16S rRNA 基因，特异性强，适于大批量标本检测。

三、生殖支原体

生殖支原体（M. genitalium）通过性接触传播，引起尿道炎、宫颈炎及盆腔炎等，且与男性不育有关。

生殖支原体形态为烧瓶状，长 0.6 ~ 0.7μm，顶宽 0.06 ~ 0.08μm，底宽 0.3 ~ 0.4μm，有一明显的颈部，宽约 7nm。基因组大小为 580kbp。营养要求高，需在不含醋酸铊的 SP-4 培养基中才能生长，菌落呈典型的“油煎蛋”样。生长缓慢，初次分离培养需 50 多天，传代培养亦需 30 多天。生殖支原体顶端结构的黏附素 MgPa 与肺炎支原体的 P1 黏附蛋白在血清学上有交叉反应。

生殖支原体能发酵葡萄糖，不分解尿素和精氨酸（表 7-1）。因其培养较困难，且生长缓慢，故临床上通过培养方式鉴定生殖支原体意义不大。核酸检测是实验室诊断生殖支原体最好的方法，目前主要用 PCR 技术检测 16S rRNA 基因和 MgPa 基因，敏感性高，特异性强。

第八章

免疫荧光技术

荧光免疫技术（fluorescence immunoassay，FIA）创始于20世纪40年代初，是将荧光标记及检测技术与抗原抗体反应相结合而建立的一种标记免疫技术，具有高度的敏感性、特异性和直观性。荧光免疫技术的基本原理是将已知的抗原或抗体标记上荧光染料，再用这种荧光抗体（或抗原）作为探针检测组织或细胞内的相应抗原（或抗体），利用荧光检测设备来确定被测抗原（或抗体）的定位、性质和数量。

经典的荧光免疫技术是以荧光物质标记抗体对抗原进行检测，借助荧光显微镜观察荧光形态判断有无待测抗原或确定其在组织或细胞中的定位，故而又被称为荧光抗体技术（fluorescent antibody technique，FAT）或荧光免疫显微技术（immunofluorescence microscopy），随着现代技术的不断完善，荧光免疫测定方法也有了很大的改进和发展，使荧光免疫技术的应用扩大到对体液中多种微量或超微量物质的定量检测。目前应用到临床检测的荧光免疫测定方法主要有时间分辨荧光免疫测定、荧光偏振免疫测定和荧光酶免疫测定等。

第一节　荧光标记物的制备

一、荧光和荧光物质

（一）荧光的基本知识

1. 荧光（fluorescence）　荧光是指某些物质吸收外界能量进入激发态，当其恢复至基态时吸收的能量以电磁辐射的形式释放所发出的光（图8-1）。具备产生荧光特性的物质就称为荧光物质。可以引发荧光的能量种类很多，由光激发所引起的荧光称为光致荧光；由化学反应所引起的荧光称为化学荧光；由X线或阴极射线引起的荧光分别称为X线荧光或阴极射线荧光。荧光免疫技术一般应用光致荧光物质进行标记。

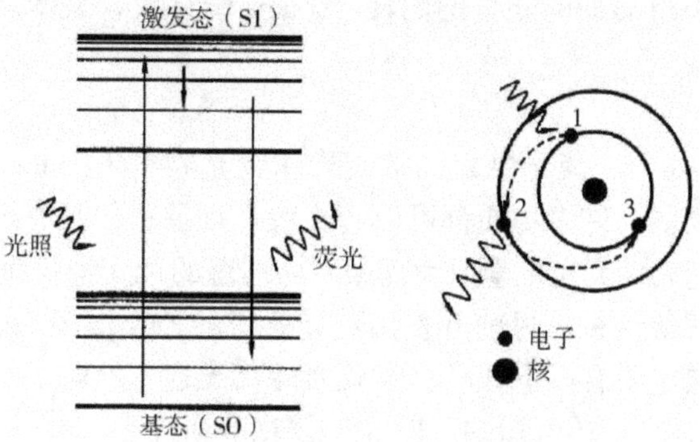

图8-1　荧光的产生示意图

2. 荧光的特性　如下所述。

（1）获能发光：荧光物质在接受能量后引发荧光，一旦停止供能，荧光现象随即终止。

（2）特定光谱：每种荧光物质有其特定的激发光谱（excitation spectrum）和发射光谱（emission spectrum），通常激发光波长小于发射光波长。

（3）荧光效率（fluorescent efficiency）：荧光分子不可能将全部吸收的光能量都转变成荧光，会有部分光能量以其他形式释放。荧光效率即是指荧光分子将吸收的光能转变成荧光的效率，以发射荧光强度与激发光强度的比值来表示，光强度通常以光量子数来计算。

荧光效率 = 发射荧光的光量子数（荧光强度）/ 吸收光的光量子数（激发光强度）

激发光波长和荧光测定波长也会影响荧光效率，因为每种荧光物质在其特定的激发光谱和发射光谱中，其中某一波长处为其最大吸收峰和最大发射峰（图 8-2）。选择接近最大吸收峰的波长作为激发光波长，于接近于最大发射光波长测定荧光，得到的荧光强度也最大，荧光效率也最高。

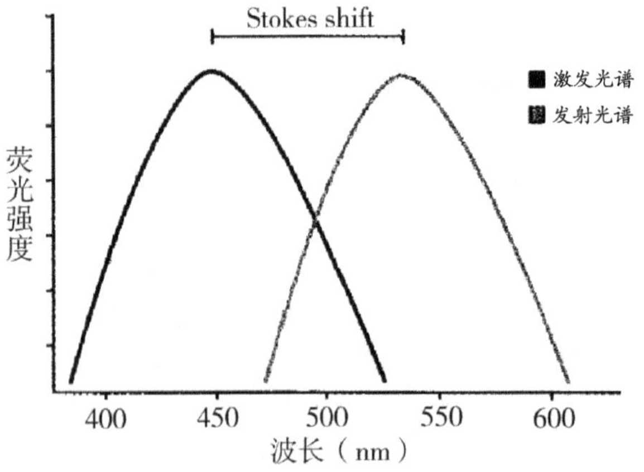

图 8-2　荧光物质的激发光谱、发射光谱以及斯托克斯位移

（4）荧光猝灭：荧光分子在受到激发光较长时间照射后辐射能力会减弱甚至猝灭，激发态分子不能回复到基态，所吸收的能量无法以荧光的形式发射，因此荧光物质的保存应注意避免光（特别是紫外光）的直接照射和与其他有荧光猝灭作用的化合物接触。在荧光抗体技术中可利用这样一些非荧光色素物质如亚甲蓝、碱性复红、伊文思蓝或低浓度的过锰酸钾、碘溶液等对标本进行复染，可以帮助减弱非特异性荧光本质，使特异荧光显示更突出。

（5）荧光寿命（fluorescence　lifetime）：荧光分子受激发后处于激发状态的平均时间，即受激发之后的荧光分子从激发态回到基态的时间。对于大部分常用的荧光物质，从能量跃迁至激发态至发出荧光的时间在 0.5 ~ 20ns。

（6）斯托克斯位移（Stokes shift）：表示分子发光特性的物理常数，指发射峰波长与最大吸收峰波长之间的差，一般把发射峰与激发波长的差也叫作斯托克斯位移（图 8-2）。这个常数表示的是荧光分子在回到基态以前，在激发态寿命期间能量的消耗。sotkes 位移大，表示发射光谱与激发光谱重叠少，荧光辨识度高。

（二）荧光物质

1. 荧光色素（fluorochrome）　荧光色素也常被称作荧光染料（fluorescent dye），是指受到某一波长的光激发后能产生荧光的物质。许多物质都可以产生荧光现象，但只有那些能产生明显的荧光并能作为染料使用的有机化合物才能成为荧光色素或荧光染料。理想的荧光染料应具备水溶性、荧光颜色明亮、灵敏度高、毒性小、稳定性好等特征。目前开发出荧光染料的种类很多，已接近 2 000 种。在临床实验室中常用于标记抗体的荧光素主要有以下几种：异硫氰酸荧光素（FITC）、四乙基罗丹明（RIB200）、四甲基异硫氰酸罗丹明（TRITC）、藻红蛋白（PE）、德克萨斯红（Texas red）、花青类（carbocyanine，Cy，如 Cy2、Cy3、Cy5 等）（表 8-1）。

表 8-1　临床实验室常用的荧光物质特性及主要应用

荧光物质	最大吸收光谱	最大发射光谱	应用
FITC	490 ~ 495 nm	520 ~ 530nm（黄绿色）	FAT，荧光偏振免疫测定
RIB200	570 ~ 575nm	595 ~ 600nm（橘红色）	FITC 的衬比染色或双标记 FAT
TRITC	550nm	620nm（橘红色）	FITC 的衬比染色或双标记 FAT
PE	490 ~ 560nm	595nm（红色）	双标记 FAT，流式细胞术
Eu^{3+} 螯合物	340nm	613nm（橘红色）	时间分辨荧光免疫测定

（1）异硫氰酸荧光素（fluorescein isothiocyanate，FITC）：使用最广泛的荧光染料，为黄色或橙黄色结晶粉末，易溶于水或酒精等溶剂，室温可保存 2 年，低温干燥可保存多年。FITC 相对分子质量为 389.4，最大吸收光波长为 490nm，最大发射光波长 520nm，经激发后呈现明亮的黄绿色荧光。FITC 有两种同分异构体，其中异构体 I 型在荧光效率、稳定性、与蛋白质结合能力等方面都更好。在碱性条件下，FITC 的异硫氰酸基在水溶液中与免疫球蛋白的自由氨基经碳酰胺化而形成硫碳氨基键，成为标记荧光免疫球蛋白，即荧光抗体。反应式如下（图 8-3），一个免疫球蛋白分子上最多能标记 15 ~ 20 个 FITC 分子。

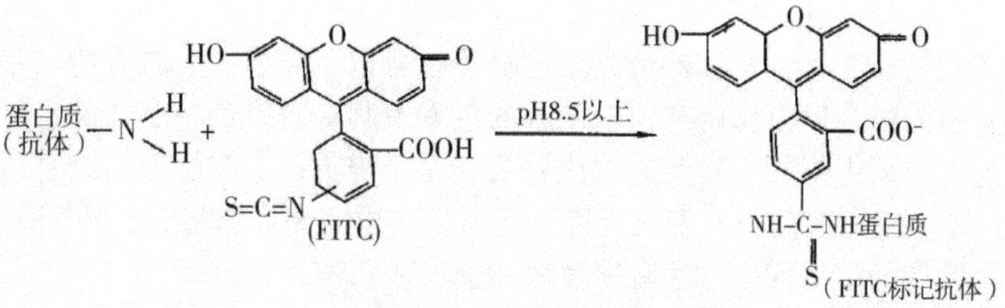

图 8-3　FITC 免疫球蛋白标记反应式

（2）四乙基罗丹明（rhodamine，RIB200）：为橘红色粉末，相对分子质量 580，不溶于水，易溶于酒精和丙酮，性质稳定，可长期保存。RIB200 的最大吸收光波长为 570nm，最大发射光波长为 595 ~ 600nm，呈现明亮的橙红色荧光。在碱性条件下易与蛋白质的赖氨酸 8- 氨基反应结合而标记在蛋白分子上。

（3）四甲基异硫氰酸罗丹明（tetramethyl rhodamine isothiocyanate，TRITC）：为紫红色粉末，较稳定。最大吸收光波长为 550nm，最大发射光波长为 620nm，呈橙红色荧光。与 FITC 的黄绿色荧光对比鲜明，常常用于双重标记或对比染色。

（4）藻红蛋白（phycoerythrin，PE）：红藻中提取的一种藻胆蛋白，为天然荧光色素，最大吸收光谱为 490 ~ 560nm，最大发射光波长为 595nm，呈现明亮的红色荧光。其特点是相对分子质量大，240kDa，一个免疫球蛋白分子只能结合一个 PE 分子；非特异性吸附弱；荧光强而稳定，灵敏度高，具有较小的荧光背景，不易猝灭，荧光保存期较长，是目前流式荧光技术中最常用的荧光染料之一。

（5）花青类荧光染料：能与细胞内蛋白质结合，最常用的为 Cy3、Cy5 等。这类染料的荧光特性与传统荧光色素类似，但水溶性和光稳定性较强，荧光量子产率高，对 pH 等环境不敏感，常用于多重染色。其中 Cy5 为使用激光扫描共聚焦显微镜常用的荧光染料。

2. 其他荧光物质　如下所述。

（1）酶作用后产生荧光的物质：某些化合物本身并无荧光效应，一旦经酶作用可形成具有强荧光的物质，这类化合物也被称为荧光底物。碱性磷酸酶的底物 4- 甲基伞形酮—磷酸酯、β - 半乳糖苷酶的底物 4- 甲基伞形酮 - 半乳糖苷和辣根过氧化物酶的底物对羟基苯乙酸等，都具有荧光底物的特性，可用于酶免疫荧光分析。

（2）镧系（lanthanide）元素螯合物：某些 3 价稀土镧系元素如铕（Eu^{3+}）、铽（Tb^{3+}）、铈（Ce^{3+}）

等的螯合物经激发后可发射特征性的荧光。镧系金属螯合物具有独特的荧光特性，即狭窄的荧光发射峰，很大的 stokes 位移，以及比背景荧光长的多的荧光寿命，主要用于时间分辨荧光免疫测定。

（3）量子点（quantum dots，QDs）：近年来研制的一种新型荧光物质，又称半导体纳米晶体（semiconductor nanocrystal），是由几百或几千个纳米级颗粒构成的半导体材料。与传统的染料分子标记比较，量子点标记具有荧光时间长，灵敏度高，可产生多种颜色，检测方便和应用范围广等优点。当某一波长的激发光对多种大小不同的量子点进行照射时，可以同时观察到多种颜色，因而可同时探测细胞或组织的不同物质，实现一元激发多元探测。量子点还可与抗体、链霉亲和素等多种分子进行耦联，检测靶分子的分布和功能。

二、荧光标记物的制备

（一）荧光抗体的制备

荧光抗体是将荧光素与特异性抗体结合而形成的耦合物，此耦合物仍保留抗体的活性，同时又具有荧光素的示踪作用。荧光抗体的制备包括两个关键的步骤：抗体的荧光素标记和荧光抗体的鉴定。

1. 抗体的荧光素标记　如下所述。

（1）抗体要求：用于荧光素标记的抗体要求是特异性强、纯度高、亲和力高。一般为单克隆抗体，或经特异性抗血清提纯后的高效价免疫球蛋白。如果含有 γ 球蛋白以外的蛋白质，会引起非特异性荧光的出现。

（2）荧光素要求：适用于标记抗体的荧光素应尽量符合以下要求：①具有能与蛋白质分子形成共价键的化学基团，与蛋白质结合后不易解离，未结合的色素及其降解产物易于清除；②荧光效率高；③耦合物产生的荧光颜色与背景组织的自发荧光对比鲜明，易于辨析；④与蛋白质结合后不影响蛋白质原有的生化与免疫性质；⑤标记方法简单、安全无毒；⑥与蛋白质的结合物稳定，易于保存。

（3）标记方法：常用的抗体标记方法有搅拌法和透析法两种。

搅拌法是指将一定浓度的荧光染料溶液逐滴加入待标记的抗体溶液中，在室温持续搅拌一段时间后，离心取上清。搅拌法适用于标记体积较大、蛋白含量较高的抗体溶液。此法的优点是标记时间短，荧光素用量少、但往往会有较强的非特异性荧光染色。

透析法是将待标记的蛋白质溶液置于透析袋中，再放入荧光素溶液中反应过夜。这种方法适用于标记样品量少、蛋白含量低的抗体溶液。此法标记比较均匀，非特异性荧光也较少，但标记时间长，荧光素用量多。

标记过程中应注意避光操作，并选择适当的搅拌速度以避免气泡产生。

（4）影响标记的因素：①荧光素的质量。②荧光素与蛋白质溶液浓度，以粉末状 FITC 为例，标记浓度以 0. 025 ~ 0.05mg/mL 为宜，标记蛋白质含量以 20 ~ 25mg/mL 为宜。浓度过低标记过慢，浓度过高标记效果不好。③ pH 值：FITC 标记时应处于碱性环境，以 pH 9.0 ~ 9.5 为最好。过低标记速度慢，过高（大于 10）蛋白质容易变性。④温度和时间，温度 4 ~ 25℃均可。温度低，反应需时长；温度高，反应需时短。FITC 0 ~ 4℃以 6 ~ 12h 为宜，20 ~ 25℃以 1 ~ 2h 为宜。透析法以 4℃较长时间反应为好。

（5）标记抗体的纯化：抗体标记后，应立即进行纯化处理以消除或降低非特异性染色和特异交叉染色。①可采用透析法或凝胶过滤法去除游离荧光素。②去除游离荧光素后，结合物中往往还存在未标记和过度标记的蛋白质分子，是降低染色效价和出现非特异性染色的主要因素。常用 DEAE- 纤维素和 DEAD- 葡聚糖凝胶层析法去除过度标记或未标记的蛋白质分子。③常用肝粉吸收法去除特异性交叉染色抗体，这一步可造成较大的抗体损耗，在必要情况下才使用。

2. 荧光抗体的鉴定　荧光抗体在使用前应鉴定荧光素与蛋白质的结合比率、抗体特异性及抗体效价。

（1）荧光素与蛋白质的结合比率：荧光素与蛋白质的结合比率反映荧光抗体的特异性染色质量，是荧光素抗体结合物中荧光素和蛋白质各自的摩尔浓度的比值（F/Pmolarratio），这一比值表示每个抗体分子上平均结合的荧光素分子数。一般来说，F/P 值越高，说明抗体分子上结合的荧光素越多，标记抗体的灵敏度就高，反之则越低。过度标记会使荧光素分子发出的荧光被邻近的荧光素分子吸收而导致荧光衰减，也可能影响被标记抗体分子的生物活性和溶解度；而 F/P 值过低则荧光过于微弱难以检测。F/P 比值以 1 ~ 2 为合适，1 ~ 3.5 为合格。

荧光素与蛋白质结合比率（F/P）的测定和计算方法是：将制备的荧光抗体稀释至 A280nm，约为 1.0，分别测读 A280nm（蛋白质特异吸收峰）和标记荧光素的特异吸收峰（如 FITC 为 A495nm），按以下公式计算。

$$(\text{FITC})\ F/P=\frac{2.87\times A_{495nm}}{A_{280nm}-35\times A_{495nm}}$$

一般用于固定标本的荧光抗体以 F/P=1.5 为宜，用于活细胞染色的以 F/P=2.4 为宜。

（2）抗体的特异性鉴定：①阳性和阴性对照试验：分别用制得的荧光抗体与已知相应抗原和非相应抗原染色，结果应分别为阳性和阴性。②类属性抗原染色试验：用制得的荧光抗体与已知抗原相近的类属抗原反应，如为阴性结果，说明特异性强；如出现不同程度荧光，说明具有类属反应，特异性较差。③抗体吸收试验：以制得荧光抗体与过量的相应抗原充分反应后，再用于相应抗原染色，应无荧光或荧光显著消退。④染色阻抑试验：用未标记的抗体与相应抗原反应后，再加入荧光抗体染色，应观察不到荧光。

（3）荧光抗体效价测定：可用双向免疫扩散法进行测定，效价大于 1 ： 16 者较为理想；或将荧光抗体倍比稀释，对切片标本作荧光抗体染色。能清晰显示特异荧光且非特异染色弱的最大稀释倍数即为该荧光抗体的染色滴度。

3. 荧光抗体的保存　荧光抗体的保存应注意防止抗体失活和荧光猝灭。最好小量分装，并加入 1 ：（1 000 ~ 5 000）的叠氮钠防腐，-20℃冻存，可保存 3 ~ 4 年。稀释后的抗体不宜长时间保存，在 4℃仅可保存 1 ~ 3 天。

（二）镧系稀土元素标记物的制备

1. 标记物　镧系元素如铕（Eu^{3+}）、铽（Tb^{3+}）、铈（Ce^{3+}）、钕（Nd^{3+}）和镝（Dy^{3+}）等是用于时间分辨荧光测定的标记物，其中尤以铕（Eu^{3+}）和铽（Tb^{3+}）最为常用。

2. 标记方法　镧系元素作为金属离子，很难直接与抗原抗体结合，在标记时需要有一种双功能集团的螯合剂。螯合剂分子内或带氨基和羧基，或带有异硫氰酸基和羧酸基，一端与镧系元素离子连接，一端与抗原或抗体的自由氨基（组氨酸、酪氨酸）连接，形成镧系元素离子 - 螯合剂 - 抗原（或抗体）复合物。目前常用的镧系元素标记的双功能螯合剂有异硫氰酸 - 苯基 -EDTA（ICB-EDTA），β - 奈甲酰三氟丙酮（β -NTA），二乙烯三胺五乙酸（DTPA）等。标记时，不同蛋白质的反应性依赖于蛋白质表面的游离氨基酸数目和蛋白质特异等电点。一般来说，游离氨基酸数目越大，蛋白质等电点越高，蛋白质与螯合剂反应会产生较高的标记率。此外，标记率还与反应体系的 pH、温度和时间有关，标记条件以 pH 9.0 ~ 9.3 的标记结合率最高，反应时间以 14 ~ 24h，温度以（10 ± 2）℃为宜。理想的标记率为 5 ~ 15Eu^{3+}/IgG。在标记系统中引入生物素 - 亲和素系统可进一步提高检测灵敏度，一般以亲和素（SA）标记 Eu^{3+}，而制备生物素（Bi）耦联的抗体或抗原，在反应中可形成 Eu^{3+}SA-Bi-IgG 复合物，可进一步提高荧光信号。

第二节　荧光免疫显微技术

一、基本原理

荧光免疫显微技术（immunofluorescence microscopy）是将经典的抗原抗体特异性结合反应、荧光物质标记技术与显微检测技术相结合应用的一门技术。应用最多的是用荧光素标记的抗体（或抗原）检测待测组织、细胞或血清中的抗体（抗原），通过荧光显微镜直接观察呈现特异荧光的抗原抗体复合物，实现对组织或细胞抗原（抗体）进行定性、定位或形态学定向的检测方法。近年来共聚焦显微镜的使用，使得这一技术能更准确地检测抗原表达及组织细胞结构的形态学特性，并做定量分析。

二、荧光免疫显微技术类型

根据抗原抗体反应的结合步骤不同，免疫荧光显微技术可分为直接法、间接法、补体法和双重免疫荧光法四种。

1. 直接法　是最简便快捷的方法。用荧光素标记特异性抗体，以检查组织、细胞或血清中相应的抗原成分的方法（图 8–4A）。这种方法特异性强，常用于肾穿刺、皮肤活检和病原体检查，缺点是一种荧光抗体只能检查一种抗原，敏感性较差。

2. 间接法　这一方法需要两种抗体相继使用。先用特异性抗体与相应的抗原结合，洗去未结合的抗体，再用荧光素标记的抗特异性抗体（间接荧光抗体）与特异性抗体相结合，形成抗原－特异性抗体－间接荧光抗体的复合物，因此在形成的复合物上带有比直接法更多的荧光抗体，具有放大效应，所以较直接法更为灵敏（图 8–4B），是检测血清中自身抗体和多种病原体抗体的重要手段。此法只需制备一种种属间接荧光抗体，适用于同一种属产生的多种第一抗体的标记显示，为临床实验室应用最为广泛的一种免疫荧光技术。

3. 补体法　在间接法的第一步抗原抗体反应时加入补体，形成抗原抗体补体复合物，再用荧光标记的抗补体抗体与之相结合，就形成了抗原－抗体－补体－抗补体荧光抗体的复合物。荧光显微镜下所见到的发出荧光的部分即是抗原所在的部位（图 8–4C）。补体法灵敏度高，且只需一种抗体，适用于各种不同种属来源的特异性抗体的标记显示；但易出现非特异性染色，加上补体不稳定，每次需要采用新鲜血清，操作比较复杂，目前已较少使用。

4. 双抗体标记法　在对同一组织细胞标本上需要检测两种抗原时，可进行双重荧光染色，即将两种特异性抗体（例如抗 A 和抗 B）分别以发出不同颜色的荧光素进行标记，如抗 A 抗体用异硫氰酸荧光素标记发出黄绿色荧光，抗 B 抗体用藻红蛋白标记发出红色荧光，将两将荧光抗体按适当比例混合后，与待测标本共孵育，在荧光显微镜下观察形成的抗原抗体复合物，发出黄绿色荧光的即抗 A 抗体结合部位，发出红色荧光的即抗 B 抗体结合的部位，可明确定位两种抗原的位置（图 8–4D）。

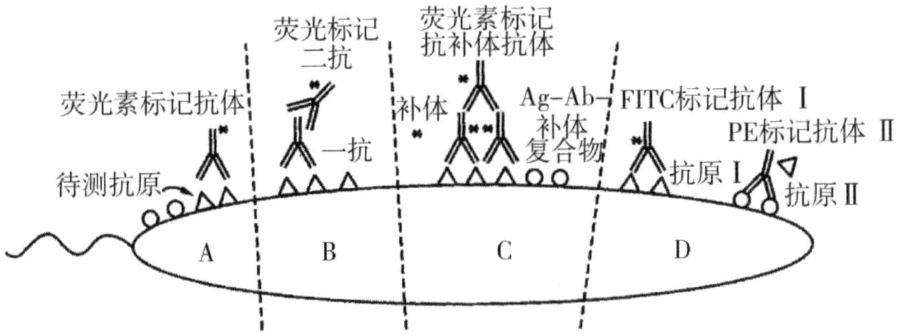

图 8–4　几种荧光免疫显微技术示意图

三、荧光检测设备

（一）荧光显微镜（fluorescence microscope）

荧光显微镜是荧光免疫技术的基本工具之一，分为透射和落射两种类型。荧光显微镜由光源、滤色镜系统和光学系统等主要部件组成，它利用一个高发光效率的点光源，经过滤色系统发出一定波长的光作为激发光，照射被检样品，激发荧光物质发射荧光，通过物镜和目镜系统成像、放大以观察标本的荧光图像，分析样本中产生荧光的成分和结构及定位。

荧光显微镜的组成部件示意图见图 8–5。

1. 光源　荧光显微镜的光源所起的作用是作为能激发标本内的荧光物质的能源而不是直接照明，所以要求有很强的近单色光源。荧光显微镜多采用 50 ~ 200W 的超高压汞灯作为光源，它可发射很强的紫外和蓝紫光，辅以激发滤片，足以激发各类荧光物质。

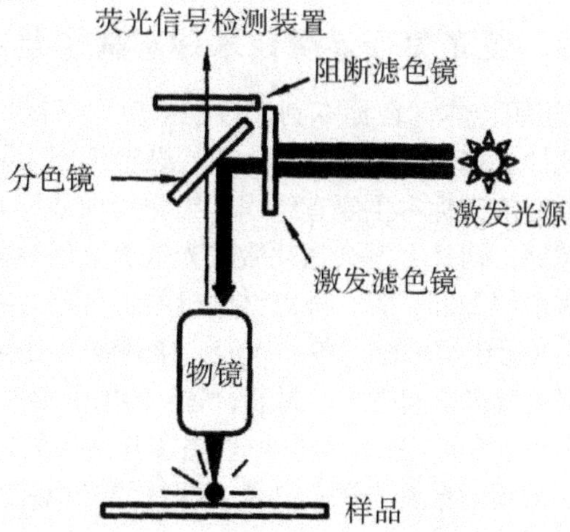

图 8-5 荧光显微镜结构示意图

2. 滤色镜系统 由激发滤色镜和阻断滤色镜组成，是荧光显微镜的重要组件。

激发滤色镜（exciter filter）：作用是为被检样品提供最佳波段的激发光。荧光显微镜的光源提供的是特定波长范围内的激发光，由于每种荧光物质都有一个产生最强荧光的激发光波长，为了只让某一波长的激发光照射被检样本，通常在光源和物镜之间安装滤色镜，利用其对光线选择吸收的能力从激发光源发出的光谱中选择通过最适宜波段的光线作为激发光。

阻断滤色镜（barrier filter）：位于物镜之上，二向色镜和目镜之间，用于透过相应波长范围的荧光，阻断或吸收剩余激发光。阻断滤色镜的选用，应视荧光染料的荧光光谱而定。针对不同荧光染料的特点选配适宜的激发与阻断滤色镜组合是十分重要的。

二向分色镜（dichroic mirror）：位于由激发光源和激发滤色镜构成的平行光轴与目镜和物镜构成的竖直光轴的垂直相交处，以 45° 角斜向安装。二向分色镜的作用为透射长波光线并反射短波光线，在荧光显微镜中承担色光的“分流”作用。

3. 光学系统 包括聚光器、物镜、目镜等。聚光器有明视野、暗视野和相差荧光聚光器等。目镜常用消色差镜头。

（二）激光共聚焦扫描显微镜

激光共聚焦扫描显微技术是一种高分辨率的显微成像技术，它是在荧光显微镜成像的基础上加装激光扫描装置，实现对标本逐点、逐行、逐面的快速连续扫描，不仅对经过荧光标记的组织或细胞标本共聚焦荧光进行定量分析，并能显示荧光沿 Z 轴的强度变化。激光共聚焦扫描显微镜（Confocal Laser Scanning Microscope，CLSM）有较高的分辨力，大约是普通光学显微镜的 3 倍，且通过调焦扫描能获得样品不同深度层次的图像，并通过计算机分析和模拟显示细胞样品的立体结构，有显微 CT 之称。激光共聚焦扫描显微镜除了对单、双或三重标记的细胞及组织标本的荧光进行高灵敏度的快速定量、定位分析外，还可以借助显微 CT 功能在不损失分辨率的前提下对标本深层进行荧光分布的测量，获得组织形态结构信息，以及对活细胞的结构、分子、离子进行实时动态的观察和检测。目前，激光共聚焦扫描显微技术已用于细胞形态定位、立体结构重组、动态变化过程等研究，并提供定量荧光测定、定量图像分析等实用研究手段。但由于荧光显微镜已可满足大部分临床试验的要求，采用 CLSM 的临床实验室还为数不多。

（三）流式细胞仪

流式细胞技术（flow cytometry）是免疫抗体荧光技术的一种特殊应用，使用的荧光检测设备为流式细胞仪（flow cytometer）。流式细胞技术的突出特点是可以在细胞保持完整的情况下，对液相中的细胞或悬浮的颗粒样物质逐个进行分子水平的分析。借助单克隆抗体技术和荧光染料标记技术的协助，不仅能同时从一个细胞中测得多个特征参数，带有分选系统的流式细胞仪还可根据某一参数对其中具有相同特征的细胞亚群进行分选，以供进一步深入研究。

四、荧光免疫显微技术标本制作要求

1. 样本制备　可为细胞或组织样本，在标本制作过程中应力求保持抗原的完整性，并在染色、洗涤和封裱过程中不发生溶解和变性。培养细胞样本如为单层贴壁细胞无须特殊处理，悬浮生长细胞可制作为细胞甩片染色后观察。常见的临床标本主要有组织、细胞和细菌三大类。组织标本可制备为石蜡切片或冰冻切片，要求切片越薄越好，切片太厚会消耗激发光造成上层标本不能充分激发，细胞重叠也会引起一些非特异荧光背景。一些组织如肝、脾、淋巴结的标本也可制备成组织印片，方法是用洗净的玻片轻压组织切面使玻片粘上 1 ~ 2 层组织细胞。各种体液、穿刺液、细菌培养物或细胞悬液可制成涂片，涂片应薄而均匀。涂片或印片制成后应迅速吹干、封装，置 -10℃保存或立即染色观察。

2. 荧光探针的选择　选择适合的荧光探针是取得理想实验结果的保障。荧光探针的选择需考虑以下几个因素：①荧光检测设备所采用的激发光源；②荧光探针的光稳定性和光漂白性；③荧光探针的特异性和毒性。

3. 载玻片和盖玻片　载玻片和盖玻片必须无明显自发荧光，表面光洁，厚度均匀，载玻片厚度应在 0.8 ~ 1.2mm，盖玻片厚度 0.17mm 左右。

4. 封裱剂　必须无自发荧光，无色透明。

五、荧光染色结果观测及注意事项

标本进行荧光染色后应立即观察以防时间过久荧光出现猝灭现象，标本观察应在暗室中进行。

荧光染色结果观察：荧光染色必须在每次实验设立严格的阳性对照和阴性对照，并正确区分特异性染色和非特异性染色。结果观察包括两个内容：一是具有荧光的颜色和亮度，二是具有形态学特征，在判断结果时，必须将二者结合起来综合判断。

（1）荧光亮度的判断标准：一般分为四级，“-”表示无或可见微弱的自发荧光；“+”表示荧光较弱，但清楚可见；“++”表示可见到明亮的荧光；“+++”表示可见到耀眼的荧光。特异荧光强度“++”以上判定为阳性，对照光应呈“-”或“±”。

（2）荧光图像：由于荧光很易减弱褪色，荧光显微镜摄影技术对于记录荧光图像十分必要，一般研究型荧光显微镜都配有半自动或全自动显微数码相机摄影系统装置，但拍摄时须考虑到光漂白作用，设定适宜的曝光时间，以免荧光猝灭。

第三节　荧光免疫测定技术

免疫测定技术（immunoassay，IA）是利用抗原抗体反应检测标本中微量物质的方法。荧光免疫测定技术（fluorescence immunoassay）是基于抗原抗体反应的特异性和敏感性，与荧光标记技术的相结合，在完成抗原抗体反应后，利用特殊仪器测定荧光强度而推算被测物浓度的检测方法。荧光免疫测定分为均相荧光免疫测定（homogeneous fluorescence immunoassay）和非均相荧光免疫测定（heterogeneous fluorescence immunoassay）。临床实验室常用的非均相荧光免疫测定方法有时间分辨荧光免疫测定和荧光酶免疫测定，常用的均相荧光免疫测定为荧光偏振免疫测定。

一、时间分辨荧光免疫测定

常用荧光素作为标记物的荧光免疫测定往往受血清成分、试管、仪器组件等本底荧光以及激发光源的杂射光的干扰，对于含量极微而又具有重要生物学意义的物质的精确定量测定受到很大限制。时间分辨荧光免疫测定技术（time-resolved fluorescence immunoassay，TRFIA）是 Soini 和 Kojola 于 1983 年建立的一种新型检测技术。其基本原理是以镧系元素螯合物作为荧光标记物，利用这类荧光物质有长荧光寿

命的特点，延长荧光测量时间，待短寿命的自然本底荧光完全衰退后再行测定，利用时间分辨荧光仪测定长寿命镧系螯合物的荧光强度，从而有效地消除非特异性本底荧光的干扰，而精确推测出待测物含量。

（一）基本原理

1. 镧系元素螯合物的主要优势和特点　如下所述。

（1）超长荧光寿命：与普通的荧光物质比较，镧系元素离子螯合物荧光的衰变时间（decay time）很长，为传统荧光的 103 ~ 106 倍（表 8-2），这一特点使得其能通过时间分辨方式区别于背景荧光。

表 8-2　常见荧光物质与镧系元素螯合物的荧光寿命

荧光物质	荧光寿命 /ns	荧光物质	荧光寿命 /ns
非特异荧光背景	1 ~ 10	Sm^{3+}-β-NTA	65 000
人血白蛋白	4.1	Sm^{3+}-PTA	60 000
球	3.0	Eu^{3+}-β-NTA	714 000
细胞色素 C	3.5	Eu^{3+}-NTA	925 000
FITC	4.5	Th^{3+}-PTA	96 000
罗丹明 B	3.0	Dy^{3+}-PTA	1 000

（2）最大的斯托克斯位移（Stokes shift）：如第一节中所述，Stokes shift 是指荧光物质激发光谱中的最大吸收波长和发射光谱的最大发射波长之间的差。普通荧光物质荧光光谱的 Stokes shift 为几十纳米，激发光谱和发射光谱通常有部分重叠，存在互相干扰。而镧系元素螯合物的 Stokes shift 可高达 200nm（Eu^{3+}270nm，Tb^{3+} 250nm），这种特性可避免激发光谱和荧光发射光谱以及生物基质发射的光谱重合，从而排除激发光和背景荧光的干扰。

（3）狭窄的荧光发射峰：镧系螯合物的激发光光谱较宽，最大激发波长在 300 ~ 500nm；而发射光谱很窄，甚至不到 10nm，利用这一特点可采用只允许发射荧光通过的滤光片，能进一步降低本底荧光，提高信号检测的特异性和灵敏性。

（4）不同稀土离子螯合物间良好的分辨性：由于不同稀土离子螯合物的荧光具有不同的波长和寿命，这种良好的可分辨性使得 TRFIA 在多元待测物免疫分析中具有独特的优势。

2. 时间分辨信号原理　利用镧系元素长荧光寿命、荧光光谱较大的 Stokes shift、狭窄的发射光谱的特点，当用时间分辨荧光仪测量镧系元素螯合物的荧光时，在脉冲光源激发之后，采用延缓测量时间的方式，待血清、容器、样品管和其他成分的短半衰期荧光衰变消失后，再打开取样门仪器记录长寿命镧系元素螯合物发射的特异性荧光。即通过时间分辨，极大地降低了本底荧光，实现了高信噪比，这是 TRFIA 高灵敏度、高精密度和低干扰的原因之一。

3. 解离增强原理　镧系元素螯合物（如 Eu^{3+} 螯合物）与待测标本中的抗原或抗体生成的 Eu^{3+}- 螯合剂 - 抗原（或抗体）复合物在弱碱性溶液中被激发后的荧光信号强度较弱，加入酸性荧光增强液（fluorescence enhancement solution，FES）使溶液 pH 降至 2 ~ 3，可将 Eu^{3+} 从复合物上解离下来，并与增强液中的另一种螯合剂（β - 二酮体，Triton X-100 等）螯合形成一种胶态分子团，这种分子团在激发光的激发下能发出极强的荧光，使原来微弱的荧光信号增强百万倍。这种分析方法使用了解离增强步骤，因此称为解离增强镧系元素荧光免疫分析（dissociation-enhanced lanthanide fluorescencelmmunoas-say，DELFIA）。

（二）TRFIA 的反应类型

目前常用的有双位点夹心法、固相抗体竞争法和固相抗原竞争法。

1. 双位点夹心分析法　将针对被测物上不同抗原决定簇的两个单克隆抗体，一个包被于固相载体，另一个用 Eu^{3+} 标记，经过免疫反应形成固相抗体 - 待测抗原 Eu^{3+} 抗体免疫复合物。在酸性增强剂作用下，Eu^{3+} 从复合物上完全解离与增强液中的另一种螯合剂结合，在 340nm 激发光照射下发射出很强的荧光信号，其强弱与待测抗原含量相关（图 8-6）。这一方法通常用于测定蛋白质类大分子化合物。

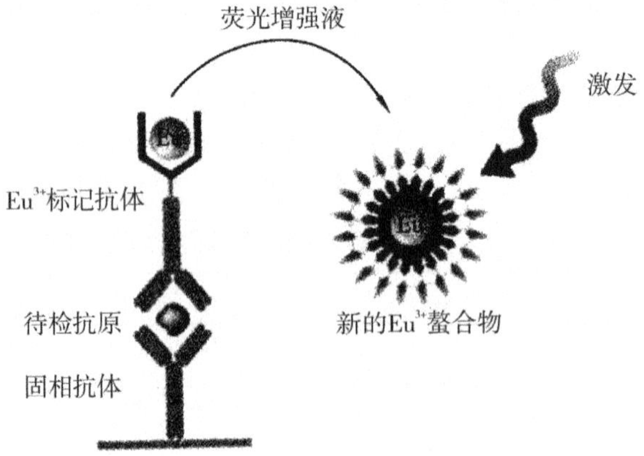

图 8-6　解离增强时间分辨荧光免疫测定示意图（双位点夹心法）

2. 固相抗体竞争法　固相抗体与 Eu^{3+} 标记抗原和样品中的待测抗原竞争性结合，温育洗涤后在固相中加入增强液，测定荧光强度。样品中的抗原浓度越高，固相抗体结合的 Eu^{3+} 标记抗原量就越少，反之亦然，即固相抗体上的荧光信号强度与样品中的抗原浓度成反比。

3. 固相抗原竞争法　固相抗原、样品中的待测抗原与 Eu^{3+} 标记抗体竞争性结合，温育洗涤后在固相中加入增强液，测定荧光强度。样品中的抗原浓度越高，固相抗原上结合的 Eu^{3+} 标记抗体量就越少，反之亦然，即固相抗原上的荧光信号强度与样品中的抗原浓度成反比。

固相抗体竞争法与固相抗原竞争法适用于一些小分子半抗原化合物，如多肽、甲状腺激素类和一些药物等。

（三）方法学评价

TRFIA 极大地提高了荧光免疫技术的灵敏度，使得检测下限由普通荧光免疫技术的 10^{-8}mol/L 提高至 10^{-18} ~ 10^{-15}mol/L，其灵敏度可以与放射免疫技术相媲美，适用于体液中极微量生物活性物质的定量检测。

二、荧光酶免疫测定

荧光酶免疫测定（fluorescent enzyme immunoassays，FEIA）是在酶免疫分析法（enzyme immunoassay，EIA）的基础上于 20 世纪 80 年代末发展起来的一种非放射性标记免疫分析技术。

（一）基本原理

以酶标抗体（或抗原）作为示踪物，与待检抗原（或抗体）反应，由高活性的酶催化酶反应荧光底物，生成稳定且高效的荧光物质，通过测定荧光强度确定待检抗原或抗体的含量（图 8-7）。

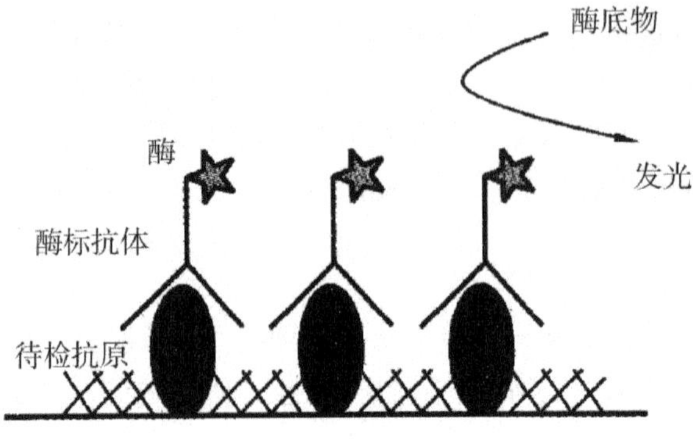

图 8-7　荧光酶免疫测定示意图

荧光酶免疫测定技术中最常选用的是高活性的碱性磷酸酶（Alkaline phosphatase，ALP）及 β－半乳糖苷酶（β－galactosidase，β－gal），它们的底物分别为 4－甲基伞形酮－磷酸酯（4－MUP）和 4－甲基伞形酮－半乳糖苷（4–MUG）。这两种底物均不发出荧光，但经酶催化后 4–MUP 和 4–MUG 会产生游离 4–甲基伞形酮（4–MU），4–MU 经紫外光激发后可发出高强度的特征性荧光。通过荧光测量仪记录产生的荧光强度，可计算出待检抗原或抗体的含量。

（二）方法类型

反应模式与常规酶免疫测定法相同，仅使用的酶和底物不同。

（三）方法学评价

荧光酶免疫测定技术结合了酶和荧光测定技术，灵敏度较常规酶免疫技术提高 10 ~ 100 倍；标记物稳定，有效期长；操作简单；但荧光测定时应考虑到血清和其他生物样品的背景荧光的干扰。

三、荧光偏振免疫测定

荧光偏振免疫测定（fluorescence polarization immunoassay，FPIA）始于 20 世纪 70 年代，是基于荧光偏振现象及免疫学原理发展起来的分析方法。

（一）基本原理

荧光偏振现象是指荧光物质经单一波长的偏振光照射后，吸收光能跃入激发态；在恢复至基态时，释放能量并发出相应的偏振荧光。偏振荧光的强度与荧光物质受激发时分子转动的速度成反比，物质分子在溶液中的旋转速度又与分子大小成反比，大分子物质旋转慢，发出的偏振荧光强；小分子物质旋转快，其偏振荧光弱（图 8–8）。

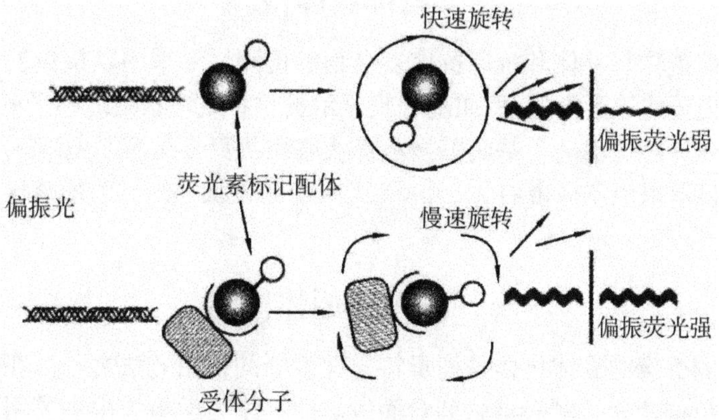

图 8–8　荧光偏振免疫测定示意图

FPIA 是一种均相竞争荧光免疫分析法。荧光素（如 FITC）标记的小分子抗原和待测标本中小分子抗原与相应抗体发生竞争性结合，反应平衡后，结合状态的荧光素标记小分子抗原量与待测标本中小分子抗原成反比。经 490nm 偏振光激发，发射出 525 ~ 550nm 的偏振光，偏振光的强度与荧光素受激发时分子转动的速度成反比。游离的荧光素标记抗原分子小，转动速度快，激发后发射的光子散向四面八方，检测到的偏振荧光信号很弱；而与抗体大分子结合的荧光素标记抗原分子大，转动速度慢，激发后产生的荧光比较集中，偏振光信号比未结合时强得多。因此，待测抗原越少，荧光标记抗原与抗体结合量就越多，当激发光照射后测得的偏振荧光信号越强。根据荧光偏振程度与抗原浓度成反比的关系，以抗原浓度为横坐标，荧光偏振强度为纵坐标，绘制竞争结合抑制标准曲线。通过测定的偏振光强度大小，即从标准曲线上就可精确地换算出样品中待测抗原的相应含量。

（二）方法学评价

与其他免疫学分析方法相比，FPIA 的优点是操作简便，易于自动化进行；荧光标记试剂稳定，使用寿命长；样品用量少；方法精密度高、重复性好等。缺点是仪器设备昂贵，药品试剂盒专属性强，需进口；灵敏度较非均相荧光免疫分析方法稍低。

FPIA 特别适用于小分子物质（特别是药物浓度）的测定。目前已有数十种药物（如环孢素、卡马西平、苯妥英钠、丙戊酸、地高辛、氨茶碱、苯巴比妥等）、激素、毒品等用 FPIA 进行分析。但它不适宜大分子物质的测定。

第四节　荧光免疫技术在检验医学中的应用

前述介绍的荧光免疫技术根据其原理不同而在临床检验医学中各有其相应的应用领域。荧光免疫显微技术主要用于组织学中抗原或抗体的定位、定性检查，因为其既具备抗原抗体反应的高度特异性，又能在荧光显微镜下清晰地显示形态，直观性强。激光共聚焦扫描显微镜具有更高的分辨率，成像清晰，且通过对不同层面的连续扫描，能够提供更为准确的定位和定量信息。在临床检验，荧光免疫显微技术多用于自身免疫性疾病、细菌、病毒和寄生虫的检验诊断。荧光免疫测定技术则具备高灵敏度、高精确度，易于自动化进行，其在临床检验中的应用侧重于对血液或体液标本中各种生物活性物质的定量检测。

一、血清中自身抗体的检测

这是荧光免疫显微技术在临床检验中的重要应用，主要使用间接荧光免疫法。例如对抗核抗体（ANA）的检测，不仅可以做到定性检测，还可以通过解读不同类型的荧光图像（均质型、颗粒型、核膜型、核仁型等），对自身免疫性疾病的诊断起重要的辅助作用。其他如抗平滑肌抗体、抗线粒体抗体、抗（胃）壁细胞抗体、抗甲状腺球蛋白抗体、抗甲状腺微粒体抗体、抗骨骼肌抗体及抗肾上腺抗体等也常使用这一方法进行检测。

二、免疫病理检测

可用于组织中免疫球蛋白、补体和抗原抗体复合物的检测，常采用直接免疫荧光法。一些组织特征性的荧光图像具有非常重要的诊断价值，例如基底膜显示颗粒状或块状崎岖不平的，以免疫球蛋白G（IgG）为主的荧光染色，可诊断为红斑狼疮；基底膜显示管状或线状荧光，而以免疫球蛋白G为主者，为类天疱疮；真皮的乳头体内显示以免疫球蛋白A（IgA）为主的颗粒状荧光，为疱疹样皮炎；多种脉管炎可显示管壁或管周荧光染色。

三、各种病原体检测

荧光抗体染色法检测梅毒螺旋体抗体是梅毒特异性诊断的常用方法之一。在病毒学检验中也具有重要意义，目前已有多种免疫荧光检测病毒试剂盒面世。而在细菌学检验中主要用于菌种的鉴定，还可以检测血清中的抗体用于流行病学调查和临床回顾诊断。

四、细胞表面抗原和受体检测

进行荧光染色后可用荧光显微镜观察或利用流式细胞仪（flow cytometry）进行分析，对于细胞免疫功能检测、白血病分型诊断具有重要的诊断价值。

五、体液生物活性物质检测

时间分辨荧光免疫测定的应用范围十分广泛，包括激素、蛋白质、多肽、核酸、神经递质、受体、细胞因子、肿瘤标志物等；荧光酶免疫测定可用于多种抗原抗体的检测，如病毒抗体、细菌及毒素抗原、肿瘤标志物、过敏原、心肌损伤标志物和凝血因子等；荧光偏振免疫测定则特别适用于小分子物质的测定，包括药物、激素、维生素等，尤其在血药浓度监测方面应用十分广泛。

第九章

免疫学检验与自身免疫疾病

第一节　概述

一、基本概念

一般情况下，机体能识别“自我”，对自身不产生或仅产生微弱的免疫应答，这种现象称为自身免疫耐受（autoimmune　tolerance）。自身免疫耐受是机体维持免疫平衡的重要因素。某些情况下，机体自身免疫耐受遭到破坏，免疫系统对自身组织成分发生较强的免疫应答，这种现象称为自身免疫（autoimmunity）。

免疫系统受环境或遗传等因素作用，产生针对自身正常或变性组织、细胞、酶类等自身抗原成分的自身抗体或自身反应性T淋巴细胞（亦称为致敏T淋巴细胞，简称致敏T细胞），造成自身组织器官损伤或功能障碍所引发的疾病称自身免疫病。

二、自身免疫病的基本特征

自身免疫病病因复杂、种类较多，疾病一般拥有以下十大特征。①多数病因不明，可有诱因或无诱因，无诱因者多称为自发性或特发性自身免疫病。②患者以女性居多，发病率随年龄增长而增加。③患者外周血中可检出高效价的自身抗体或针对自身组织细胞的致敏T细胞，自身抗体在不同的自身免疫病中有交叉和重叠现象，少数疾病有相关的特异性自身抗体。④自身免疫病有重叠现象，即一个人可同时患两种及以上自身免疫病。⑤病程往往较长，多迁延而成为慢性，病情发展与缓解常常反复交替，病情轻重程度与自身免疫调节紊乱密切相关。⑥损伤局部可见淋巴细胞、浆细胞、中性粒细胞浸润。⑦免疫抑制剂治疗大部分可取得较好的疗效。⑧在实验动物中经相关抗原免疫或输注自身抗体或输注自身反应性T细胞可复制出相似的疾病模型。⑨存在遗传倾向，已发现某些特定基因和自身免疫病发病有密切关系，如强直性脊柱炎与HLA-B27相关。⑩可能与环境因素有关。

三、自身免疫病的分类

目前尚无统一的分类方法。一般按受累组织器官将其分为器官特异性与非器官特异性两大类，具体见表9-1。

表9-1　常见自身免疫病的分类

类别	病名	自身抗原或免疫复合物
器官特异性	慢性甲状腺炎	甲状腺球蛋白、微粒体
	Graves病	甲状腺细胞表面TSH受体

续表

类别	病名	自身抗原或免疫复合物
器官特异性	自身免疫性溶血性贫血	红细胞
	特发性血小板减少性紫癜	血小板
	免疫不孕	精子
	多发性硬化症	髓鞘碱性蛋白
	原发性胆汁性肝硬化	胆小管细胞、线粒体
	萎缩性胃炎	胃壁细胞
	溃疡性结肠炎	结肠上皮细胞
	胰岛素依赖型糖尿病	胰岛细胞
	重症肌无力	乙酰胆碱受体
非器官特异性	类风湿关节炎	变性 IgG、免疫复合物
	强直性脊柱炎	免疫复合物
	干燥综合征	细胞核（SSA、SSB）、唾液腺管
	系统性红斑狼疮	胞核成分（DNA、组蛋白、Sm）
	系统性硬化症	胞核成分（拓扑异构酶Ⅰ、着丝粒蛋白 B）
	混合性结缔组织病	胞质成分（线粒体、微粒体）

第二节　自身免疫病发生的相关因素

自身免疫病发生的确切原因目前还不是很清楚，启动机制较为复杂，可能涉及自身抗原的暴露或改变、免疫调节以及遗传因素异常等。

一、自身抗原方面的因素

（一）自身抗原成分改变

理化、生物以及药物等因素作用于机体自身成分后引起自身抗原性发生改变。改变的自身成分能刺激 T、B 细胞产生自身免疫应答，导致自身免疫病发生。如变性 IgG 常可刺激机体产生抗变性 IgG 的抗体，引起类风湿关节炎。临床使用某些药物，可改变血细胞表面抗原性，引起自身免疫性溶血性贫血或粒细胞减少等。

（二）免疫隔离部位的隐蔽抗原释放

人体脑、眼球、睾丸、心肌与子宫等部位存在隐蔽抗原（sequestered antigen），手术、外伤、感染等原因可破坏隔离屏障，造成隐蔽抗原释放入血或淋巴液，免疫系统误认它为“异物”，从而引起自身免疫病的发生。例如眼外伤造成隐蔽抗原释放所引发的自身免疫性交感性眼炎。

（三）共同抗原引起的交叉反应

有些细菌、病毒与正常人体一些组织细胞上有相同或类似的抗原表位，人体感染这些病原微生物后，针对这些细菌、病毒抗原产生的抗体和致敏 T 细胞，引起机体免疫应答以清除外来异物，同时也可能与自身组织细胞发生交叉反应，引起自身免疫病，这种现象称为分子模拟（molecular mimicry）。分子模拟可引发多种自身免疫病。如 A 族溶血性链球菌的多种抗原蛋白与人肾小球基底膜等有共同抗原，故感染链球菌可引起急性肾小球肾炎等。

二、免疫调节机制紊乱方面的因素

正常情况下，机体内虽有针对自身抗原的 T、B 淋巴细胞，但机体有一个严格、精密控制的免疫调节系统，因而不发生自身免疫病。如果免疫调节系统功能紊乱，则有可能发生自身免疫病。免疫调节系统功能紊乱与下列因素有关。

（一）MHC Ⅱ类抗原表达异常

一般情况下，体内多数组织器官只表达 MHC Ⅰ类抗原，不表达 MHC Ⅱ类抗原，在一些细胞因子作用下，有些组织细胞表面可异常表达 MHC Ⅱ类抗原，并可将自身抗原递呈给 Th 细胞，启动自身免疫应答，引起自身免疫病。原发性胆汁性肝硬化患者的胆管上皮细胞、糖尿病患者的胰岛内皮细胞和 β 细胞表面等均可异常表达 MHC Ⅱ类分子。

（二）免疫忽视被打破

免疫忽视（immunological ignorance）指免疫系统对低水平抗原或低亲和力抗原不发生免疫应答的现象。在胚胎发育期间，由于免疫忽视，针对低水平表达或低亲和力自身抗原的淋巴细胞克隆并未被删除且保持着对自身抗原的反应性，成为潜在的自身反应性淋巴细胞。

许多因素可打破免疫忽视，例如在微生物感染之时，树突细胞（DC）可被激活并高水平表达协同刺激分子，此时如果递呈被免疫忽视的自身抗原就可能激活自身反应性淋巴细胞克隆，引起自身免疫病；细菌超抗原等多克隆刺激剂可激活处于耐受状态的 T 细胞，使其向 B 细胞发出辅助信号以刺激其产生自身抗体，引发自身免疫病；自身抗原的免疫忽视也可通过 Toll 受体的激活而被打破。异常情况下，凋亡细胞碎片清除发生障碍，碎片中的 DNA 片段可被 DNA 特异性的 B 细胞所识别并被内化，启动激活信号，激活 B 细胞产生抗 DNA 抗体，引发自身免疫病。

（三）调节性 T 细胞功能失常

$CD4^+CD25^+$ 调节性 T 细胞（Treg）的免疫抑制功能异常为自身免疫病产生的一种原因。$CD4^+CD25^+$ 调节性 T 细胞功能缺陷小鼠易发生自身免疫病，将正常小鼠的 $CD4^+CD25^+$ 调节性 T 细胞过继给该小鼠可抑制其自身免疫病的发生。

三、 生理性方面的因素

（一）年龄与性别

自身免疫病发病率随年龄增大而升高，这可能和随年龄增长胸腺功能低下引起的免疫功能紊乱有关。实验和临床资料均显示，自身免疫病可能和性别有关，性别使体内性激素水平不同。女性高发某些自身免疫病可能与体内雌激素水平相关，但其机制目前仍不清楚。

（二）遗传方面的因素

自身免疫病发病和遗传因素呈密切相关，临床与实验均证实自身免疫病往往出现家系发病，患者家族中常常有家系成员患同一自身免疫病或其他自身免疫病；同卵与异卵双生子具有某些非常类似的自身免疫病发病模式；一些自身免疫病和性染色体有关；实验动物中一些品系小鼠易患某些自身免疫病。机体的遗传背景对自身免疫病易感性有影响。

1. HLA 和自身免疫病易感性相关联　在众多的遗传因素中，科学家对 HLA 和自身免疫病易感性关联性进行了广泛深入的研究，现已发现许多自身免疫病的发生率与 HLA 的某些基因型表达的抗原检出率呈正相关。比较多见的一些 HLA 系统抗原表达和自身免疫病的相关性见表 9-2。

表 9-2　HLA 与自身免疫病的相关性

病名	HLA 抗原	相对危险值 $\overline{x}$
强直性脊柱炎	B27	10
系统性红斑狼疮	DR3	5.8
类风湿关节炎	DR4	4.2
多发性硬化	DR2	4.1
桥本甲状腺炎	DR5	3.2
重症肌无力	DR3	2.5

注：相对危险值 $\overline{x}$ = pp（1−pe）/pc（1−pp），pp 与 pc 分别为病例组与对照组中抗原阳性百分率。

2. 非 HLA 基因和自身免疫病易感性的关联　一些非 HLA 基因缺陷或异常也和自身免疫性疾病易感性相关，如 Fas/FasL 基因缺陷者，其活化诱导的细胞死亡（AICD）机制发生障碍，使自身反应性淋巴细胞凋亡受阻，易产生系统性红斑狼疮等，其他免疫分子如淋巴毒细胞相关抗原 4（CTLA-4）、补体等基因缺乏也能导致免疫性肠炎、乳糜泻等自身免疫病。

第三节　自身免疫病的免疫损伤机制

自身免疫病的发生是自身抗体、自身反应性T细胞单个或共同介导对自身成分的免疫应答，其组织损伤多由Ⅱ～Ⅳ型超敏反应所致，参与的免疫学因素主要有自身抗体和T淋巴细胞。

一、自身抗体的作用

自身抗体常通过激活补体系统、调理吞噬、介导细胞毒作用，以及发挥酶与介质的作用而引发自身细胞破坏或激活细胞表面受体而引发自身免疫病。

（一）细胞表面或细胞外基质抗原自身抗体介导的组织损伤

自身抗体直接和其靶抗原结合，通过激活补体、趋化中性粒细胞及单核细胞、促进吞噬及释放炎症介质等，引起肥大细胞活化、血小板聚集、血管平滑肌扩张与凝血途径活化等，导致细胞或组织损伤。如自身免疫性溶血性贫血、肺出血肾炎综合征等。

（二）细胞表面受体自身抗体介导细胞与组织功能障碍

细胞表面受体与其自身抗体结合，可通过多种机制导致受体功能障碍。①模拟配体作用：自身抗体与受体结合，自身抗体可模拟受体配体的作用，刺激并导致靶细胞功能亢进，如甲状腺毒症等。②竞争性阻断效应：自身抗体与受体结合，阻断了受体与天然配体结合或改变受体结构，抑制受体功能。如胰岛素耐受性糖尿病。③介导受体内化与降解：自身抗体和受体结合使受体内化并降解或通过激活补体系统而引发细胞损伤，如重症肌无力。

（三）免疫复合物介导的组织损伤

自身抗体与可溶性自身抗原结合形成循环免疫复合物，并随血流沉积于某些组织，进而造成组织损伤。主要包括系统性红斑狼疮、类风湿关节炎、强直性脊柱炎，其中系统性红斑狼疮是该类疾病的代表。

二、自身反应性T细胞的作用

自身反应性T细胞在多种自身免疫病的免疫损伤中起重要作用。$CD8^{+}$CTL细胞、$CD4^{+}$ Th1细胞均可介导自身组织损伤。CTL可直接攻击靶细胞；Th细胞可辅助CTL细胞，或者通过释放毒性细胞因子及促进炎性细胞聚集与激活的细胞因子，产生淋巴细胞与单核细胞浸润为主的炎性病变，直接或间接造成组织损伤。针对自身抗原，体内存在自身反应性T淋巴细胞时，在一定条件下可引发自身免疫病。如胰岛素依赖性糖尿病（IDDM）是由自身反应性T细胞引起的自身免疫病。

还有一点需说明，有的自身免疫病的发生是自身抗体和自身反应性T淋巴细胞混合作用的结果，如有些重症肌无力（MG）患者的体内既存在神经肌肉接头乙酰胆碱受体的自身抗体，也存在乙酰胆碱受体自身反应性T淋巴细胞。

常见自身反应性T细胞引起的自身免疫病见表9-3。

表9-3　自身反应性T细胞引起的自身免疫病

疾病类型	自身抗原	指征	损伤范围
胰岛素依赖性糖尿病	胰腺细胞抗原	细胞破坏	器官特异性
多发性硬化	髓磷脂	虚弱及多处硬化	非器官的异性
桥本甲状腺炎	甲状腺抗原	甲状腺功能低下	器官特异性
类风湿关节炎	关节滑膜抗原	关节炎症和损伤	非器官特异性

第四节　临床常见的自身免疫病

许多自身免疫病与超敏反应密切相关，主要分为由Ⅱ型、Ⅲ型、Ⅵ型超敏反应引起的自身免疫病。临床常见的有系统性红斑狼疮、类风湿关节炎及甲状腺毒症等，现分述如下。

一、系统性红斑狼疮（systemic lupus erythematosus，SLE）

SLE 是一种多器官、多系统被累及的小血管及结缔组织疾病，多发于中青年女性，病程往往呈现缓解与复发交替出现。患者体内有针对核酸、核蛋白和组蛋白而产生的抗核抗体及其他自身抗体，其抗体种类及其发生率见表 9-4。

表 9-4 系统性红斑狼疮常见的自身抗体

自身抗体	发生率
抗双链 DNA（dsDNA）抗体	60% ~ 90%
抗 Sm 抗体	20% ~ 40%
抗单链 DNA（ssDNA）抗体	70% ~ 95%
抗 SSA 抗体	20% ~ 60%
抗 SSB 抗体	10% ~ 20%
抗核糖核蛋白抗体（抗 nRNP 抗体）	30% ~ 40%
抗核糖体 P 蛋白抗体（ARPA）	10%
抗组蛋白抗体	30% ~ 70%
增殖性细胞核抗原（PCNA）抗体	3% ~ 5%
抗血小板抗体	75% ~ 80%
抗红细胞抗体	10% ~ 65%
抗磷脂抗体	10% ~ 15%

上述自身抗体和相应抗原结合形成免疫复合物，进而沉积在心血管结缔组织、肾小球基底膜、浆膜、关节滑膜与多种脏器小血管壁上，并在局部激活补体，吸引中性粒细胞到局部组织，造成其慢性炎性损伤。

依据损害器官的不同，患者临床表现常有面颊部红斑、盘状红斑、光敏性红斑（皮疹）、关节痛、肾损害（尿蛋白 >0.5g/d，细胞管型等）、心血管病变、浆膜炎、血液学异常［溶血性贫血，白细胞减少和（或）血小板减少］、精神症状，有时也有发热等。

二、类风湿关节炎（theumatoid arthritis，RA）

RA 多发于青壮年，女性多于男性。患者手与脚的小关节常呈向心性对称发病，老年患者可能发生远端大关节受累，关节畸变程度和病程长短有关。患者可伴有血管炎、皮肤与肌肉萎缩、皮下结节、浆膜炎、淋巴结病、（局限型）肺炎、脾肿大及白细胞减少等临床表现。

疾病发生与患者体内出现类风湿因子（theumatoid factory，RF）有关，它是免疫系统针对体内变性 IgG 产生的自身抗体。变性 IgG 可与 RF 结合成免疫复合物，沉淀于关节滑膜等部位，激活补体，在局部引起慢性渐进性免疫炎症性损害，引起滑膜炎症，产生渗出液、肉芽肿、软骨与骨细胞破坏、类风湿结节等，部分病例可累及心、肺及血管等。

三、甲状腺毒症

患者血清中产生针对促甲状腺激素受体的自身 IgG 抗体，由此而引发自身免疫病。患者体内产生的 IgG 抗体持续作用于甲状腺细胞的促甲状腺激素受体，刺激甲状腺细胞分泌过多的甲状腺素，使患者出现甲状腺功能亢进。

某些自身抗体能过继诱导相应的自身免疫病。如患毒性弥漫性甲状腺肿的母亲血液中的自身促甲状腺激素受体激动剂样 IgG 类抗体能通过胎盘进入胎儿体内，其婴儿在出生后前几周表现为甲状腺功能亢进的症状。

其他较常见的自身免疫病还有干燥综合征、多发性肌炎与皮肌炎、硬化病等。干燥综合征（Sjogren syndrome，SS）常与系统性红斑狼疮、硬皮病、淋巴增生性疾病以及胆汁性肝硬化等伴随而发生。其典型的临床特征为腺体分泌功能异常，导致皮肤与黏膜干燥，最常侵犯泪腺和唾液腺，产生眼干与口干。约半数患者有鱼鳞样的皮肤干燥，患者抗 SSA 抗体、抗 SSB 抗体等通常为阳性。

多发性肌炎（polymyositis，PM）是以肌肉损害为主要临床表现的自身免疫病，如果同时伴有皮肤损害，则称为皮肌炎（dermatomyositis，DM）。PM 常表现为近端肌群无力且伴触痛，随病情发展患者可有呼吸困难甚至生命危险。多发性肌炎与皮肌炎患者有多种自身抗体，较为特异的是抗 Jo-1 等。

硬化病（scleroderma，Scl）也是较为常见的自身免疫病，其最典型的临床表现为皮肤变紧、变硬。病变仅累及皮肤而不伴有内脏器官时则称为进行性系统性硬化症（progressive systemic sclerosis，PSS）。其特异性抗体为抗 Scl-70 抗体，80% ~ 95% 的局限性硬化症患者可检测到抗着丝点抗体。

第五节　自身免疫病的免疫学检验

自身免疫病主要是机体针对自身成分产生相应自身抗体和（或）致敏淋巴细胞而引发的相应疾病。临床上自身免疫病的诊断，目前主要依靠临床表现及自身抗体检查，故无论是临床医生，还是临床检验工作者，都需要掌握或熟悉自身抗体及其相关知识。

一、自身抗体的分类及其命名

（一）自身抗体的分类

自身抗体分类方法较多，目前主要有两类分类方法。

（1）根据致病自身抗原体内分布范围：分为器官特异性和非器官特异性自身抗体。

（2）根据检测自身抗体所用基质：分为细胞抗体和组织抗体。

（二）自身抗体的命名

自身抗体的命名尚不统一，一种抗体常常有几个名称，如抗丝集蛋白抗体，也有称抗角质蛋白抗体等。自身抗体的命名一般以下述原则进行。

（1）以首先被检测到该抗体的患者名字的缩写进行命名，如抗 Sm 其同义名为抗 SSA；抗 La，其同义名为抗 SSB。

（2）以相关疾病名称的缩写进行命名，如抗 Scl-70、抗 SSA、抗 SSB 等。

（3）以抗原化学性质进行命名，如抗 DNA、抗 U1-RNP 等。

（4）以抗原所在部位进行命名，如抗核膜抗体等。

目前习惯上以自身抗体针对的抗原进行命名。与特定疾病高度相关的自身抗体称该疾病的标志性抗体。

二、自身抗体的常用检测方法

抗体检测的所有方法均可用于检测自身抗体，目前常用的检测方法有免疫荧光法、ELISA、免疫印迹法、胶乳凝集试验。

三、自身抗体检测及其相关自身免疫病诊断

（一）抗核抗体

抗核抗体（antinuclear antibody，ANA）是一组将各种自身细胞核成分作为靶抗原的自身抗体的总称。ANA 主要是 IgG，其次有 IgM、IgA 和 IgD，无种属与器官特异性，故这一类抗体可和所有动物细胞核发生反应。迄今被发现的已有二十余种 ANA，主要存在于血清中，也可在胸腔积液、关节滑膜液和尿液中检测到。

大多数自身免疫病患者 ANA 均可呈阳性，但 ANA 阳性并不一定患有自身免疫病，正常老年人可有低滴度的 ANA。总 ANA 检测在临床诊断与鉴别诊断中已成为一个非常重要的筛查试验。

各种 ANA 在不同自身免疫病中可出现不同组合，能形成各种疾病或疾病亚群的特征性抗体谱。ANA 阳性者应进一步检测各亚类抗核抗体，这对明确诊断、临床分型、病情预后及疗效评价均有重要意义。

根据抗原分布部位和细胞内分子理化性质将抗核抗体分为四大类：抗 DNA 抗体、抗组蛋白抗体与抗非组蛋白抗体以及抗核仁抗体。各大类又因抗原特性的不同再分为许多亚类。

1. ANA 的检查方法 临床常用间接免疫荧光法作为总 ANA 筛检试验，用核质丰富的培养细胞 Hep-2 细胞作为抗原，是目前最常用的检测方法。

2. 常见 ANA 荧光图形 如下所述。

（1）均质型（homogeneous，H）：胞核均匀着染荧光素，核仁部位可不着色，分裂期细胞浓缩染色体荧光强度增大，和均质型相关的自身抗体主要有抗双链 DNA 抗体与抗单链 DNA 抗体、抗组蛋白抗体和抗核小体抗体。

高滴度均质型抗核抗体主要见于系统性红斑狼疮，低滴度均质型抗核抗体可见于类风湿关节炎、慢性肝病等。

（2）颗粒型（speckled，S）：也称斑点型，胞核内出现颗粒状荧光，分裂期细胞染色体无荧光显示。与颗粒型相关的自身抗体涉及抗 nRNP 抗体，如抗 U1-nRNP、抗 Sm、抗 SSA、抗 SSB 等。

高滴度的颗粒型常见于混合型结缔组织病，也可见于系统性红斑狼疮、干燥综合征、硬化症等。

（3）核膜型（membranous，M）：也称周边型，荧光主要显示在细胞核的周边且形成荧光环，或者是在均一的荧光背景上核周边荧光增强；分裂期细胞浓缩染色体着染阴性，也有人认为，只有 Hep-2 细胞未固定好时，才会出现周边型荧光。

现认为此型主要见于原发性胆汁性肝硬化患者。

（4）核仁型（nucleolar，N）：荧光着色主要分布在核仁区，分裂期细胞染色体无荧光着染。相关抗体为核仁特异的低相对分子质量 RNA 抗体，如抗原纤维蛋白（U3-RNP）抗体、抗 Scl-70 抗体等。

核仁型在系统性干燥综合征中出现率最高，特别是高滴度核仁型对诊断硬皮病具有特异性，但核仁型也见于其他。

未治疗的 SLE 与混合性结缔组织病（MCTD）患者，95% 以上都有较高滴度抗核抗体，1 ∶ 100 以上即可怀疑临床疾病。抗核抗体阴性时，对排除非系统性红斑狼疮有较高的价值，故抗核抗体检测为系统性红斑狼疮的最佳筛检试验。

抗核抗体荧光图形分类对于自身免疫病的鉴别诊断具有提示作用，但要明确属哪一类自身抗体，还须对抗核抗体谱系做进一步的检查，不能只凭荧光核型对自身抗体做出相关的判断。

（二）抗双链 DNA 抗体（抗 dsDNA）的检测及其临床意义

抗 dsDNA 抗体其反应位点在 DNA 外围区的脱氧核糖磷酸框架上。目前，抗 dsDNA 抗体的检测方法有间接免疫荧光法、放射免疫分析法、ELISA 及芯片技术。

用绿蝇短膜虫为基质的间接免疫荧光法能特异性检测抗 dsDNA 抗体，且有较高的疾病特异性和灵敏度，由于绿蝇短膜虫的虫体为圆形或卵圆形，其动基体（kinetoplast）由环状双链 DNA 构成，且通常不含有其他细胞核抗原，能和动基体起反应的自身抗体仅有抗 dsDNA 抗体，所以有高度的特异性；仅细胞核或鞭毛体的荧光应判断为抗 dsDNA 抗体阴性。用此法检测可见抗 dsDNA 抗体和动基体结合后发出致密光亮点，动基体可单独发荧光，也能与核同时发出荧光。抗双链 DNA 抗体低滴度时，在 Hep-2 细胞片上则不易检出。但在绿蝇短膜虫基质片上，用 1 ∶ 10 稀释时即出现动基体阳性，故其灵敏度高。

抗 dsDNA 抗体为系统性红斑狼疮患者的特征性标志抗体，为系统性红斑狼疮重要的诊断标准之一。抗 dsDNA 抗体滴度和疾病活动度相关，抗体滴度的动态检测可指导治疗。抗 dsDNA 抗体参与系统性红斑狼疮发病，此抗体可形成多种冷沉淀而导致血管炎、蝶形红斑及狼疮型肾炎等。

临床意义：抗 dsDNA 抗体诊断 SLE 的特异性能达 95%，但其敏感性只有 30% ~ 50%，故抗 dsDNA 抗体阴性不能排除 SLE 的诊断。抗核小体抗体也可用于系统性红斑狼疮诊断。

四、抗 ENA 抗体谱的检测及其临床意义

ENA（extractable nuclear antigens）是可提取核抗原的总称，用盐水或磷酸盐缓冲液可从细胞核中提取 ENA 抗原。ENA 为非组蛋白的核蛋白，属于酸性蛋白抗原，是许多小相对分子质量 RNA（100 ~ 125

个核苷酸）和各自对应的特定蛋白质组成的核糖核蛋白（ribonucleoprotein，RNP）颗粒，这样的组成使其抗原性得以增强，分子中无 DNA。ENA 抗原主要包括 RNP、Sm、SSA、SSB、Jo-1、Scl-70 等抗原，这些抗原有各自的抗原特异性，因其与蛋白质组成后的抗原相对分子质量大小各异，电泳时可被分成不同相对分子质量的抗原条带。相应的自身免疫病能产生相应的抗 ENA 抗体。按照 ENA 抗体相对分子质量与抗原特性的不同，可用不同的免疫方法检测这些自身抗体。不同特性的抗 ENA 抗体在各种自身免疫病中的阳性率差异明显，有的有很高的特异性。对其进一步检测，可协助诊断和鉴别诊断自身免疫病，临床意义重大。

（一）检测方法

抗 ENA 抗体谱检测的方法较多，较早常用的方法有双向免疫扩散、对流免疫电泳，但敏感度和特异性较低。自从 1979 年免疫印迹法被引进中国后，因在同一载体上可作多项分析，且灵敏度高，特异性强，易操作，现已成为临床实验室广泛采用的抗 ENA 抗体谱的检测方法。

（二）临床意义

1. 抗 Sm 抗体　Sm 抗原属小核核糖核蛋白（snRNP 或 nRNP）颗粒，参与 mRNA 前体的剪切，由富含尿嘧啶的核 RNA（U-RNA）与各种特定蛋白组成，据其色谱测定性质，U-RNA 可分为 U1 ~ U6RNA，常见的为 U1RNA，其次为 U2RNA、U4 ~ U6RNA，分布在细胞核内，U3RNA 分布在核仁上，常与原纤维蛋白结合，它与蛋白质形成复合物后相对分子质量为 9 ~ 70kD。抗 Sm 抗体只在系统性红斑狼疮（SLE）患者中发现，属于 SLE 的血清标志抗体，已列入 SLE 的诊断标准。30% ~ 40% 的 SLE 患者抗 Sm 抗体阳性，故其阴性不能排除 SLE。与抗 dsDNA 抗体相比，抗 Sm 抗体水平与 SLE 疾病活动性不相关，和临床表现也不相关，治疗后的 SLE 患者亦可有抗 Sm 抗体阳性存在。抗 Sm 抗体检测对早期、不典型的 SLE 有很大的诊断价值。

2. 抗核小体抗体　主要见于系统性狼疮患者血清中。对 SLE 诊断的特异性可达到 95%。

3. 抗核糖体 P 蛋白抗体（ARPA）　为系统性狼疮的特异性自身抗体。抗核糖体 P 蛋白抗体在干燥综合征、皮肌炎 / 多肌炎、系统性硬化症、夏普综合征以及健康献血者中未曾检出。近年来研究认为核糖体 P 蛋白抗体的出现与狼疮性脑病密切相关。

4. 抗 U1-nRNP 抗体　通常所说的抗核 RNP（nuclear RNP，nRNP 或 RNP）抗体，因其抗原物质常为含有 U1RNA 及核蛋白的复合物，故又称为抗 U1-nRNP 抗体，是诊断混合性结缔组织病的重要血清学依据，高滴度的抗 U1-nRNP 抗体是混合性结缔组织病的特征性抗体，已列入混合性结缔组织病的诊断标准。其抗体在混合性结缔组织病患者的阳性检出率可高达 95%。无论在疾病的活动或缓解期，高滴度的抗 nRNP 抗体均可持续存在。

抗 nRNP 抗体尚无疾病特异性，在其他自身免疫病中也有不同的阳性检出率，不过滴度均低于混合性结缔组织病患者。Sm 与 nRNP 分别属于同一分子（RNA- 核蛋白颗粒）抗原位置上的不同位点，抗 Sm 抗体能与所有的 nRNP 反应，故抗 Sm 抗体与抗 nRNP 抗体常同时阳性，但抗 U1-nRNP 抗体则不一定。

5. 抗 SSA 抗体与抗 SSB 抗体　它们是干燥综合征最常见的自身抗体。其阳性检出率分别是 70% ~ 80%、40%，抗 SSB 抗体的特异性高于抗 SSA 抗体，可达 50% ~ 60%。两抗体共同检测可提高干燥综合征患者的诊断阳性率。一些 SLE 患者其阳性率分别为 35% 与 15% 左右。

6. 抗 Scl-70 抗体　抗 Scl-70 抗体几乎只在硬皮病患者中检出，其靶抗原成分是相对分子质量为 70 kD 的拓扑异构酶Ⅰ（topo-Ⅰ），故称其抗体为抗 Scl-70 抗体。在系统性硬皮病中的阳性检出率为 20% ~ 40%，在进行性系统性硬化症患者中的阳性检出率依据实验方法与疾病的活动度不同，为 25% ~ 75%，在其他自身免疫病中极少有阳性结果，正常人为阴性。

7. 抗 Jo-1 抗体　又称多发性肌炎 -1 抗体（PM-1 抗体），此抗体最常见于多发性肌炎（polmositis，PM）。PM-1 自身抗原是相对分子质量为 110kD 和（或）80kD 的多肽（核仁蛋白）。抗 PM-1 抗体在多发性肌炎的阳性检出率可达 40% ~ 50%，在多发性肌炎、皮肌炎患者中阳性检出率为 25%，单独皮肌炎检出率不到 10%，在其他自身免疫病中抗 PM-1 抗体几乎阴性，故其对诊断多发性肌炎具有特异性。

多发性肌炎和硬皮症重叠的患者，抗 PM-1 抗体的阳性率可高达 85%。

另外，还有抗着丝点抗体（ACA）、抗增殖性细胞核抗原抗体（PCNA）、抗组蛋白（H）抗体及抗线粒体-M2抗体（AMA-M2），它们分别和局限性系统性硬化症、SLE、RF及原发性胆汁硬化性肝硬化相关。

五、类风湿关节炎相关自身抗体的检测与临床意义

（一）类风湿因子（rheumatoid factor，RF）

RF最早由Rose等人在RA患者血清中发现。RF主要为19S IgM，也可有7S IgM和IgA，它和天然IgG结合能力较差，最易和人及动物的变性IgG或免疫复合物中的IgG结合，形成的免疫复合物可活化补体，或者被吞噬细胞吞噬。吞噬细胞可释放溶酶体酶、胶原酶及前列腺素E_2等物质，在炎症黏附分子等的参与下，导致组织炎性损伤，引发关节炎及血管炎。

常见的类风湿因子有IgM型、IgG型、IgA型与IgE型，IgM型被认为是RF的主要类型，也是临床免疫检验中最常用的测定对象。

1. 检测方法　胶乳颗粒凝集试验为检测IgM型RF的常用方法，只能定性或半定量，灵敏度与特异性均不高，仅能检出血清中的IgM型类风湿因子；速率散射比浊法检测类风湿因子快速、准确，可定量分析，灵敏性与准确性均高于胶乳凝集法，此法已逐渐替代胶乳凝集法，但其仍只能检出IgM型类风湿因子；ELISA可测定不同类型的类风湿因子。

2. 临床意义　RF在RA患者中的阳性率很高，约为80%，属于RA患者中最常见的自身抗体。高滴度RF有助于RA患者的早期诊断，其滴度与患者的临床表现相关。另外，部分老年人和其他自身免疫病患者也可检测到RF，其阳性率为28.9%～50%。尽管在多种疾病中，RF可呈阳性，但浓度一般低于40 U/mL，随其浓度增加，其对RA诊断的特异性增高。

Ig浓度监测及分型检测有助于病情分析及预后判断，病变部位检出高浓度Ig意义更大。

RF阴性时不排除RA，有些RA患者血清RF阴性，该类患者关节滑膜炎轻微，极少发展为关节外类风湿病。

（二）抗丝集蛋白抗体（anti-filaggrin antibody，AFA）

AFA又称抗角蛋白抗体（anti keratin antibody，AKA）。AFA主要见于类风湿关节炎患者，其阳性率为30%～55%，特异性可达95%～99%。在其他疾病，AFA的检出率极低。AFA同类风湿关节炎有显著相关性。

1. AFA检测方法　常用间接免疫荧光法，以大鼠食管中段黏膜组织切片作为基质。AFA的靶抗原是食管角质层蛋白与上皮层角质基底层蛋白及角质棘层蛋白。

2. 临床意义　抗丝集蛋白抗体对类风湿关节炎早期诊断具有重要意义，与类风湿因子联合检测，能进一步提高诊断效能。抗丝集蛋白抗体属于判断类风湿关节炎预后的一个标志性抗体，高滴度常提示疾病较为严重。抗丝集蛋白抗体敏感性较低。阴性尚不能排除类风湿关节炎，抗丝集蛋白抗体与类风湿因子极少同时平行检出。

（三）抗环瓜氨酸肽抗体（antibodies against cyclic citrullinated peptides，anti-CCP）

丝集蛋白中的瓜氨酸是主要抗原表位，用合成的环瓜氨酸肽作为ELISA的抗原基质检测抗CCP抗体，其敏感性可达80%。抗CCP抗体是一个高度特异性诊断类风湿关节炎的新指标，已被纳入类风湿关节炎的诊断标准。

1. 检测方法　目前最常用的检测方法为ELISA。

2. 临床意义　抗CCP对类风湿关节炎诊断的特异性为96%，在疾病早期阶段即可呈阳性，具很高的阳性预测值。抗CCP特异性显著高于类风湿因子，且阳性患者更易发生关节损伤。

六、自身免疫病相关的其他实验室检测

自身免疫病自身抗体虽为主要的检查内容，但其他免疫学指标（如IgG、IgA、IgM和补体等）有无变化也能为临床诊疗提供帮助。

（一）免疫球蛋白、补体检测及临床意义

1. 免疫球蛋白检测及其意义　自身免疫病患者免疫功能紊乱，体内产生了大量自身抗体，所以血清 Ig 含量常常高于正常值。其中 IgG 升高较明显，IgM、IgA 也可升高。其含量的波动与疾病活动呈一定相关性，动态观察血清或局部体液中 Ig 含量变化，能辅助分析病情。

2. 补体监测及其临床意义　在以Ⅱ型、Ⅲ型超敏反应机制引发的自身免疫病中，补体参与反应。这类患者因疾病活跃期时消耗了大量补体，总补体活性（CH50）与单一补体含量均明显降低。在疾病缓解期，补体含量又可逐渐恢复正常。故监测补体含量的变化对了解疾病的进展与治疗效果有重要意义。T 细胞引起的自身免疫病，补体含量变化不明显。

（二）淋巴细胞检测及临床意义

尽管自身免疫病多与自身抗体有关，但起主导作用的还是淋巴细胞，故检测淋巴细胞亚群数量及其功能变化，可反映患者体内免疫细胞状况，进而为临床治疗提供参考指标。

（三）细胞因子检测及其临床意义

目前临床上已开始用生物合成的抗细胞因子抗体治疗一些自身免疫病，目的是降低过强的免疫应答、缓解免疫病理损伤，如用抗 IL-10 单克隆抗体治疗 SLE，用抗 TNF-α 抗体治疗类风湿关节炎。故在疾病病程中检测这些细胞因子不但对疾病发生机制的研究有作用，而且还可了解病程进展并指导治疗。

（四）循环免疫复合物检测及其临床意义

随血液循环的免疫复合物称为循环免疫复合物（circulating immune complex，CIC）。免疫复合物沉积能引起一系列病理生理反应，进而形成免疫复合物病。故检测体内免疫复合物，对自身免疫病的诊断、疗效观察、预后判断和病情演变及发病机制的探讨等有重要意义。

第十章

免疫学检验与免疫缺陷疾病

第一节 概述

一、免疫缺陷病的分类

按发病原因不同，免疫缺陷病可分为如下两大类。

（一）原发性免疫缺陷病

原发性免疫缺陷病（primary immunodeficiency disease，PIDD）是由免疫系统的遗传基因异常或先天性免疫系统发育不良造成免疫功能障碍引起的疾病，可伴其他组织器官的发育异常或畸形，也称先天性免疫缺陷病（congenital immunodeficiency disease，CIDD）。据估计，它在人群中的总发病率约为0.01%，病种较多，迄今文献报道多达200余种。按其累及的免疫成分不同，可分为B细胞缺陷（抗体缺陷，占50%），T细胞缺陷（细胞免疫缺陷，占18%），联合免疫缺陷（T、B细胞缺陷，占20%），吞噬细胞缺陷（占10%），补体缺陷（占2%）。PIDD具有人群发病率低，发病年龄早，病情严重且难治，死亡率高的特点。

随着分子生物学技术的发展，目前已对某些PIDD的基因突变或缺陷进行了定位，为阐明其发病机制、临床诊断和治疗奠定了基础，并促进了对免疫应答和调节机制的深入了解。

（二）继发性免疫缺陷病

继发性免疫缺陷病（secondary immunodeficiency disease，SIDD）是免疫系统受到后天因素（如营养不良、感染、肿瘤、消耗性疾病、应用免疫抑制剂等）引起免疫功能损伤而导致的疾病，也称获得性免疫缺陷病（acquired immunodeficiency disease，AIDD）。可累及T细胞、B细胞、吞噬细胞和补体等不同免疫成分，导致相应功能受损。SIDD具有人群发病率高，临床表现复杂，通常消除病因后可恢复的特点。

二、免疫缺陷病的特点

免疫缺陷病的临床表现各异，与所缺陷的成分、程度、范围有关，但有如下共同的临床特点。

（一）对感染的易感性增加

免疫缺陷病患者易出现反复感染，且病情常较严重，难以控制，是造成患者死亡的主要原因。体液免疫缺陷、吞噬细胞缺陷及补体缺陷导致的感染，以细菌尤其是化脓性细菌感染为主，也可发生肠道病毒感染。T细胞免疫缺陷导致的感染主要由病毒、真菌、胞内寄生菌和原虫引起。T、B细胞联合免疫缺陷除对各种病原微生物易感之外，机会感染是其重要特点（表10-1）。

表10-1 各类免疫缺陷病感染特点

免疫缺陷病	易感病原体类别	感染类型
体液免疫缺陷	以化脓性球菌感染为主	败血症、化脓性脑膜炎、肺炎、气管炎、中耳炎等
细胞免疫缺陷	细胞内寄生病原体感染为主	重症病毒感染、真菌感染、布氏菌病、结核病等
联合免疫缺陷	化脓菌和胞内寄生病原体	全身重症细菌及病毒感染、顽固性腹泻或脓皮病
吞噬细胞和补体缺陷	化脓菌为主，补体缺陷时也常见奈瑟氏菌属球菌感染	肺炎、化脓性淋巴结炎、脓皮病、全身性肉芽肿

（二）易伴发恶性肿瘤

免疫缺陷病患者易发生肿瘤，尤其是T细胞缺陷患者，主要为病毒所致肿瘤和淋巴系统肿瘤，其发生率比同龄正常人群高100 ~ 300倍。

（三）易发自身免疫病

因免疫自稳和免疫调节功能障碍，免疫缺陷病患者易发自身免疫病，发病率可高达14%，而正常人群的发病率仅0.001% ~ 0.01%，以SLE、类风湿关节炎和恶性贫血等多见。

第二节 免疫缺陷病的免疫学检验

免疫缺陷病病种较多，临床表现各异。病因多样，涉及免疫系统的多种成分，因此其检测也应是多方面、综合性的。影像学检查可作为辅助，如胸腺影，侧位X线片咽部腺样体。实验室检测是疾病确诊的主要手段，主要采用免疫学方法和分子生物学方法，检测T细胞、B细胞和吞噬细胞数量与功能，以及测定免疫球蛋白、补体、细胞因子等的含量。其他一些常规的和特殊的检测手段，如血液检查、皮肤与黏膜、淋巴结活检等对确诊和明确分型也很重要。

一、B细胞缺陷病的检测

B细胞缺陷主要表现为B细胞数量减少或缺陷以及功能障碍，由此导致体内Ig水平降低或缺陷，以及抗体产生功能障碍，因此，其检测主要包括B细胞数量、功能和体内Ig水平等。

（一）B细胞数量的测定

1. B细胞表面膜免疫球蛋白（SmIg）的检测　SmIg是B细胞最具特征性的表面标志。检测SmIg不但可以测算B细胞的数量，还可根据SmIg的类别判断B细胞的成熟及分化阶段。所有体液免疫缺陷患者都有不同程度的B细胞数量和成熟比例的异常。采取淋巴结、直肠或小肠黏膜活检，以免疫荧光法和流式细胞分析法进行检测。

2. B细胞表面CD抗原检测　B细胞表面存在着CD10、CD19、CD20、CD22等抗原。CD10只出现在前B细胞，CD19、CD20从原始至成熟的B细胞都存在，而CD22只在成熟B细胞表达。用免疫组化方法检测这些B细胞标志可了解B细胞数量、亚型和分化情况。其检测方法主要有Ig流式细胞术。

（二）血清Ig的测定

1. 血清各类Ig的测定　B细胞缺陷患者均存在不同程度的Ig水平降低。因Ig类别与特性不同，IgG、IgM和IgA主要采用免疫浊度法；IgD和IgE由于含量甚微，可采用RIA、CLIA和ELISA等技术测定；IgG亚类可用ELISA和免疫电泳法测定。Ig缺陷有两一种，即所有Ig都缺陷和选择性Ig缺陷。前者IgG<2g/L、IgM<0.1g/L、IgA<0.05 g/L，IgE也降低，而IgD可正常。后者最常见的是IgA选择性缺陷，血清IgA<0.05 g/L，外分泌液中测不出sIgA，IgG、IgM正常或偏高。

判断体液免疫缺陷病时应该注意的是：①血清中Ig总量的生理范围较宽，不同测定方法检测的结果差异较大，对于Ig水平低于正常值下限者，应在一段时间内反复测定，才能判断其有无体液免疫缺陷；②患者多为婴幼儿，应注意其Ig生理水平及变化规律；③还需要注意地区与种族Ig差异。

2. 同种血型凝集素的测定　同种血型凝集素，即 ABO 血型抗体（抗 A 抗体和抗 B 抗体），其为出生后对红细胞 A 物质或 B 物质的抗体应答所产生，为 IgM 类，属天然抗体。检测其滴度是判定机体体液免疫功能简便而有效的方法。通常，除婴儿和 AB 血型外，正常机体均有 1 ∶ 8（抗 A）或 1 ∶ 4（抗 B）或更高滴度。其检测有助于诊断 Bruton 症，SCID，选择性 IgM 缺陷症等。

（三）抗体产生能力的测定

1. 特异性抗体产生能力测定　正常人接种疫苗或菌苗后 5 ~ 7 天可产生特异性抗体（IgM 类），若再次免疫（或接种）会产生更高滴度的抗体（IgG 类）。因此，接种疫苗后检测抗体产生情况可判断机体有无体液免疫缺陷。常用的抗原为伤寒菌苗和白喉类毒素，可在注射后 2 ~ 4 周测定抗体的滴度。接种伤寒菌苗常用直接凝集实验测定效价，接种白喉类毒素常用锡克试验（Schick's test，体内法）检测相应抗体。

2. 噬菌体试验　人体清除噬菌体的能力被认为是目前观察抗体应答能力的最敏感的指标之一。正常人甚至新生儿，均可在注入噬菌体后 5 天内将其全部清除；而抗体产生缺陷者，清除噬菌体的时间则明显延长。

二、T 细胞缺陷病的检测

T 细胞缺陷病主要表现为 T 细胞数量减少或缺陷以及功能障碍，由此导致机体细胞免疫功能缺陷，并影响体液免疫功能。因此，其检测主要包括 T 细胞数量和功能检测。

（一）T 细胞数量的检测

1. T 细胞总数的检测　T 细胞在外周血中占 60% ~ 80%，当 T 细胞总数低于 1.2×10^9/L 时，提示可能存在细胞免疫缺陷。通常采用免疫荧光法和流式细胞术检测 T 细胞标志 CD3 反映外周血 T 细胞总数。

2. T 细胞及其亚群检测　T 细胞按其功能不同分为许多亚群，如 $CD4^+$T、$CD8^+$T 细胞，可通过检测 CD3/CD4 和 CD3/CD8 对其亚群进行检测，并观察两者比例。正常情况下，外周血 $CD4^+$T 细胞约占 70%，$CD8^+$T 细胞约占 30%。

（二）T 细胞功能的检测

1. 皮肤试验　皮肤试验可检测体内 T 细胞迟发型超敏反应（DTH）能力，从而反映受试者的细胞免疫功能。常用的皮试抗原是易于在自然环境中接触而致敏的物质，包括结核菌素、白色念珠菌素、毛发菌素、链激酶 – 链道酶（SK–SD）和腮腺炎病毒等。为避免个体差异、接触某种抗原的有无或多少、试剂本身质量和操作误差等因素影响，应该用几种抗原同时试验，凡 3 种以上抗原皮试阳性者为正常，2 种或少于 2 种阳性或在 48h 反应直径小于 10mm，则提示免疫缺陷或反应性降低。但 2 岁以内儿童可能因未曾致敏而出现阴性反应，因此判断时只要有一种抗原皮试阳性，即可说明 T 细胞功能正常。

2. T 细胞增生试验　体外检测 T 细胞功能的常用技术，用非特异性刺激剂或特异性抗原（最常用 PHA）刺激淋巴细胞，通过观察淋巴细胞增生和转化能力来反映机体的细胞免疫功能。T 细胞缺陷患者会表现出增生应答能力降低，且增生低下程度与免疫缺损程度一致。新生儿出生后不久即可表现出对 PHA 的反应性，因而出生一周后若出现 PHA 刺激反应，即可排除严重细胞免疫缺陷的可能。

3. 其他检查　疑为 SCID 或 T 细胞免疫缺陷的患儿有条件时应进行血标本中腺苷脱氨酶（ADA）及嘌呤核苷磷酸化酶（PNP）的定量分析；对于酶正常的 SCID 或其他严重的 T 细胞免疫缺陷，如 MHC Ⅰ型和（或）Ⅱ型抗原缺陷及 Wiskott–Aldrich 综合征，可进行适当的细胞表型（MHC Ⅰ型、Ⅱ型抗原）和（或）功能的测定。95% 的共济失调毛细血管扩张症的甲胎蛋白增加（40 ~ 2 000mg/L）有助于区别其他神经系统疾患。测定中性粒细胞过氧化酶，红细胞或中性粒细胞红细胞葡萄糖 –6– 磷酸脱氢酶活性可明确有无这些酶活性下降。染色体检查对诊断共济失调毛细胞血管扩张症和胸腺发育不良有帮助。

三、吞噬细胞缺陷病的检测

吞噬细胞包括单核细胞、巨噬细胞和中性粒细胞，其缺陷可表现为细胞数量减少和功能缺陷，包括细胞吞噬能力、胞内杀菌能力、趋化运动等减弱或消失。

（一）白细胞计数

外周血中性粒细胞计数，当成人 $<1.8\times10^9$/L，儿童 $<1.5\times10^9$/L，婴儿 $<1.0\times10^9$/L 时，可认为是中性粒细胞减少。若能排除其他外因的影响，就应考虑遗传因素的作用。

（二）趋化功能检测

趋化运动是吞噬细胞功能发挥的前提。常采用滤膜渗透法（Boy den 小室法），用微孔滤膜将趋化因子和白细胞分开，观察白细胞穿越滤膜的能力，从而判断其趋化功能。对于迟钝白细胞综合征、家族性白细胞趋化缺陷症等有诊断价值。

（三）吞噬和杀伤试验

吞噬和杀伤试验是检测吞噬细胞功能的经典试验。可将白细胞与一定量的细菌悬液混合孵育，取样涂片、染色、镜检，观察白细胞对细菌的吞噬和杀伤情况，用吞噬率和杀伤率表示。慢性肉芽肿病患者由于吞噬细胞缺少过氧化物酶而无法杀菌，故其吞噬率基本正常，但杀菌率显著降低。

（四）NBT 还原试验

NBT 还原试验是一种检测吞噬细胞还原杀伤能力的定性试验。吞噬细胞杀菌时，能量消耗剧增，耗氧量也随之增加，氢离子的传递使添加的淡黄色 NBT 被还原成蓝黑色甲臜颗粒，沉积于胞质中，称为 NBT 阳性细胞。正常参考值为 7% ~ 15%，低于 5% 表明杀菌能力降低，可用于检测慢性肉芽肿病和严重的 6- 磷酸葡萄糖脱氢酶缺乏症。

（五）黏附分子检测

用免疫组化或 FCM 精确测定中性粒细胞表面的黏附分子（如 CD18、CD11b、CD11c、CD15、CD62L 等），以便了解吞噬细胞黏附功能。另外，也可用 ELISA 检测血清中游离选择素水平。

四、补体系统缺陷病的检测

补体系统的检测包括总补体活性和单个组分的测定。总补体活性测定可反映补体系统总的活性，单个补体检测 C1q、C4、C3、B 因子和 C1 酯酶抑制剂等含量。由于补体缺陷涉及成分多，又有多条激活途径，对补体系统缺陷病的分析较难。原发性补体缺陷的发病率低，注意与自身免疫病相鉴别。测定 CI 酯酶抑制剂可协助诊断遗传性血管神经性水肿。

五、基因诊断

采用分子生物学手段，对一些原发性免疫缺陷病的染色体 DNA 进行序列分析，可发现是否存在与缺陷相关的基因突变或缺损的部位，从而为各种原发性免疫缺陷病的诊断、治疗提供了新的途径。常见的原发性免疫缺陷病的基因突变位点见表 10–2。

表 10–2　原发性免疫缺陷病的基因突变位点

疾病	突变基因
X-SCID	Xq13.1 ~ 13.3
XLA	Xq21.3
XLHM	Xq26.3 ~ 27.1
ADA 缺乏	2.0q13.2 ~ 13.11
PNP 缺乏	14q13.1
X-CGD	Xp21.1
LAD-1	21q22
DiGeorge	22q11
毛细血管扩张性共济失调综合征	11q22

六、AIDS 的检测

用于检测 HIV 的实验室有初筛实验室和确认实验室。实验室的建立必须经有关部门验收和批准。

HIV 的实验室检查主要包括检测 HIV 核酸、血清中的抗 HIV 抗体、HIV 抗原以及淋巴细胞尤其是 $CD4^{+}T$ 淋巴细胞的数量。

（一）病原学检测

病原学检测是指直接从 HIV 感染者体内分离出病毒或检出 HIV 组分。但病毒分离培养和鉴定需要时间较长，对实验技术和条件要求较高，目前多采用分子生物学技术如核酸杂交、反转录 PCR 技术检测病毒 cDNA 或 RNA。

（二）免疫学检测

免疫学标志主要是 HIV 感染后产生的抗原、抗体，也包括 T 细胞计数及亚群比例。

1. 抗原的检测　感染 HIV 后，血液中最先出现 HIV-p24 抗原，持续 4 ~ 6 周后消失。可用 ELISA 抗原捕获法检测血清中的 p24 抗原，以确定是否为 HIV 急性感染。

2. 抗体的检测　HIV 感染后 2 ~ 3 月可出现抗体，并可持续终身，是重要的感染标志。HIV 抗体测定分为初筛试验和确认试验。初筛试验常用 ELISA 法，敏感性高，特异性不强。HIV 抗体检测试剂必须是 HIV-1/2 混合型，经卫生部批准或注册，并通过批检检定合格，进口试剂还必须提供进口许可证和中国生物制品检定所检定合格证书。确认试验主要用免疫印迹法，敏感性高，特异性强。HIV 抗体初筛试验检测通常由取得资格的 HIV 抗体初筛实验室和（或）确认实验室进行，HIV 抗体确认和 HIV 抗体阳性报告必须由取得资格的确认实验室进行。免疫印迹试验检测结果的判断是根据呈色条带的种类和多少，与试剂盒提供的阳性标准比较，并按照试剂盒说明书的规定综合判断。我国的判定标准为：

（1）抗 HIV 抗体阳性（+）：有下列任何一项阳性即可确认。

1）至少有 2 条 env 带（gp41/gp160/gp120）出现。

2）至少有 1 条 env 带和 p24 带同时出现。

（2）抗 HIV-2 抗体阳性（+）：同时符合以下两条标准可判为 HIV-2 抗体阳性。

1）符合 WHO 阳性判断标准，即出现至少两条 env 带（gp36/gp140/gp105）。

2）符合试剂盒提供的阳性判定标准。

（3）抗 HIV 抗体阴性（-）：无抗 HIV 特异条带出现。

（4）抗 HIV 抗体不确定（±）：出现抗 HIV 特异条带，但不足以判定阳性。

3. 淋巴细胞的检测　AIDS 患者淋巴细胞总数减少，常 $<1.5\times10^{9}/L$；$CD4^{+}T$ 细胞绝对值下降，$<0.5\times10^{9}/L$ 易发生机会感染，$<0.2\times10^{9}/L$ 则发生典型 AIDS；CD4/CD8 值下降，常 <0.5，比值越低，细胞免疫功能受损越严重。

（三）其他检测

其他检测指不直接针对病原体 HIV 的检测，但与其感染及 AIDS 病情进展相关的非特异性检测项目，如其他相关微生物检查、Ig 检测、T 细胞增生反应，皮肤迟发型超敏反应、红细胞计数、血沉等。

第三节　原发性免疫缺陷病

自 1952 年 Bruton 报道首例原发性免疫缺陷病 X 性联无丙种球蛋白血症以来，目前约有 160 个免疫缺陷基因被确定，病种达 200 多。缺陷可发生于免疫系统发育的各个环节，其中常染色体遗传病约占 1/3，隐性遗传高于显性遗传；X 性联隐性遗传病占 1/5，15 岁以下 PIDD 患者多为男性，男女比例为 5 ：1，成年为 1 ：1.4。

一、原发性 B 细胞缺陷病

原发性 B 细胞免疫缺陷（primary B lymphocytes deficiency）是因 B 细胞发育或 Th 细胞辅助功能缺陷引起，其免疫学特点：免疫球蛋白全部缺失或低下，或选择性缺乏某些类别，外周血 B 细胞数量减少或缺陷，T 细胞数量正常。临床表现：①易引起化脓性细菌、肠道病毒感染；②易伴发自身免疫病，尤其是血细胞减少；③治疗以补充免疫球蛋白（选择性 IgA 缺陷除外）和抗感染治疗为主。

（一）无丙种球蛋白血症

可分两种情况。一为X性联无丙种球蛋白血症（X-linked agammaglobulinemia，XLA），又称Bruton病或Bruton综合征，是第一个被发现的PIDD，也是最典型的原发性B细胞缺陷病。在无丙种球蛋白血症患者中占80%～90%，为X性联隐性遗传。因位于Xq22染色体上的Bruton酪氨酸激酶（Bruton's tyrosine kinase，Btk）编码基因突变引起该病，女性为携带者，男性发病。二是由编码μ重链，λ5、Igα和β、B细胞接头分子（BLNK）等常染色体隐性基因突变引起。Btk、μ重链、λ5、Igα和β、BLNK均参与B细胞发育、成熟，若基因突变都能使B细胞发育停滞于前B细胞阶段，不能成熟。

两者的临床表现类似。因从母体获得的IgG已基本完全降解，患儿大多于出生6～9个月时开始发病，临床表现以反复化脓性细菌、肠道病毒感染为特征，患者细胞免疫功能正常，对其他病毒、真菌等胞内感染仍有较强抵抗力。免疫学主要特征为：①血清各类免疫球蛋白缺乏（IgG< 2g/L，总Ig<2.5g/L）；②外周B细胞、生发中心和浆细胞缺乏；③对抗原刺激无抗体应答；④免疫球蛋白补充治疗效果较好。20%患者伴有自身免疫病。

（二）选择性免疫球蛋白缺陷病

1. 选择性IgA缺陷病（selective IgA deficiency） 最常见的一种选择性免疫球蛋白缺陷病，发病率约为1%。有家族史者多为常染色体显性或隐性遗传。约半数患者无明显症状，或仅发生呼吸道、消化道及泌尿道感染，少数可出现严重感染，患者常伴超敏反应、自身免疫病。免疫学主要特征为：①血清IgA< 50mg/L，仅为正常人的1/80～1/40，同时sIgA含量极低，其他免疫球蛋白水平正常或略高，细胞免疫功能正常；②不能用免疫球蛋白补充治疗，若补充易发生超敏反应（44%患者体内有抗IgA的抗体，补充治疗可引起严重甚至危及生命的过敏反应）。患者重链Q基因和膜表达IgA正常，但是，B细胞不能分化成分泌IgA的浆细胞，发病机制尚不清楚。

2. 普通可变性免疫缺陷病 普通可变性免疫缺陷病（common variable immunodeficiency，CVID）是血清免疫球蛋白水平降低（3.0g/L）的一组异质性免疫缺陷病，是最常见的原发性抗体缺乏病，临床表现多变，任何年龄均可发病。此病对化脓性细菌易感，窦肺感染最常见，几乎所有患者有复发性鼻窦炎、中耳炎，约2/3患者有支气管炎、肺炎。慢性及反复感染可导致重症支气管扩张症、肺间质纤维化、肉芽肿浸润和间质性肺炎。也可引起感染性腹泻、炎症性肠道疾病、结节性淋巴组织增生。易并发自身免疫病（如类风湿关节炎、SLE、溶血性贫血、恶性贫血等），易伴发恶性肿瘤（淋巴瘤、白血病、胃癌、胸腺瘤等）。

本病可为常染色体隐性或显性遗传，患者共同的免疫学特征是循环B细胞数量正常，但是不能分化成浆细胞。

3. 选择性IgG亚类缺陷病（selective IgG subclass deficiencies） 患者血清总IgG含量正常，但某一种或几种IgG亚类选择性降低。其中最常见的类型是成人IgG3亚类缺陷病；IgG2缺陷与IgA缺陷有关，多见于儿童。这类患者大多无临床表现，少数患者可反复发生化脓性细菌感染。本病通常由B细胞分化异常引起。

4. 高IgM综合征 高IgM综合征（hyper-IgM syndrome，HIGMS）是血清IgM水平增高或正常，IgG、IgA、IgE缺乏的一组异质性疾病，因B细胞产生抗体不能发生类转换引起。较罕见。发病机制约70%为X性联隐性遗传所致，其他与常染色体隐性遗传基因CD40、活化诱导的胞嘧啶核苷脱氨酶（activation-induced cytidine deaminase，AICD）、尿嘧啶-DNA糖基化酶（uracil-DNA glycosylase，UDG）突变有关。

X性联隐性遗传性高IgM综合征（X-linked high IgM syndrome，XLHM）是由于T细胞X染色体上CD40 L基因突变，使Th细胞表达的CD40 L结构异常，与B细胞CD40相互作用受阻，从而导致B细胞不能进行抗体类别转换，只分泌IgM。XLHM患者为男性，临床表现主要为反复胞外细菌感染和某些机会菌感染（如卡氏肺囊虫、隐孢子虫、非洲弓形虫）。X性联隐性遗传性高IgM综合征主要免疫学特征：①血清IgM水平增高或正常，IgG、IgA、IgE缺乏；②抗体功能减弱，细胞免疫功能有一定程度的损伤；③生发中心缺失；④患者常伴发自身免疫病，出现某些血细胞减少症（因血清中含有大量抗中性粒细胞、血小板和红细胞的自身抗体）；⑤成人常发生硬化胆管炎（sclerosing cholangitis）、肝炎、肝癌；⑥ B 细胞数量正常，但缺乏表达 mIgG 和 mIgA 的 B 细胞。

高 IgM 综合征患者中 CD40 L 缺陷约占 65%，AICD 缺陷约占 20%，CD40 和 UDG 缺陷各小于 1%，另有约 25% 患者由其他原因引起。

二、原发性 T 细胞缺陷病

原发性 T 细胞缺陷病（primary T lymphocytes deficiency）是一类由遗传因素所导致的 T 细胞发育、分化和功能障碍的免疫缺陷病，常伴有体液免疫及其他免疫功能缺陷。虽然某些患者血清 Ig 正常，但对抗原刺激并不产生特异性抗体。

主要临床特点：①细胞免疫功能缺陷；②以低毒力机会感染或细胞内微生物感染多见，如真菌、病毒、卡氏肺囊虫等；③减毒活疫苗接种可引起全身感染而导致死亡；④迟发型皮试无反应；⑤肿瘤发生率增高；⑥易发生移植物抗宿主反应。目前尚无有效治疗方法。

（一）先天性胸腺发育不全（congenital thymic hypoplasia，CTH）

本病又称 DiGeorge 综合征，是典型的 T 细胞缺陷病。患者因染色体 22q11.2 区域缺失，导致胚胎早期第Ⅲ、Ⅳ咽囊发育障碍，引起多器官发育不全、功能受损。免疫学特征：外周血 T 细胞显著减少，细胞免疫功能严重缺损，B 细胞数量和功能正常或偏低，但对 TD 抗原刺激不产生特异性抗体。临床表现如下。①胸腺发育不全，X 线胸腺影缺乏。②甲状旁腺先天发育不全：低血钙，出生后 24h 内可发生抽搐。③先天性心脏病：主动脉弓中断、中隔缺损。④特征性面容：耳位低、耳轮有切迹，“鱼形”嘴（人中短），眼距宽，颌小畸形，眼反光先天愚型倾斜。⑤食道闭锁、悬雍垂裂为两瓣。胸腺移植可有效治疗 T 细胞缺陷。

（二）T 细胞活化和功能缺陷

T 细胞膜分子或细胞内信号转导分子缺陷，可导致 T 细胞功能缺损，甚至联合免疫缺陷病。例如，CD3 转导抗原刺激信号缺陷，CD3 δ 链缺陷导致血液中 T 细胞数量非常低或缺如，CD3 ε 或 CD3 γ 缺陷引起循环 T 细胞功能失调，而数量正常。于是 CD3 δ 缺陷产生 SCID，而 CD3 ε 和 CD3 γ 缺陷常产生轻度 CID。ZAP-70 缺陷，共刺激分子（如 B7）表达缺失，细胞因子受体表达缺失，患者 $CD4^+$T 细胞数量正常但是功能异常，$CD8^+$T 细胞缺失，NK 细胞功能正常。这是一组常染色体隐性遗传病。

三、联合免疫缺陷病

联合免疫缺陷病（combined-immunodeficiency disease，CID）通常指 T 细胞及 B 细胞均有分化发育障碍或缺乏细胞间相互作用而导致的疾病，患者存在严重的细胞免疫和体液免疫缺陷。其发病机制：患者全身淋巴组织发育不良，淋巴细胞减少；易发生严重和持续性的细菌、病毒和真菌感染，且常为机会性感染；接种某些减毒活疫苗可引起严重的全身感染，甚至死亡。一般免疫治疗很难奏效，骨髓移植治疗有一定疗效，但可导致移植物抗宿主反应。患者多见于新生儿和婴幼儿，一般在 1 ~ 2 岁内死亡。

（一）重症联合免疫缺陷病

重症联合免疫缺陷病（severe combined-immunodeficiency disease，SCID）罕见。有性联隐性遗传和常染色体隐性遗传两种类型。患者 T、B 细胞免疫功能严重受损；对各种病原、机会菌易感，如不采取治疗措施，一般在出生后 6 ~ 12 个月内死亡。

发病机制主要有以下三个方面。

1. 细胞因子受体信号转导缺陷　如下所述。

（1）细胞因子受体 γc 链缺陷：细胞因子受体 γc 链基因突变引起 X 性联重症联合免疫缺陷病（X-linked SCID，XLSCID），为 X- 连锁隐性遗传，约占 SCID 的 50%。γc 链基因突变，使 IL-2R、IL-4R、IL-7R、IL-9R、IL-15R 和 IL-21R 表达和信号转导受阻，T 细胞发育停滞于祖 T（pro-T）细胞阶段，从而发生 SCID。患者成熟 T 细胞和 NK 细胞缺乏或严重减少，B 细胞数量正常但功能受损。

（2）JAK-3 缺陷：JAK-3 是细胞因子受体 γc 链胞质区唯一连接的酪氨酸激酶，JAK-3 基因突变，

导致 γc 链信号转导受阻。该病为常染色体隐性遗传，其临床表现与 XLSCID 相同。

（3）IL-7Ra 缺陷：为常染色体隐性遗传，约占 SCID 的 10%。患者 IL-7 受体 α 链基因突变，使共同组淋巴细胞（CLP）不能向 T 细胞发育，导致 T 细胞缺陷。NK 细胞数量和功能正常；B 细胞数量正常或增加，但功能受损。

2. 腺苷脱氨酶缺陷症　腺苷脱氨酶（adenosine deaminase，ADA）缺陷为常染色体隐性遗传，约占 SCID 的 15%。发病机制是因位于第 20 对染色体（20q13-ter）的 ADA 编码基因突变或缺失导致 ADA 缺乏。ADA 参与嘌呤分解代谢，能不可逆地使腺苷和脱氧腺苷脱氨基，产生肌苷和脱氧肌苷。ADA 缺失，导致脱氧腺苷及其前体 S- 腺苷高半胱氨酸、dATP 蓄积，这些产物有毒性作用，能抑制 DNA 合成，引起细胞凋亡，使 T 细胞、B 细胞和 NK 细胞发育受阻，导致这些细胞缺陷。该病是人类历史上首次进行基因治疗临床实验的一种遗传病。

3. V（D）J 重组缺陷　V（D）J 重组缺陷属于一组常染色体隐性遗传病。Rag（重组激活基因）-1 和 Rag-2 及其他抗原受体重组酶基因编码一组重组酶成分，启动和参与抗原受体 V、D、J 重排。这些基因突变，引起 T、B 淋巴细胞抗原受体不能表达，成熟受阻，患者缺乏成熟 T、B 细胞，导致 SCID。

此外，网状发育不全可能是造血干细胞成熟有缺陷所致，是一种更严重的 SCID，患者 T、B 细胞和粒细胞都缺乏。

（二）MHC 分子表达缺陷

1. MHC Ⅰ类分子表达缺陷　为常染色体隐性遗传，由于 TAP 或 tapasin 基因突变引起。TAP 突变使内源性抗原肽不能转运至内质网，未结合抗原肽的 MHC Ⅰ类分子很不稳定，不能最终完成组装，会在胞内降解。tapasin 突变不能促进高亲和力抗原肽与 MHC Ⅰ类分子结合，也主要影响 MHC Ⅰ类分子组装和稳定，导致 MHC Ⅰ类分子表达降低，$CD8^+$T 细胞功能缺陷。TAP 缺陷患者常患有呼吸道细菌感染，而不是病毒感染。tapasin 突变患者易患病毒感染。

2. MHC Ⅱ类分子表达缺陷　又称为裸淋巴细胞综合征（bare lymphocyte syndrome），为常染色体隐性遗传，患者 MHC Ⅱ类分子表达缺陷。胸腺基质上皮细胞 MHC Ⅱ类分子表达缺陷，T 细胞阳性选择受阻，导致 $CD4^+$T 细胞分化障碍，数量减少；APC 表面 MHC Ⅱ类分子表达缺陷，引起递呈抗原功能发生障碍。$CD8^+$T 细胞发育正常，B 细胞数量正常，临床表现为迟发型超敏反应以及对 TD-Ag 的抗体应答缺陷，对病毒的易感性增高。

该病的发生并非由于 MHC Ⅱ类基因本身缺陷，而是由于调节 MHC Ⅱ类分子表达的转录因子基因发生突变所致。转录因子包括 MHC Ⅱ类基因特异性的与启动子区 X 相结合的三个转录因子 RFX5（promoter x-box regulatory factor 5）、RFXAP（regulatory factor x-associated protein）和 RFXANK（regulatory factor x-associated ankyrin-containing protein），及转录调节蛋白Ⅱ类转录活化因子（class Ⅱ transactivator，CⅡTA）。CⅡTA 与 RFX5、RFXAP、RFXANK 结合形成复合物才能启动转录，其中任一基因突变都可导致 MHC Ⅱ基因不能转录，发生裸淋巴细胞综合征，引起严重的免疫缺陷病。

（三）伴湿疹血小板减少性免疫缺陷病

伴湿疹血小板减少性免疫缺陷病（Wiskott-Aldrich syndrome，WAS）是一种 X 性联隐性遗传病。其主要临床和免疫特征如下：①临床表现为湿疹、血小板减少和极易化脓性细菌感染三联征；② T 细胞数量减少、功能有缺陷，易发生自身免疫病和肿瘤；③对多糖抗原的抗体应答明显降低，伴 IgM 水平降低，但 IgG 正常，IgA、IgE 增高。发病机制：X 染色体上 WAS 基因编码的蛋白（WASP）存在于所有造血来源的细胞中，在调节细胞骨架重组及活化中起作用；WAS 基因突变或缺陷，导致细胞骨架不能移动，使免疫细胞相互作用受阻。

（四）毛细血管扩张性共济失调综合征

毛细血管扩张性共济失调综合征（ataxia telangiectasia syndrome，ATS）为常染色体隐性遗传，由于第 11 号染色体上 AT 基因突变，引起 DNA 依赖性磷脂酰肌醇 -3 激酶（PI3K）缺陷，可能与 T 细胞活化、DNA 修复缺陷有关。病变涉及神经、血管、内分泌和免疫系统。主要临床和免疫特征如下：①进行性小脑共济失调，9 个月至 1 岁发病，也可晚至 4 ~ 6 岁。②毛细血管扩张，2 岁前发作，也可延迟至 8 ~ 9 岁，主要表现在眼结膜和面部。③ IgA 选择性缺陷，反复鼻窦、肺部感染；T 细胞数量和功能降低；B 细胞数量和 NK 活性正常。④对电离辐射异常敏感，易染色体断裂。⑤易发肿瘤，如淋巴瘤、白血病、上皮癌等。

（五）Chediak-Higashi 综合征

Chediak-Higashi 综合征（CHS）为多系统的常染色体隐性遗传疾病，由位于第 1 号染色体上的 CHSI 基因突变引起，可能与高尔基体外侧网络或早期内体向晚期内体转运、细胞器融合和裂殖、颗粒胞吐、微管功能、颗粒蛋白酶（如弹性蛋白酶和组织蛋白酶 G）等缺陷有关，导致吞噬细胞、NK 细胞和 CTL 细胞毒作用受损，胞内杀菌功能降低、趋化作用异常。患者临床特征：所有血细胞、黑色素细胞、神经鞘（Schwann）细胞等胞质内有在光学显微镜下可见的巨大颗粒（可能由于内体和溶酶体过度融合所致）；眼和皮肤局部有白化病，畏光；患者对病毒和肠道菌非常易感；肝、脾、淋巴结肿大，贫血，白细胞减少；皮肤溃疡；大脑萎缩。患者多在 5 岁之前因感染而死亡。

四、原发性吞噬细胞缺陷病

吞噬细胞缺陷包括吞噬细胞数量减少和功能异常，患者易患各种化脓性细菌感染，重者可危及生命。

（一）原发性中性粒细胞缺陷

按照中性粒细胞缺陷的程度，临床上常将其分为粒细胞减少症（granulocytopenia）和粒细胞缺乏症（agranulocytosis）。前者外周血中性粒细胞数低于 1.5×10^9/L，而后者外周血几乎没有中性粒细胞。其发病机制是由于粒细胞集落刺激因子基因突变导致髓样干细胞分化发育障碍，使粒细胞分化受阻。患者多在生后 1 个月内开始发生各种细菌的反复感染，重者可死于败血症或脑膜炎。

（二）白细胞黏附缺陷病

白细胞黏附缺陷病（leukocyte adhesion deficiency，LAD）为常染色体隐性遗传，可分为如下两型。

1. LAD-1 型　罕见。因整合素 β_2 亚单位（CD18）基因突变，使 β_2 亚家族 4 个成员 LFA-1、Mac-I/CR3、gp150，95/CR4 和 $\alpha D\beta_2$ 糖蛋白均表达缺陷，导致吞噬细胞的黏附、趋化、活化、吞噬功能障碍，T 细胞和 NK 细胞趋化、激活和细胞毒作用受损。患者主要表现为反复化脓性细菌感染（常见 1 周内新生儿发生），可在 1 岁内死亡。

2. LAD-2 型　发生机制为 α_1-3 岩藻糖转移酶基因突变所致，该酶参与 Sialyl-Lewis X（CD15s）的生成，基因突变导致该配体分子在白细胞表面表达缺陷，使白细胞与 E- 选择素和 P- 选择素结合功能、趋化作用受损。患者主要表现为反复化脓性细菌感染。

（三）慢性肉芽肿病

慢性肉芽肿病（chronic granulomatous disease，CGD）患者由于编码还原型辅酶Ⅱ（NADPH）氧化酶系统的基因缺陷，使吞噬细胞呼吸爆发受阻，不能产生有氧杀菌物质如超氧离子、过氧化氢及单态氧离子等，使吞噬细胞杀菌功能严重受损。吞入的细菌非但不被杀死，反而使细菌在胞内得以存活、繁殖，并随吞噬细胞游走播散，造成反复的慢性感染。持续的感染使活化的巨噬细胞在炎症部位聚集，对 $CD4^+$T 细胞持续性刺激导致肉芽肿的形成。CGD 约 2/3 为性联隐性遗传（$gp91^{phox}$），其余为常染色体隐性遗传（$p22^{phox}$、$p47^{phox}$、$p67^{phox}$）。

患者常对过氧化氢酶阳性细菌（如葡萄球菌、黏质沙雷菌、假单胞菌、大肠杆菌、念珠菌、曲霉菌、灵杆菌等）和真菌易感，主要表现为慢性化脓性感染，淋巴结、皮肤，肝、肺、骨髓等有慢性化脓性肉芽肿或伴有瘘管形成。

五、原发性补体系统缺陷病

原发性补体系统缺陷病（primary complement　system deficiency）少见，大多数属常染色体隐性遗传，少数为常染色体显性遗传。补体系统的补体固有成分、补体调节蛋白和补体受体都可发生缺陷，其遗传方式和基因定位也已明确。临床主要表现为反复化脓性细菌（尤其奈瑟菌）感染及自身免疫病（如 SLE）。但是，有些补体调节蛋白缺陷除有这些临床表现外，还有某些特征性的体征和症状，下面予以介绍。

（一）补体固有成分缺陷

补体激活途径的固有成分均可发生遗传性缺陷。C3 缺陷可致严重的甚至是致命的化脓性细菌感染；C4、C2 缺陷常引发 SLE、肾小球肾炎等免疫复合物病，P 因子、D 因子缺陷易致反复化脓性细菌感染；C5 ~ C9 缺陷可引起奈瑟菌属感染。

（二）补体调控蛋白缺陷

1. 遗传性血管神经性水肿（hereditary angioneurotic edema，HAE） 为最常见的补体缺陷病，是由 C1INH 遗传缺陷所致，为常染色体显性遗传。该调节蛋白缺乏可引起 C4、C2 裂解失控，产生过多的 C4a、C2a 等介质，使血管通透性增高，患者易反复发生皮下组织（如面部和眼睑）和黏膜（如肠道）水肿，严重的喉头水肿可致窒息死亡。本病可分两型，Ⅰ型是 C1INH 基因缺损，无转录物，可通过检测 C1INH 进行诊断；Ⅱ型是 C1INH 基因点突变，产生缺陷的 C1INH 分子，其诊断需同时检测 C1INH 和 C4。

2. 阵发性夜间血红蛋白尿（paroxysmal nocturnal hemoglobinuria，PNH） 由多能造血干细胞 X 染色体上 PIG-A（phosphatidylinositol glycan A）基因获得性突变引起，使其编码产物 N- 乙酰葡糖胺转移酶不能合成磷脂酰肌醇（GPI），导致借助 GPI 锚定在细胞膜上的补体调节蛋白 CD55（衰变加速因子，DAF）、CD59（膜反应性溶解抑制因子，MIRL）缺乏，引起患者红细胞对补体介导的溶解作用敏感。本病常在夜间发生，可能与夜间血液 pH 生理性偏低、容易导致补体系统替代途径激活有关。临床表现为慢性溶血性贫血、全血细胞减少和静脉血栓形成，晨尿中出现血红蛋白。

（三）补体受体缺陷

补体受体主要存在于红细胞和吞噬细胞膜表面，其表达缺陷可致循环免疫复合物清除障碍，从而发生 SLE 等自身免疫病。

第四节 继发性免疫缺陷病

继发性免疫缺陷病是继发于其他疾病或由某些理化因素所导致的免疫缺陷病。可涉及免疫系统的各个方面，临床表现和免疫学特征与相应的原发性免疫缺陷病相似。

一、继发性免疫缺陷病的常见病因

诱发免疫缺陷病的因素可分为以下两类。

（一）非感染因素

可诱发免疫缺陷病的非感染因素较多，常见的致病因素有以下诸方面。

1. 营养不良 引起获得性免疫缺陷病最常见的原因。蛋白质 - 能量、维生素和微量元素摄入严重不足可影响免疫细胞的成熟，并引起淋巴器官萎缩，降低机体抗感染能力。

2. 肿瘤 恶性肿瘤特别是淋巴组织的恶性肿瘤常可进行性地抑制患者的免疫功能。

3. 医源性因素 临床治疗应用免疫抑制剂、抗癌药物，放射治疗，手术、脾或胸腺切除等均可引起获得性免疫缺陷。

4. 消耗性疾病 如糖尿病、尿毒症、肾病综合征、急性和慢性消化道疾病、严重肝病等，可致蛋白质大量丢失、吸收不良或合成不足。

5. 其他因素 如严重创伤、大面积烧伤、中毒、妊娠、衰老等均可引起免疫功能低下。

（二）感染因素

如人类免疫缺陷病毒（human immunodeficiency virus，HIV）感染引起获得性免疫缺陷综合征（acquired immune deficiency syndrome，AIDS），简称艾滋病。此外，多种病毒（如人类嗜 T 细胞病毒、麻疹病毒、巨细胞病毒、风疹病毒和 EB 病毒等）、结核分枝杆菌、麻风杆菌、原虫或蠕虫感染均可导致免疫缺陷。

二、获得性免疫缺陷综合征

（一）AIDS 的流行情况

自 1981 年发现首例 AIDS 以来，AIDS 在世界广泛蔓延。尽管目前流行趋势在下降，但是在撒哈拉以南非洲地区艾滋病已成为最常见的死亡原因，20% 是死于艾滋病。根据联合国艾滋病规划署估计，2008 年全球约 3 340 万人感染 HIV/ 艾滋病（其中成年人 3 130 万，妇女 1 570 万，15 岁以下的儿童 210 万），当年新增 HIV 感染者约 270 万，200 万人死于艾滋病。卫生部与联合国艾滋病规划署和 WHO 联合对中国 2009 年艾滋病疫情（截至 2009 年底）进行了评估，估计存活的 HIV 感染者和艾滋病患者约 74 万，其中艾滋病患者为 10.5 万，当年新增 HIV 感染者 4.8 万。

AIDS 的传染源是 HIV 的无症状携带者和 AIDS 患者。HIV 存在于血液、精液、阴道分泌物、乳汁、唾液和脑脊液中，主要的传播方式有三种：①性接触。②注射传播。③垂直传播：可经胎盘或产程中的母血或阴道分泌物传播，产后可通过乳汁传播。

（二）病原学

1983 年法国病毒学家 Montagnier 等从 AIDS 患者体内首次分离出一种 RNA 逆转录病毒，WHO 于 1987 年将该病毒正式命名为 HIV。HIV 属于逆转录病毒科慢病毒属，可分为 HIV-1 和 HIV-2 两型。目前，世界流行的 AIDS 主要由 HIV-1 所致，约占 95%；HIV-2 主要在西非和印度流行。两者的基因序列有 25% 以上差异，且对抗体反应也有所不同，但是两者引起疾病的临床症状相似，通常称 HIV 均指 HIV-1。

成熟的病毒颗粒直径为 100 ~ 120nm，外有脂质层包膜，病毒内部为 20 面体对称的核衣壳，核心为圆柱状，含病毒 RNA、逆转录酶和核衣壳蛋白，基因组包含两条长度约 9.2kt 的 RNA 链。病毒基因组两侧的 LTR（long terminal repeat）调控病毒 DNA 与宿主细胞基因组的整合、病毒基因表达和复制。Gag（group-specific antigen）序列编码病毒核心结构蛋白。Env（envelope）序列编码病毒包膜糖蛋白 gp120 和 gp41。Pol（polymerase）序列编码病毒复制所需的逆转录酶、整合酶、蛋白酶。除了这些典型的逆转录病毒结构蛋白基因之外，HIV-1 还含有 6 个调节辅助性蛋白基因 tat、rev、vif、vpr、vpu 和 nef，其产物以不同方式调节病毒蛋白合成、病毒复制、促进感染、抑制宿主细胞免疫功能。HIV 在体内增殖迅速，每天产生 10^9 ~ 10^{11} 个病毒颗粒。HIV 易发生变异（突变率约为 3×10^{-5}），从而易逃避免疫作用。

（三）HIV 侵入细胞的机制及感染特点

HIV 穿过表皮屏障，通过两种方式感染细胞：①游离病毒与 $CD4^+$T 细胞、巨噬细胞、DC、神经胶质细胞接触，通过 CD4 和 CCR5/CXCR4 介导病毒核衣壳穿入细胞（图 10-1）；DC 细胞也可通过 CD209（DC-SIGN）介导的胞吞作用摄入病毒。②感染细胞通过与未感染细胞接触传播感染：细胞间接触传播感染更迅速、更有效。

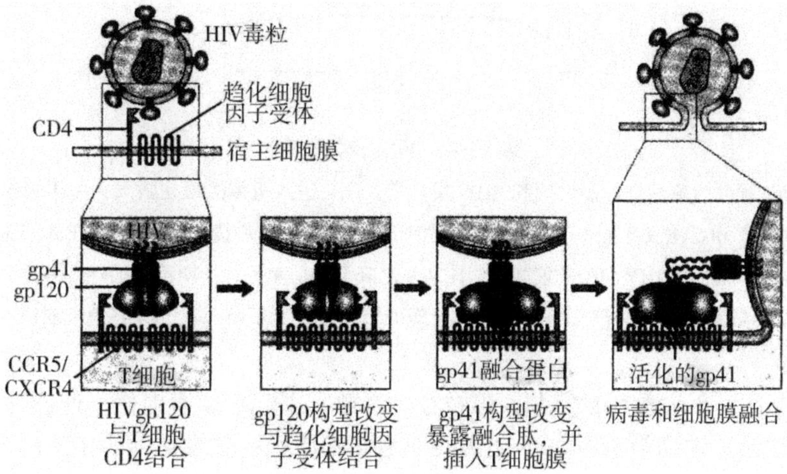

图 10-1 HIV 进入细胞机制

CD4 分子与病毒 gp120 结合，诱导 gp120 和 gp41 构象顺序改变，促使病毒与趋化因子受体结合，活化的 gp41 介导病毒与宿主细胞膜融合

被感染的 DC 迁移到局部淋巴结，尤其是黏膜相关的淋巴组织，主要感染 $CD4^+CCR5^+T$ 细胞（主要是 Tem 细胞），引起病毒大量扩增，细胞大量破坏，并扩散全身引起广泛感染。在 HIV 感染后 1 ~ 4 周，许多感染者可出现流感样等症状，如发热、咽喉疼痛、肌肉疼痛、头痛、疲劳、皮疹、口腔溃疡、消瘦、厌食、腹泻或淋巴结肿大。随之机体对 HIV 发生免疫应答，病毒复制被有效抑制，疾病处于潜伏状态，持续 2 ~ 15 年，形成 HIV 慢性感染。在此期间，由于肠道免疫系统活化的 $CD4^+T$ 细胞耗竭，微生物产物（如细菌 LPS、DNA 等）通过破坏的肠黏膜进入机体，以及隐伏 HIV 随细胞分裂或合并微生物感染、受丝裂原或细胞因子等刺激能持续诱导病毒复制，于是广泛激活全身固有免疫和适应性免疫，使 $CD4^+T$ 细胞不断被特异性和非特异性活化，并表达 CXCR4，导致 $CD4^+T$ 细胞不断被感染、破坏，最终耗竭、免疫崩溃，发展为 AIDS 甚至死亡（图 10-2）。

（四）HIV 损伤免疫细胞和逃避免疫攻击的机制

病毒主要侵犯 $CD4^+T$ 细胞、巨噬细胞、DC、B 细胞和脑组织中的小胶质细胞，AIDS 患者表现以细胞免疫功能严重缺损、机会感染、恶性肿瘤和中枢神经系统病变为主要特征。HIV 通过直接和间接方式损伤免疫细胞。

1. 对 $CD4^+T$ 细胞的损伤　活化的 $CD4^+T$ 细胞是病毒感染和破坏的主要靶细胞。HIV 主要感染破坏 $CD4^+$ $CCR5^+/CXCR4^+T$ 细胞。在感染的急性期，主要破坏 $CD4^+$ Tem 细胞，因为初始 $CD4^+T$ 细胞和 Tcm 细胞不表达 CCR5，主要由 $CD4^+$ Tem 细胞表达，且该群细胞主要存在于黏膜免疫系统，故在该系统尤其是在肠道相关的淋巴组织中损失惨重。在慢性感染期，主要破坏活化的 $CD4^+$ $CXCR4^+T$ 细胞，因为活化的 $CD4^+T$ 细胞表达 CXCR4。此外，活化的 $CD4^+T$ 细胞易遭受破坏，也与这些细胞内 APO-BEC3G 抗病毒能力减弱有关。成人 T 细胞数量约为 10^{12}，其中 90% 以上存在于淋巴组织中。在慢性 HIV 感染期间，在淋巴组织中的 $CD4^+T$ 细胞高达 10% 被感染，循环中被感染的数量则小于 0.1%，每天被破坏的 $CD4^+T$ 细胞数量约 2×10^9（约占全部 $CD4^+T$ 细胞数量的 5%）。

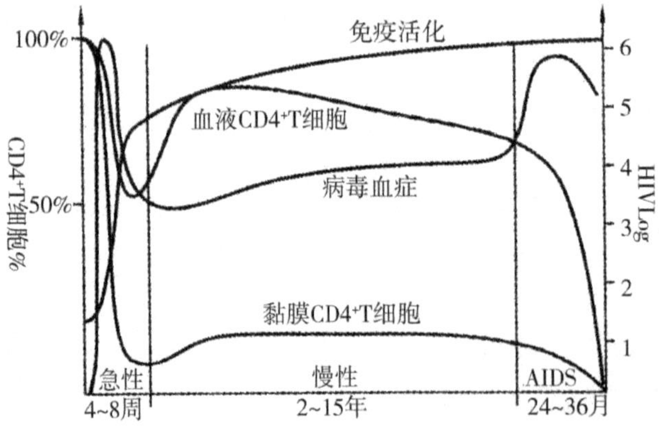

图 10-2　HIV 感染过程

HIV 感染过程分为急性期、慢性期和 AIDS 发作期。HIV 进入机体的最初数天，由于 HIV 在淋巴组织中大量扩增，主要导致 $CD4^+$ $CCR5^+$TEM 细胞大量破坏，尤其是黏膜系统 TEM 细胞损失达 80% ~ 90%。随后对 HIV 免疫功能建立，HIV 复制降至最低水平，长期稳定维持。慢性 HIV 感染可持续 2 ~ 15 年，特点是随 $CD4^+T$ 细胞数量降低，免疫功能不断恶化，最终免疫崩溃，发展为 AIDS

（1）直接破坏作用：①病毒大量复制，毒粒芽生释放，引起细胞膜损伤、通透性增高，胞内 Ca^{2+} 浓度升高，导致 T 细胞渗透性崩解或凋亡。②感染细胞的胞质中积聚大量病毒 DNA、RNA 及蛋白，干扰宿主细胞蛋白质合成，影响细胞功能和生存，导致细胞死亡。③感染细胞表达 gp120，介导与周围 $CD4^+$ 细胞融合，形成多核巨细胞，加速细胞死亡。④此外，HIV 能感染和破坏造血干细胞、双阳性前 T 细胞，

导致外周血 CD4 $^{+}$T 细胞数量降低。

（2）间接破坏作用：① CTL 和 NK 杀伤病毒感染细胞。②可溶性 gp120、感染 DC 表面的 gp120 与 CD4 分子交联使胞内 Ca^{2+} 浓度升高，导致感染和未感染细胞凋亡。③ gp120 与 CD4 分子交联，刺激靶细胞表达 Fas 分子，促进靶细胞凋亡。④病毒 tat 蛋白可促进 CD4 $^{+}$T 细胞对 Fas–FasL 途径的敏感性。⑤抗 gp120 抗体通过 ADCC 或激活补体，破坏感染细胞。⑥病毒超抗原引起反应性 CD4 $^{+}$T 细胞死亡。

（3）功能异常：① HIV 抑制细胞磷脂合成，影响细胞膜功能。② HIV LTR 的 U3 区与宿主细胞转录因子［如 SPI（promoter–specific transcription factor）、NF–KB、AP–1］结合，抑制 T 细胞增殖和细胞因子分泌。③ CD4 $^{+}$T 细胞大量破坏干扰机体对抗原的特异性免疫应答，导致 B 细胞应答、TCL 增殖及巨噬细胞、NK 细胞活性受抑。

2. 对 B 细胞的影响　gp41 羧基端肽段能激发 B 细胞多克隆活化，导致高免疫球蛋白血症及自身抗体产生；由于 T 细胞辅助功能低下，特异性抗体产生能力受损。

3. 对巨噬细胞、树突状细胞和 NK 细胞的影响　巨噬细胞、FDC 和 DC 等感染 HIV 不引起死亡，而成为病毒的庇护所，可引起感染扩散；但是功能均有不同程度的损伤，例如巨噬细胞趋化、黏附、杀菌、递呈抗原功能受损，FDC 和 DC 正常功能下降、数量减少。此外，DC 通过特异性 CD209，能高亲和力与 gp120 结合，可将毒粒传递给 CD4 $^{+}$ 细胞，有助于感染扩散。NK 细胞被感染后细胞数量正常，但是分泌 IL–2、IL–12 等细胞因子的能力下降，细胞毒活性下降。

4. HIV 逃避免疫攻击的机制　HIV 感染人体后，可通过不同机制逃避免疫识别和攻击，以利于病毒在机体内长期存活、潜伏、不被根除：① HIV 抗原表位序列可频繁变异，逃避 CTL 杀伤和中和抗体作用；② HIV Nef 蛋白能下调细胞表达 MHC Ⅰ类分子，抑制 CTL 杀靶，Vpu 能抑制 NK 和 NKT 杀靶；③ Th1 细胞数量降低，抑制细胞免疫功能；④病毒潜伏感染，被感染细胞不表达 HIV 蛋白，逃避免疫识别和攻击。

（五）AIDS 的免疫学特征

HIV 感染患者体内存在特异性体液免疫和细胞免疫应答。感染后 10 天机体产生 HIV 特异性 CTL 应答，感染后 1 ~ 3 周产生非中和抗体（如抗 p24 衣壳蛋白抗体），约 8 周出现中和抗体（抗包膜糖蛋白 gp120 和 gp41 抗体）。感染的急性期和慢性期，虽能清除体内大部分病毒，但是不能根除 HIV 感染，且中和抗体对抑制细胞间传递感染也很少有效。AIDS 免疫学表现：CD4 $^{+}$T 细胞数量明显减少，CD4 $^{+}$ 和 CD8 $^{+}$T 细胞比值倒置；免疫调节功能失调；抗原递呈细胞功能降低；B 细胞功能异常，可被多克隆激活，产生多种自身抗体。

参考文献

［1］吕建新，樊绮诗．临床分子生物学检验．3版．北京：人民卫生出版社，2012.

［2］段满乐．生物化学检验．3版．北京：人民卫生出版社，2012.

［3］候振江．血液学检验技术．郑州：郑州大学出版社，2013.

［4］王兰兰．临床免疫学检验．5版．北京：人民卫生出版社，2012.

［5］翟登高．医学免疫学．2版．北京：人民卫生出版社，2012.

［6］李凡，刘晶星．医学微生物学．7版．北京：人民卫生出版社，2012.

［7］汪晓静．免疫学检验技术．郑州：郑州大学出版社，2013.

［8］刘成玉，罗春丽．临床检验基础．5版．北京：人民卫生出版社，2012.

［9］陈华民．微生物检验技术．北京：中国中医药出版社，2013.

［10］吴晓蔓，权志博．临床检验基础．武汉：华中科技大学出版社，2013.

［11］胡晓波．临床检验基础．北京：高等教育出版社，2012.

［12］王谦．检验医学手册．济南：山东科学技术出版社，2016.

［13］赵建宏，贾天军．临床检验基础．2版．北京：人民卫生出版社，2015.

［14］王前，王建中．临床检验医学．北京：人民卫生出版社，2015.

［15］尚红，王毓三，申子瑜．全国临床检验操作规程．4版．北京：人民卫生出版社，2015.

［16］刘运德，楼永良．临床微生物学检验技术．北京：人民卫生出版社，2015.

［17］夏薇，陈婷梅．临床血液学检验技术．北京：人民卫生出版社，2015.

［18］伊一兵，倪培华．临床生物化学检验技术．北京：人民卫生出版社，2015.

［19］徐克前．临床生物化学检验．北京：人民卫生出版社，2014.

［20］褚静英，陆玉霞．输血检验技术．西安：西安交通大学出版社，2014.